皮肤性病学护理工作手册

U0288006

主　审　王斌全　杨　辉

主　编　李　莉　吴　鸥

副主编　闫敏敏　崔　楠　张　蓓　唐　珊

编　者　（以姓氏笔画为序）

邓磷君	石美霞	帅慧荣	白　莉	乔　莹	刘美林
闫敏敏	李　俐	李　莉	李育玲	李敬敏	杨晓峰
吴　鸥	宋　敏	张　蓓	张文光	张丽思	张灵芝
张改娥	张建中	张晋巧	张慧君	武　婷	武莹英
赵　琰	姚文娜	夏　青	高芸茹	郭书萍	唐　珊
崔　楠	崔红宙	阎　虹	董云燕	甄　娇	薛文丽

人民卫生出版社

图书在版编目（CIP）数据

皮肤性病学护理工作手册 / 李莉，吴鸥主编 . —北京：人民卫生出版社，2020

ISBN 978-7-117-28791-3

I. ①皮…　II. ①李…②吴…　III. ①皮肤病 – 护理 – 手册②性病 – 护理 – 手册　IV. ①R473.75–62

中国版本图书馆 CIP 数据核字（2019）第 170238 号

人卫智网	www.ipmph.com	医学教育、学术、考试、健康，购书智慧智能综合服务平台
人卫官网	www.pmph.com	人卫官方资讯发布平台

版权所有，侵权必究！

皮肤性病学护理工作手册

主　　编：李　莉　吴　鸥
出版发行：人民卫生出版社（中继线 010-59780011）
地　　址：北京市朝阳区潘家园南里 19 号
邮　　编：100021
E - mail：pmph @ pmph.com
购书热线：010-59787592　010-59787584　010-65264830
印　　刷：三河市宏达印刷有限公司（胜利）
经　　销：新华书店
开　　本：710×1000　1/16　印张：22
字　　数：407 千字
版　　次：2020 年 1 月第 1 版　2020 年 1 月第 1 版第 1 次印刷
标准书号：ISBN 978-7-117-28791-3
定　　价：139.00 元

打击盗版举报电话：**010-59787491**　E-mail：**WQ @ pmph.com**
质量问题联系电话：**010-59787234**　E-mail：**zhiliang @ pmph.com**

序 一

护理学是医学科学理论体系中一门独立学科,研究内容和范围与自然科学、社会科学相互交融、相互渗透。目前,护理学无论在其内涵和外延上都向更深、更广的方向发展。因此,当前对护理学新理论和新技术的研究已成为一个重要课题,已引起临床工作人员的高度重视。

我院皮肤科专业水平位居山西省前列,由于收治患者病种多,病情复杂,长期以来积累了大量的临床经验。作者编写的《皮肤性病学护理工作手册》是数年来护理临床工作经验的积累与沉淀。

此书将理论与实践相结合,融入了作为教学医院采取的一种医教研协同一体化模式,全面提升教学水平,提高人才培养质量为特色,同时将皮肤科护理发展又向前推进了一步。

本书适用范围广,实用性强,可作为护理工作者及管理者参考用书。

王斌全

山西医科大学第一医院院长
山西医科大学护理学院院长
山西医科大学耳鼻咽喉研究所所长
国家级教学名师
2019 年 11 月

序 二

皮肤性病学专业已发展一个多世纪,是一门涉及面甚广、整体性较强的学科,具有相对独立的专业知识体系和研究方向。而皮肤护理学是一个近年来发展较快,较新的领域,具有鲜明的专科特点。在皮肤病诊疗康复过程中,皮肤护理发挥着不可替代的作用。作为皮肤科护理人员不但要了解皮肤解剖结构及生理功能,还应该熟悉常用外用药类型和使用原则,并且熟练掌握专科技术操作方法。然而,皮肤病专科护理却少有专业著作论述。

由山西医科大学第一医院皮肤科李莉护士长及北京大学人民医院皮肤科吴鸥护士长为首的团队编写的《皮肤性病学护理工作手册》,是皮肤科专科领域内鲜有的一本描写皮肤病护理专著,本书涵盖范围较广,以教科书为基础,广泛收集典型病例,查阅大量文献,在入院评估、病情观察、治疗护理等专科方面提供了可借鉴的经验和技巧;本书亮点是重症皮肤疾病护理经验和案例分享,还有通过循证护理方法编写的专科护理操作标准化流程。与教科书相比,本书立足于实践,贴近临床,具有较强的实用性,便于指导临床一线护理工作,是一本皮肤科护理专业著作。

张建中

教授,主任医师,博士生导师

中华医学会皮肤性病学分会前任主任委员

北京大学皮肤病与性病学系主任

北京大学人民医院皮肤科主任

国际皮肤科联盟(LIDS)中国理事

中华医学会皮肤性病学分会免疫学组名誉组长

特应性皮炎首席专家

国家发改委药品价格评审咨询专家

2019 年 11 月

前　言

近年来,随着医疗卫生体制改革的不断深化,护理事业的发展取得了突破性进展。《"健康中国 2030"规划纲要》总体要求,牢固树立和贯彻落实创新、协调、绿色、开放、共享发展理念。以人民健康为中心,以社会需求为导向,丰富护理专业内涵,深入推进优质护理服务,落实责任制整体护理。护士运用专业知识和技能为群众提供医学照顾、病情观察、健康指导、慢病管理、康复促进、心理护理等服务,体现人文关怀。本书作者通过多年护理临床实践,总结了一系列完整的、较为成熟的理念,结合皮肤专科护理发展,编写了《皮肤性病学护理工作手册》。

本书旨在为皮肤科护理同仁提供了一本快速了解皮肤科常见疾病和重症疾病护理常规、护理技能的专科书籍。书中内容涵盖范围较广,突出前沿性和实用性。本书亮点为重症皮肤疾病,如:重症药疹、重症多形红斑、大疱性皮肤疾病的护理经验和案例分享,突出表现了皮肤科护理人员在重症患者管理上应具备的专业知识和素养;为发现问题、解决问题,培养护理科研思路做了详尽的描述;还有运用循证护理方法修订了专科操作,如:中药浴疗、苄星青霉素肌内注射、皮肤屏障护理等标准化操作流程。介绍了规范化教学基本技能知识,如:理论教学标准教案、个案护理病例、教学查房形式、质量改善项目活动等,便于教和学。

本书适用范围较广,实用性强,既是从事临床护理工作者的专业用书,也是护理管理者、感染监控人员、护理教育及护理科研人员的参考用书。我们把从临床收集整理的知识总结成文,与各位同道共勉。

特别感谢参编的北京大学人民医院护理专家与同仁们!还要特别感谢张建中、白莉、郭书萍三位著名专家、教授的大力支持和帮助。

由于编者水平及能力有限,尽管我们做了大量的工作,仍难免存在疏漏之处,敬请读者及护理同仁不吝指正,以使本书能够日臻完善!

李　莉　吴　鸥

2019 年 11 月

目　录

第二篇 皮肤性病学总论

第三篇　皮肤科疾病护理常规

第一篇

绪　论

第一章

人员及设施

第一节　设备及设施

一、基本设备

1. 皮肤科门诊

(1) 消毒设备：紫外线消毒灯、高压消毒锅。

(2) 抢救设备：抢救车。

(3) 检查设备：妇科检查床、生物显微镜。

2. 皮肤科手术室及换药室

(1) 基本设备：净化工作台、手术无影灯、手术托盘架、高频电刀。

(2) 消毒设备：空气消毒机、紫外线消毒灯。

3. 皮肤科病房

(1) 基本设备：心电图机、多参数监护仪、除颤仪、血压检测仪、输液泵、血糖检测仪、轮椅。

(2) 消毒设备：空气消毒机、紫外线消毒灯。

(3) 抢救设备：抢救车。

二、特殊设备

1. 皮肤科门诊　308 准分子激光治疗仪、荧光显微镜、徕卡自动脱水机、伍德检查灯、HE-NE 激光治疗仪、酶标仪、多媒体显微成像仪、痤疮治疗仪、激光治疗仪、调 Q755 光子治疗仪、CO_2 光子治疗仪、全身整舱紫外线光疗仪、真菌培养箱、皮肤镜等。

2. 皮肤科病房　普门光子治疗仪、半舱紫外线光疗仪、臭氧水疗仪、皮肤镜等。

三、基本设施

另设手术室1间、辅助房间（包括换药室、治疗室、储物间、示教室、办公室等），其中病房设置有单间，供隔离和特殊感染患者使用。

第二节　辅助房间基本设置

一、辅助房间基本设施

1. 辅助房间　治疗室、换药室、浴疗室、光疗室、实验室、储物间及办公室。
2. 基本设施　检查床、热水器、电磁炉、紫外线消毒机、浴霸、货架等。

二、辅助房间特殊设备

特殊设备　普门光子治疗仪、半舱紫外线光疗仪、臭氧水疗仪。

第三节　护士岗位设置

一、门诊护士岗位设置

门诊护理岗—皮肤科门诊岗岗位说明书

岗位标识			
岗位名称	门诊岗	岗位定员	5人
所在部门	皮肤科门诊各治疗室	岗位编号	PFK-MZHLG-01
直接上级	护士长	合作者	医生
每日工作时间	08:00~12:00， 14:30~18:00	岗位修订日期	2014年6月8日制订 2014年9月14日，第一次修订 2017年9月1日，第二次修订
任职资格			
教育水平	大专及以上学历	履职要求	N3级及以上本院注册护士
专业	护理		
理论知识	具备皮肤科专科知识、计算机知识、真菌检测、过敏原检测、激光治疗等相关知识		

续表

任职资格	
技能技巧	具有较强的人际沟通能力、协调能力、计划与执行能力
素质要求	具有良好的职业道德素质和团队合作精神,工作细心、周到、耐心,有较强的服务意识和奉献精神,熟悉医疗行业相关各项法律和法规

岗位职责

1. 在护理部、科主任、护士长垂直领导下进行工作

2. 认真执行各项护理制度和无菌技术操作常规,各项护理工作达到质量标准

3. 认真学习和遵守各治疗室规章制度

4. 认真配合医生完成各种检测及治疗工作

5. 做好各治疗室仪器的清洗消毒工作,并做好登记,定期进行生物学监测

6. 做好预约工作,及时送检病理标本

7. 做好各种登记工作,所有结果要及时统计、存档、入库,认真执行资料借阅手续

8. 按收费标准填写收费单据

9. 各治疗室器材用后及时消毒、保养,做到每月大检查,每周小检查,发现问题及时报告

10. 及时请领器材、物品,并做到定位存放、定人保管,建立物品消耗登记制度

11. 积极参加各项新业务、新技术的开展

工作标准

1. 严格履行并完成岗位职责

2. 各治疗室用物齐全,环境整洁,各项管理符合规定

3. 各项登记记录齐全、规范

4. 语言规范,操作配合得当,患者满意无投诉

二、病房护士岗位设置

护理管理岗—皮肤科护士长岗位说明书

基本资料			
岗位名称	管理岗	岗位定员	1 人
所属部门	皮肤科	岗位编号	PFK-HLGLG-02

工作内容			

工作概述

在护理部主任和科主任领导下,全面负责本科行政、业务、教学、科研工作

工作职责

续表

工作内容

管理职责	1. 根据护理部工作质量标准、工作计划,负责制订本科室具体工作计划,组织实施、检查与总结 2. 督促护理人员严格执行各项规章制度、职业道德规范和技术操作规程,加强护理安全管理 3. 检查、指导科室护理工作,帮助护理人员提高管理与业务能力,充分调动其主观能动性,积极支持护士履行职责 4. 负责科室护士排班及工作分配,制定各班工作流程,皮肤科疾病护理常规、技术操作流程、疾病护理质量标准和健康教育内容 5. 掌握本科室护理人员思想动态和工作表现,关心护士的生活及学习情况,增强凝聚力,提高工作效率 6. 合理利用医疗资源,做好仪器、设备、药品等物品的管理,减少消耗材料的浪费,降低成本,提高效益 7. 负责管理好病房,为患者提供整洁、安静、舒适、安全的病房环境,督促检查护工及保洁员工作,并向主管部门做好反馈 8. 做好患者、陪探视人员管理,利用"六常法"管理,保持病区、治疗室、办公室的整洁舒适、安静
业务职责	1. 掌握全科护士的工作情况,参加并指导科室危重、抢救、特殊检查及重点患者的护理 2. 组织疑难病例讨论、护理查房,指导护士制订护理计划 3. 对病区发生的护理差错、事故进行分析、讨论,并提出防范措施 4. 亲自执行或指导护士进行复杂操作技术,严防差错事故发生 5. 对本科室复杂护理技术或新开展的护理业务应亲自指导并参加实践 6. 参加科主任查房、新技术讨论、疑难病例及死亡病例的讨论 7. 加强医护沟通,充分了解医生对护理工作的要求
教研职责	1. 负责指导和管理实习、进修人员,指定有经验、有教学能力的护理人员担任带教工作 2. 组织科室护士进行业务学习,认真落实各级护理人员规范化培训与继续教育计划 3. 组织技术操作考核、业务考试,提高护理人员理论水平和技能 4. 组织护理进修人员和护士的临床实习,负责讲课和评定成绩 5. 了解皮肤科护理新进展,积极开展护理科研及组织技术革新工作,总结经验,撰写学术论文

工作关系

岗位工作关系	内部关系	监督带教	副主任护师、主管护师、护师、护士
		请示上报	科主任、护理部主任
	外部关系		各业务科室及相关职能科室

5

续表

任职资格

基本要求

性别年龄要求	性别:不限 年龄:男 60 岁 / 女 55 岁以下
教育要求	学历要求:本科或以上学历 专业要求:护理专业
从业资格要求	执业资格:主管护师 工作经验:具备三年以上的主管护师工作经验和一定的管理经验

知识技能要求

基础技能要求	1. 掌握皮肤科护理学专业理论 2. 掌握皮肤科常见疾病的临床表现,主要护理诊断和相关护理措施 3. 掌握整体护理和护理程序理论,熟悉皮肤科常见疾病的护理程序
专业技能要求	1. 掌握皮肤科专业疾病相关的基础护理学、解剖学、病理生理学以及临床药理学的相关知识 2. 熟悉与皮肤科护理学密切相关的理论知识 3. 熟悉诊断学相关理论知识、皮肤科常用诊疗技术原理及临床应用
其他要求	1. 能维护与执行医院重大决策,并动员和带领科室护理人员共同遵守 2. 具备较强的管理意识,被公认有较高的管理能力 3. 具有良好的亲和力和人际关系,很强的判断能力和应急处理能力 4. 兼顾职业发展与个人生活,鼓励健康的生活习惯,良好的家庭关系,并承担社会责任,为科室护理人员树立榜样

应知法规

　　《中华人民共和国护士管理办法》、《护士条例》、《护理文书书写规范与管理规定》、《医院感染管理办法》、《医疗卫生机构医疗废物管理办法》、《医疗机构管理条例》、《医疗事故处理条例》、《医院消毒卫生标准》、《医院消毒管理办法》、《突发公共卫生事件应急条例》、有关护理技术操作规程和本院护理制度,以及医院制定的本岗位职责和有关工作制度等

基本素质要求

1. 身体健康,恪尽职守,具有良好的职业道德素质
2. 具有良好的团队合作精神,工作踏实肯干、认真负责、细心周到,有一定的创新性,具有较强的服务意识和奉献精神
3. 较强的组织管理能力、决断能力,良好的沟通、协调能力和人际关系

续表

任职资格	

培训要求

1. 皮肤科及皮外科理论知识与操作技能培训
2. 医院和护理管理与相关法律法规知识培训
3. 护理服务技能及沟通技能与心理学知识培训
4. 科研培训

工作权限	

1. 护理进修、实习人员的带教权
2. 护理工作质量的监督检查
3. 科室护理员工的管理考核和奖、罚、升、降、调的建议
4. 医院授予科室内护士进修、学术活动、外出或请假审批权和其他权限
5. 领导交给的其他权限

协调关系	

1. 医护、护患间工作关系的配合与协调
2. 护理人员内部关系的协调
3. 与院内相关科室人员、部门的关系协调

绩效考核要点	

1. 医院各项指令贯彻执行情况,各种护理规章制度执行、检查与落实情况
2. 本科室护理工作量、护理质量与工作效率,护理差错与护理事故发生情况
3. 工作规划能力,工作综合协调能力,院领导及员工对本人管理能力的评价
4. 有关科室对本科室护理工作检查评价情况,本护理组总体工作效率,任务目标完成情况
5. 较全面了解皮肤科及皮外科专业国内外新理论、新技术,并用于护理实践和科学研究的能力
6. 本人的业务技术水平和服务能力,对皮肤科及皮外科护理学专业知识和操作技能的掌握程度

临床护理岗—皮肤科病房岗位—责任岗岗位说明书

岗位标识			
岗位名称	责任岗	岗位定员	3 人
所在部门	皮肤科病区	岗位编号	PFK-LCHLG-03
直接上级	护士长	合作者	辅助岗
每日工作时间	07:30~11:30,12:00~18:00 07:30~12:00,16:00~19:00 19:00~08:00	岗位修订日期	2014 年 6 月 8 日制订 2014 年 9 月 14 日,第一次修订 2015 年 8 月 20 日,第二次修订 2016 年 10 月 10 日,第三次修订 2017 年 9 月 1 日,第四次修订
分管床位数	8~10 人 / 护士	总工作时间	每周工作时数不超过 40h

续表

任职资格			
教育水平	大专及以上学历	履职要求	N1级及以上本院注册护士
专业	护理		
理论知识	具备临床护理专业知识,计算机知识、病房管理知识		
技能技巧	具有较强的人际沟通能力、协调能力、计划与执行能力		
素质要求	具有良好的职业道德素质和团队合作精神,工作细心、周到、耐心,有较强的服务意识和奉献精神,熟悉医疗行业相关的各项法律和法规		

岗位职责

本职:在本班次时段内全面负责分管患者各项护理工作。执行分管患者的各种基础护理、各项治疗、专科护理、心理护理、健康宣教与康复指导等;配合医生进行治疗、查房等工作;按时巡视病房以掌握分管患者病情变化

职责与工作任务

职责一	职责表述:床头交接班掌握当日患者总数包括死亡、出院、入院、手术、重症患者的治疗、护理、皮肤,特殊检查情况等	
	工作任务	提前10min上岗,参加交接班。与上一班护士进行床头交接,掌握本组患者病情,当日检查项目完成情况,参加每日的主治医师查房
		核对当日患者的治疗项目
职责二	职责表述:基础护理	
	工作任务	执行患者生活护理工作,做好基础护理,保证患者安全舒适和隐私
		准备好新患者床单位,协助患者订餐、更衣、有序放置物品,24h内做到"三短六洁"
		协助或指导患者进食,征询患者对饮食的意见并转告营养科
		按时测量并记录各项生命体征及其他所需数据,保持各项记录完整与准确,做好预防压疮、肺部感染等护理并发症
职责三	职责表述:治疗护理及辅助工作	
	工作任务	严格执行、落实各项核心制度
		正确执行患者治疗性工作,完成各种长期、临时治疗、检查、化验等
		参与和指导急危重患者抢救配合,熟练地保养、使用各种急救器材及药物
		做好各项院内感染预防工作,落实院内感染各项制度
		对欠费患者及时告知家属缴费

续表

岗位职责		
	职责表述:专科护理	
职责四	工作任务	做好光疗及指导工作
		指导皮损严重患者外用药规范使用
		做好湿敷工作(O₃、MgSO₄、硼酸等)
		根据医嘱做好皮肤屏障护理工作(大、中、小搽药)
	职责表述:健康指导	
职责五	工作任务	做好入院各项评估,完成入院指导
		采取有效的沟通方式,获取有效信息,并及时采取有针对性的护理,获取社会支持力量,帮助患者调节情绪,应对压力,配合治疗
		根据临床路径、护理常规为患者提供健康指导、饮食指导、药物指导、出院指导,帮助患者肢体功能健康促进
	职责表述:病情观察及沟通	
职责六	工作任务	巡视病房,严密观察病情变化,随时报告,保障患者安全
		评估患者安全隐患,为患者制订安全防护措施(如防坠床、防跌倒、约束等)
		认真执行陪探视制度,主动巡视,与家属沟通取得配合
		听取患者意见,随时了解并满足患者的需求
	职责表述:出入院护理	
职责七	工作任务	热情接待新患者,在患者入院 2h 内进行入院评估和入院宣教,按分级护理做好记录
		为出院患者进行出院指导,告知患者及家属办理出院手续流程,征求患者意见
		协助出院患者整理物品、办理出院手续,送患者出病区
		撤去床尾卡、床头标识、评估表、输液条、专科治疗单等,更换床单位,做好终末消毒
	职责表述:医护配合	
职责八	工作任务	参加每周二科主任大查房,全面掌握所负责患者尤其重症患者的诊断、病情、治疗工作等
		遇危重患者抢救时,加强各班之间协助,积极配合医生抢救
		随时掌握了解患者的病情变化,征求医生对护理的要求和建议

续表

岗位职责		
	职责表述:文书书写	
职责九	工作任务	及时、准确、客观记录患者各种监测单、护理记录单
		及时、正确完成临时医嘱执行签字
		及时签署各项知情同意书
		按规范完成输血记录
		按规范完成交班报告

工作标准

1. 严格履行并完成岗位职责

2. 按标准指导并完成分管患者的基础护理、专科护理工作

3. 患者满意,无投诉、无不良事件发生

4. N1 级以上(含 N1 级)护士工作应有预见性,及时解决或上报问题,保证患者安全

5. 维护病区良好秩序,解决相应问题,无投诉

临床护理岗—皮肤科病房岗位—辅助岗Ⅰ说明书

岗位标识			
岗位名称	辅助岗	岗位定员	1 人
所在部门	皮肤科病区	岗位编号	PFK-LCHLG-04
直接上级	护士长	合作者	各病房岗(责任)护士
每日工作时间	07:30~12:00 15:00~18:00	岗位修订日期	2014 年 6 月 8 日制订 2014 年 9 月 14 日,第一次修订 2015 年 8 月 20 日,第二次修订 2016 年 10 月 10 日,第三次修订 2017 年 9 月 1 日,第四次修订
任职资格			
教育水平	大专及以上学历	履职要求	N3 级及以上本院注册护士
专业	护理		
理论知识	具备临床护理专业知识,计算机知识、病房管理知识		
技能技巧	具有较强的人际沟通能力、协调能力、计划与执行能力		
素质要求	具有良好职业道德素质和团队合作精神,工作细心、周到、耐心,有较强的服务意识和奉献精神,熟悉医疗行业相关的各项法律和法规		

右上：续表

岗位职责			
本班次时段内在护士长领导下协助进行病房管理、承担带班工作;全面负责病区医嘱处理、分配执行;参加交接班、病床调配;办理出入院、执行收费;负责办公区域环境卫生及秩序			

职责与工作任务

职责一		职责表述:病区管理、督促病区其他工作	
	工作任务	在护士长领导下协助进行病区管理,护士长不在班时代替护士长的工作	
		整理各种通知单、督促外勤人员按时送出	
		督促各种特殊治疗和检查的完成情况	
		接听电话,接待来访人员,协调各部门工作	
职责二		职责表述:医嘱处理、执行,负责核对本病区长期和临时医嘱	
	工作任务	发现不合格医嘱及时与医生沟通,及时通知相关人员执行医嘱并负责核对	
		打印各种单据,核对医嘱并签字	
		各项医嘱准确及时登记于看板、口服药牌、治疗牌中,若有床位变更、出院,及时调整和撤去	
职责三		职责表述:交接班、病床调配、执行收费	
	工作任务	参加交接班,掌握病区动态	
		负责床位调配,迎接新患者,安置床位	
		办理入院、出院、转科手续及归档病历的检查核收工作	
		对欠费患者及时告知家属缴费,并告知治疗组医生和病房岗护士	
		准确计费,做到不漏记、不多记、不少记,并做好费用解释工作	
职责四		职责表述:负责办公区域和值班室环境卫生及秩序	
	工作任务	办公区域物品摆放有序	
		确保办公室用物齐全,环境整洁	
		维护办公区良好秩序	
职责五		职责表述:文书管理	
	工作任务	定期检查交班报告本、医嘱查对本、危急值登记本、输血输液不良反应登记本、转科患者交接记录本、CVC/PICC置管登记本是否完善	

续表

工作标准
1. 严格履行并完成岗位职责
2. 护士办公室用物齐全,环境整洁
3. 正确处理各项医嘱
4. 维护办公区良好秩序,解决相应问题,患者满意,无投诉

临床护理岗—皮肤科病房岗位—辅助岗 II 说明书

岗位标识			
岗位名称	辅助岗	岗位定员	1 人
所在部门	皮肤科病区	岗位编号	PFK-LCHLG-05
直接上级	护士长	合作者	各病房岗(责任)护士
每日工作时间	07:30~12:00 16:00~19:00	岗位修订日期	2016 年 10 月 10 日制订 2017 年 9 月 1 日,第一次修订

任职资格			
教育水平	大专及以上学历	履职要求	N1 级及以上本院注册护士
专业	护理		
理论知识	具备临床护理专业知识,计算机知识、病房管理知识		
技能技巧	具有较强的人际沟通能力、协调能力、计划与执行能力		
素质要求	具有良好的职业道德素质和团队合作精神,工作细心、周到、耐心,有较强的服务意识和奉献精神,熟悉医疗行业相关的各项法律和法规		

岗位职责
本班次时段内全面负责治疗室管理及辅助责任护士完成患者治疗;负责液体及一次性物品领取及发放;负责治疗区域环境卫生及秩序;负责全科各种药品(静脉、口服药品、高危药品)管理和使用;做好治疗室物品、药械交接班;保持药品储存柜、冰箱清洁整齐

职责与工作任务

	职责表述:治疗护理及辅助工作	
职责一	工作任务	严格执行、落实各项核心制度
		确保医疗用物齐全,物品交接及时、正确
		认真核对当日患者的用药及液体,按要求配制液体
		参与和指导急危重症患者抢救配合,熟练地保养、使用各种急救器材及药物
		做好各项院内感染预防工作,落实院内感染各项制度

续表

岗位职责		
职责二	职责表述:专科护理	
	工作任务	(协助责护岗)做好光疗及指导工作
		(协助责护岗)做好中药浴疗及指导工作
		(协助责护岗)做好臭氧水疗及指导工作
职责三	职责表述:负责治疗区域环境卫生及秩序,确保用物齐全	
	工作任务	治疗区域物品摆放有序
		确保治疗室用物齐全,环境整洁
		按需领取液体及一次性用物并发放
职责四	职责表述:严格执行治疗室消毒隔离制度	
	工作任务	负责药柜清洁整齐
		负责和督促治疗室紫外线消毒及灯管清洁、保养
		负责治疗室空气采样、物品采样、手采样,并送检
		负责生物学监测化验结果张贴并上报
职责五	职责表述:负责全科药物管理、使用	
	工作任务	负责全科药物管理、清点,保证药物安全
		与医辅部交接领取注射药并与各责任班做好口头交接工作,口服药和外用药由辅I班与医辅部交接
		准确记录每位患者的药品领取数量、品种,及时完成退药
		正确留取次日使用药品
职责六	职责表述:抢救车、冰箱、高危药品管理	
	工作任务	负责抢救车、高危药品检查和管理
		定期检查冰箱内药品
职责七	职责表述:负责门诊治疗	
	工作任务	负责门诊各种注射治疗、光疗、浴疗、湿敷等工作
工作标准		

1. 严格履行并完成岗位职责

2. 保持治疗室环境整洁,遵守无菌技术操作原则,做好治疗室消毒隔离工作

3. 物品、药品交接正确,无丢失

4. 正确执行各项医嘱

5. 药柜内整洁,无过期药品

6. 药品领取正确,退药及时,医生、患者满意

7. 抢救车、冰箱、高危药品管理到位

临床护理岗—皮肤科病房岗位—辅助岗Ⅲ说明书

岗位标识			
岗位名称	辅助岗	岗位定员	1人
所在部门	皮肤科病区	岗位编号	PFK-LCHLG-06
直接上级	护士长	合作者	医生
每日工作时间	07：30~12：00 15：00~18：00	岗位修订日期	2015年8月20日制订 2016年10月10日,第一次修订 2017年9月1日,第二次修订

任职资格			
教育水平	大专及以上学历	履职要求	N1级及以上本院注册护士
专业	护理		
理论知识	具备临床护理专业知识,计算机知识、病房管理知识		
技能技巧	具有较强的人际沟通能力、协调能力、计划与执行能力		
素质要求	具有良好职业道德素质和团队合作精神,工作细心、周到、耐心,有较强的服务意识和奉献精神,熟悉医疗行业相关的各项法律和法规		

岗位职责

　　本班次时段内在护士长领导下全面负责门诊、住院患者的手术配合,收费管理工作;配合医生进行术中巡回、清点手术用物;负责门诊、住院患者的术前准备工作;负责门诊、病房患者换药工作;患者计费工作;配合医生进行换药;负责手术室、换药室消毒隔离工作

职责与工作任务

职责一	职责表述:手术室、换药室仪器、物品准备工作	
	工作任务	07：30上岗,明确予割人数,准备手术用物
		整理手术室、换药室,检查仪器使用状态,保证各种用物齐全,设备运转正常,保证无菌用物齐备
		负责一次性用物领取和清点
职责二	职责表述:术前准备	
	工作任务	核对患者资料、病历
		检查术区皮肤,协助医生摆放体位、消毒皮肤
		准备手术用物并记录
职责三	职责表述:术中配合	
	工作任务	监督所有人员无菌操作,控制参观人数,无违规操作现象,保持手术室整洁安静
		术中及时和患者交流,观察患者病情、体位、肢体、输液情况
		及时供应手术用物并记录

续表

岗位职责		
职责四	职责表述:术后清洁整理用物	
	工作任务	术后清洁整理用物、清点手术器械保证器械和设备无血迹、污迹,并做好记录
		术后及时补充物品,保证物品齐备
		正确处理标本,及时送往病检室
职责五	职责表述:医生换药配合	
	工作任务	根据患者伤口情况准备用物,负责门诊、病房所有患者的换药用物准备
		负责换药室陪侍人的管理,限制陪护人数
		负责所有人员无菌操作,严格执行无菌操作原则
职责六	职责表述:院内感染管理	
	工作任务	按标准进行手术室、换药室消毒隔离工作,定期联系清洗和更换空气消毒机滤网
		每日定时消毒手术室、换药室,定期作细菌培养并上报各类卫生学监测指标
		完成紫外线强度监测并每周清洗擦拭灯管一次
职责七	职责表述:收费管理	
	工作任务	负责门诊、病房患者各项收费,做到按标准计费,无遗漏
		负责向家属解释费用,做到无投诉

工作标准
1. 严格履行并完成岗位职责
2. 保持手术室、换药室环境整洁,遵守无菌技术操作原则,做好手术室、换药室消毒隔离工作
3. 器械交接正确,无丢失,贵重物品有基数,保证手术、换药供应
4. 维护换药室良好秩序,限制陪侍人数
5. 收费标准正确,患者满意,无投诉

第二章

工 作 制 度

第一节　病房工作制度

一、交接班制度

1. 实行 24h 三班轮流值班制。

2. 每日早晨集体交接班,全体医护人员参加,一般不超过 15min。由夜班护士详细报告危重及新入院患者病情、诊断及护理等有关事项。护士长根据情况做必要的总结并布置当天的工作。

3. 交班后,由护士长带领交接班者共同巡视病房,对危重及有特殊情况的患者进行床头交接班。

4. 对毒、麻、剧、限药及医疗器械、被服等当面交接清楚并签字。

5. 除每日早晨集体交接班外,各班均需按时交接。接班者应提前 10min 到岗,清点交接物品,阅读交接班报告。未交接清楚前,交班者不得离开岗位。凡因交接不清所出现的问题由接班者负责。

6. 值班者在交班前除完成本班各项工作外,需整理好所用物品,保持治疗室、护理站清洁,并为下一班做好必要的准备。

7. 交班内容　患者心理情况、病情变化、当天或次日手术患者及特殊检查患者准备工作及注意事项。当天患者总数、新入院、出院、手术、分娩、病危、死亡、转科(院)等及急救药品器械,特殊治疗和特殊标本的留取等。

8. 交班形式　文字交接、床头交接、口头交接。

二、药品管理制度

在护士长领导下,具有护士执照的护士按照相关规定实施双人管理药品。

（一）普通药品

1. 领回的普通药品清点数量，按照分类放入药柜内。

2. 定期检查药品有效期，并按有效期先后顺序摆放。

（二）高危药品

1. 高危药品单独专柜存放，不可与其他药品混放，并贴有"高危药品"标识。

2. 高危药品有基数，用后及时补充。

3. 领回的高危药品清点数量，检查有效期，按有效期先后顺序放入柜内。

（三）自备药品

1. 自备药品要检查药品质量、包装、有效期、批号、合格证、发票，并登记签名。

2. 每班进行交接清点并签名。

三、仪器、设备和抢救物品使用制度

1. 所有仪器应分类妥善处理，专人管理，正确使用。

2. 保证各种仪器正常使用，定期检查、清点、维护保养，发现问题及时修理。

3. 保证各种仪器设备清洁，备用设备必须处于消毒后状态，有备用标识。

4. 仪器、设备原则上不得随意外借，遇有特殊情况由医院行政部门协助调配。

5. 科内应定期对护士进行仪器使用培训，包括消毒、操作流程、常见故障排除方法等，做到熟练掌握。

6. 医院设备科对抢救用主要仪器应定期维修、定期检测，并有相关记录。

第二节 手术室工作制度

一、一般工作制度

1. 手术室布局合理，各项规章制度健全。

2. 严格执行无菌技术原则、消毒隔离制度及无菌操作规程。除参与手术及有关人员外，其他人员不得入内。

3. 凡进入手术室人员需更换本室专用衣、裤、鞋、帽、口罩等，着装符合要求。

4. 贵重仪器设备及特殊器械设专人负责并及时清洁、保养。

5. 手术室内要保持清洁、整齐、安静、安全、温度适宜，每月定期进行空

气、手表监测,每季度进行消毒剂、物表监测。

6. 工作人员患疖肿或呼吸道感染时不得进入手术间。

7. 手术进行中,除有特殊紧急情况外,一般不传私人电话。

8. 手术室工作人员外出时,必须着外出衣。

9. 手术使用后的一次性帽子、口罩掷于黄色垃圾袋中,不得带出手术室。

10. 每日手术结束后,检查电源开关及各种气源是否关闭,以防意外发生。

11. 每周末彻底清洁手术间卫生。

二、卫生清洁制度

1. 手术室应采用湿式清扫。

2. 手术前后用 500mg/L 含氯消毒液擦拭物体表面,地面用含氯消毒液清洁。

3. 每日用 500mg/L 含氯消毒液擦拭地面;用 1 000mg/L 含氯消毒液消毒拖鞋;每周擦拭更衣、更鞋柜。

4. 每周对手术间进行大清扫,并用消毒液擦拭。

5. 卫生工具洁污分开,标识清楚,拖把及抹布应为不易掉纤维的织物。

6. 所有进入限制区的物品、设备,应拆除外包装,擦拭干净方可进入。

7. 特殊感染手术,按常规要求对手术间进行特殊消毒处理。

三、手术清点及管理制度

1. 手术前登记 巡回护士与手术医生按次序共同清点器械、缝针、纱布、纱垫、棉球等用物,及时记录在手术护理单上,并双方签名。

2. 手术中管理

(1) 手术前将手术间污桶中的纱布、纱垫、纱球等物品清理干净。

(2) 手术台上已清点过的纱布、纱垫一律不得剪开使用。

(3) 术中因各种原因扩大手术范围者,需增添的物品由巡回护士与手术医生共同清点并记录。

(4) 巡回护士要随时提醒医生伤口内放置的纱布、纱垫数目。

(5) 手术始末,巡回护士应注意手术间人员的流动,防止手术台上物品意外流失,以保证数目准确性。

(6) 监督医生不能随意丢弃纱布、纱垫、缝针等物品。掉于手术台下的物品,巡回护士要及时收起并放于固定位置。

(7) 术中使用纱布较多时(30块以上),巡回护士与手术医生要及时清点,按十块一捆整理好。

(8) 缝针用后要及时放在吸针器上,不得放在他处,断针要保存完整。

3. 关闭体腔前清点

(1) 关闭切口前,巡回护士与手术医生共同清点,逐项记录。

(2) 清点完毕,核对无误后,方可关闭切口。

(3) 清点数目有误时,不得关闭切口。如确实找不到,医护双方签字,记录术中意外事件,护士汇报护理部,医生汇报医务处,决定是否关闭切口。

4. 术后清点

(1) 手术结束,由巡回护士与手术医生再次共同清点术中所用纱布、纱垫,与记录相符后在手术记录单上签字。

(2) 接台手术时,待上一台手术物品全部拿出手术间后,再开始下一台手术。

第三节 手术室工作流程

一、接诊工作

1. 询问患者病史,有无高血压、糖尿病等,日常有无服用阿司匹林、波立维等口服药(若长期服用,术前遵医嘱是否可以暂时停药)。

2. 登记患者基本信息,包括日期、姓名、性别、年龄、手术部位、联系电话、初步诊断、手术时间、接诊医生,确定是否做病检等。若是本科室病房患者,注明"住院"即可;其他科室标清患者所在科室、住院号,主管医师工号等。

3. 收取票据(若为预约患者未交费,应在登记本上标注),同时标注麻药处方(利多卡因)和盐酸肾上腺素是否取回。

4. 嘱患者认真阅读手术知情同意书和活检同意书,告知患者手术过程中可能出现的情况,并嘱患者签署同意书(不做病检者不用签署活检同意书)。

5. 若当天不能做手术者,应预约时间,并将详细情况告知患者。

二、手术协助工作

1. 接收患者,嘱其更换拖鞋,进入手术间,并根据手术部位采取合适体位。

2. 术前准备

(1) 手术切开包准备,同时准备其他相关用物。常规用物有5ml注射器、无菌纱布、无菌手套、缝针,刀片。

(2) 麻醉药物准备:①头颈、面部,会阴部常规使用盐酸利多卡因 + 盐酸肾上腺素;②四肢、躯干常规使用盐酸利多卡因。

(3) 术区皮肤消毒准备:①面部常规使用酒精棉球;②四肢、会阴、头皮等常规使用碘伏棉球;③新洁尔灭棉球用于清理血痂等。

19

(4) 手术结束后留取标本,整理用物。将标本装入标本袋中,并注入甲醛溶液,要求标本完全浸没,标本袋上注明患者姓名、性别、年龄,取材部位及联系电话。

注意:若为病房患者,手术过程中应填写手术安全检查单和手术器械核查表,医生签字后将活检同意书、手术安全核查单和手术器械核查表放入病历中保存。

三、手术用物消毒工作

1. 棉球罐、泡镊筒每日清洗并送消毒供应中心消毒。

2. 每日将无菌棉球放入已消毒的棉球罐中,备好碘伏棉球、新洁尔灭棉球、酒精棉球。

3. 定期整理手术洞巾送消毒供应中心消毒备用。

4. 每日使用过的切开包定时放置于治疗室指定地点,并填写低耗物品交换卡(包括换药室使用后需要送消的器械)。

四、换药室工作

1. 换药室每日紫外线消毒两次,每次 40min,并做好登记。

2. 根据情况及时补充用物。

3. 将每日所用器械送消,填写低耗物品交换卡。

4. 每日清洁擦拭治疗室桌面并保持治疗室干净整洁,及时清理医疗废物。

第三章

医院感染控制与管理

第一节　医院感染管理

1. 医院感染管理目的　保障患者诊疗安全,最大限度地减少医院感染,降低发生医院感染危险性。

2. 医院感染管理定义　是各级卫生行政部门、医疗机构及医务人员针对诊疗活动中存在的医院感染、医源性感染及相关危险因素进行预防、诊断和控制的活动。

3. 医院感染管理分为行政管理和业务管理

(1) 行政管理:包括建立健全医院感染管理组织,并明确岗位职责、完善相关管理制度,制定相关的工作规范和工作标准。

(2) 业务管理:包括医院感染监测、消毒灭菌与隔离、抗菌药物合理使用、重点部门的医院感染预防与控制、医疗废物安全管理等业务内容。

4. 医院感染管理是医疗机构及所有工作人员的共同责任,所有工作人员必须努力降低患者以及自身发生感染的危险。

5. 在各级领导组织下,各科室建立感染管理小组,制定相关的工作制度及流程,每位医务人员掌握医院感染相关知识,主动参与医院感染管理,科学实施感染管理活动,降低医院感染发生的危险性。

第二节　皮肤科感染管理制度

一、皮肤科手术室医院感染管理制度

1. 手术室的建筑布局应当遵循医院感染预防与控制的原则,做到布局合理、分区明确、标识清楚,符合功能流程和洁污区域分开的基本原则。

2. 手术室应设有工作人员出入通道、患者出入通道,物流做到洁污分开,流向合理。

3. 为传染病患者或者其他需要隔离的患者实施手术时,应当按照《中华人民共和国传染病防治法》有关规定,严格按照标准预防原则并根据致病微生物的传播途径采取相应的隔离措施,加强医务人员防护和手术后物品、环境的消毒工作。

4. 手卫生设施及医务人员手卫生符合外科手卫生设施与外科手消毒的要求。

5. 医务人员必须严格遵守消毒灭菌制度和无菌技术操作规范。

6. 环境卫生学管理、医务人员操作过程管理符合原卫生部《手术部医院感染预防与控制技术规范》要求。

7. 手术使用的无菌医疗器械和敷料应当达到以下要求

(1) 手术使用的无菌医疗器械以及各种敷料必须达到无菌,无菌物品存放于无菌物品存放区域内。

(2) 一次性使用的无菌医疗器械、器具不得重复使用。

(3) 无菌物品及器械使用前,应当检查外包装完整性和灭菌用物有效期,包装不合格者或者超过灭菌有效期的物品或者肉眼可见明显污垢的器械、敷料、物品不得使用。

8. 手术后的废弃物严格按照原卫生部颁布的《医疗卫生机构医疗废物管理办法》及有关规定进行分类、处理。

9. 患者手术前应做有关传染病筛查,手术通知单上应注明感染情况。传染病患者或其他需要隔离患者的手术应安排在当日最后一台。手术时,应当按照《中华人民共和国传染病防治法》有关规定,严格执行标准预防原则并根据致病微生物的传播途径采取相应的隔离措施,加强医务人员防护,且术毕按照传染病类型进行空气、物表等消毒处理。

10. 连台手术之间,当天手术全部完毕后,应当对手术间空气、物表、地面进行清洁消毒处理,开启空气消毒机消毒 30min。地面消毒采用 400~700mg/L 的含氯消毒液擦拭,作用 30min;物体表面消毒方法同地面或采用 1 000~2 000mg/L 季铵盐类消毒液擦拭。连台手术之间医疗废物必须按照医疗废物处理条例及时清理。

11. 每日将医护人员、患者使用过的拖鞋用 1 000mg/L 的含氯消毒液进行浸泡消毒、晾干,备用。

二、皮肤科病房医院感染管理制度

1. 病房和治疗室、换药室、浴疗室、污物间、卫生间等辅助用房布局合理,洁污分开,区域划分明确,标志清楚。

2. 平行两床的净距离不应小于 0.8m。

3. 科室应成立医院感染管理小组,成员包括科主任、护士长、监控医师、监控护士。医院感染管理小组在医院感染管理科指导下,认真开展科室医院感染管理各项工作,认真执行医院感染管理相关法律法规及技术规范。安排科内人员参加医院组织的医院感染管理知识培训,并定期组织科内人员学习,更新知识,树立防控医院感染的理念。

4. 开展预防医院感染的各项监测,按要求报告医院感染发病情况,对监测发现的各种感染因素、潜在感染危险因素,及时采取有效控制措施。

5. 做好病房消毒隔离工作

(1) 患者的安置原则:感染与非感染患者分开,同类感染患者相对集中,特殊感染及传染病患者单独安置,病房应设置有一间备用隔离病房。

(2) 病室内应定时通风换气,必要时进行空气消毒,采用自然通风时,每日至少通风换气 2 次,每次至少 30min。

(3) 若需使用紫外线灯管进行空气照射消毒,需对紫外线灯管进行日常监测、强度监测和生物学监测。

(4) 病房地面应湿式清扫,每日 1~2 次,遇污染时即刻清洁消毒。

(5) 病床应湿式清扫,一床一套(巾)。

(6) 床头柜、床挡、床旁椅等每日清洁,保持干燥。患者出院后,进行终末消毒。

(7) 各种物体表面如遇污染随时消毒。

(8) 治疗室、病室、卫生间等处墩布严格分开,专区专用、标记明确、悬挂晾干、定期消毒。

(9) 体温计用后应立即消毒处理。

(10) 便器保持清洁,定期消毒和终末消毒。

(11) 患者衣服、床单、被套、枕套每周更换 1~2 次;枕芯、床褥、床垫定期消毒;被血液、体液污染时,及时更换;禁止在病房、走廊清点污染的被服。

(12) 加强各类监护仪器设备、卫生材料等的清洁与消毒管理。

(13) 对传染病患者及其用物按传染病管理有关规定,采取相应的消毒隔离措施。传染性引流物、体液等标本需消毒后排入下水道。

(14) 擦拭布巾清洗干净,在 250mg/L 的含氯消毒液(或其他有效消毒剂)中浸泡 30min,冲净消毒液,干燥备用。

(15) 地巾清洗干净,在 500mg/L 的含氯消毒液中浸泡 30min,冲净消毒液,干燥备用。

6. 严格执行卫生部发布的《医务人员手卫生规范》。手卫生设施完善,手卫生的依从性好,医务人员掌握手卫生基本知识,洗手的方法正确,效果监测合格。

7. 工作人员在诊疗过程中应当实施标准预防。

8. 无菌用物管理

(1) 无菌物品需存放于无菌物品柜内,按灭菌时间先后顺序放置,严格执行先灭菌先使用的原则,在有效期内使用。一次性使用无菌医疗用物,以最小包装存放于无菌物品柜内。

(2) 可重复使用的无菌物品应"一人一用一灭菌",用毕送消毒供应中心统一清洗及灭菌。

(3) 打开灭菌包前须检查指示胶带变色是否合格,不合格者严禁使用,包内放置的化学指示卡变色不合格者严禁使用。

(4) 无菌包潮湿时不得使用。

(5) 无菌物品包装破损不得使用。

9. 被朊毒体、气性坏疽及突发原因不明的传染病病原体污染的器械,应双层封闭包装并标明感染性疾病名称,送消毒供应中心处理。

10. 依照原卫生部颁布《抗菌药物临床应用指导原则》合理使用抗生素,治疗用药时积极查找病原菌、做药敏试验、减少经验用药。

11. 医疗废物与生活垃圾分开盛装,对本科室所产生的医疗废物按分类目录正确分类,盛装达容器 3/4 满,扎口紧实严密,写好中文标签,病房与清运人员双方认真交接签字登记,清运人员专人专线运送到指定的暂存地。

三、皮肤科换药室医院感染管理制度

1. 室内布局合理,分区明确,标识清楚。

2. 医护人员进入室内,衣帽整洁,严格执行无菌技术操作规程。

3. 无菌物品按灭菌日期依次放入专柜,过期重新灭菌。

4. 无菌物品必须"一人一用一灭菌"。

5. 严格执行原卫生部发布的《医务人员手卫生规范》。手卫生设施完善,手卫生的依从性好,医务人员掌握手卫生的基本知识,洗手的方法正确。效果监测合格。

6. 无菌持物钳应干燥保存,每 4h 更换灭菌。

7. 治疗车上物品应排放有序,上层为清洁区,下层为污染区;进入病室的治疗车、换药车应配有快速手消毒剂。

8. 治疗、护理及换药操作应按清洁伤口、感染伤口依次进行,特殊感染伤口如:炭疽、气性坏疽、破伤风等应就地(诊室或病室)严格隔离,处置后进行严格终末消毒,不得进入换药室。

9. 被朊毒体、气性坏疽及突发原因不明的传染病病原体污染的器械,应双层封闭包装并标明感染性疾病名称,送消毒供应中心处理。

10. 每日紫外线消毒两次,每次 30min,紫外线灯管每周使用 75% 乙醇擦拭,每季度对紫外线灯强度进行监测。

11. 坚持每日清洁消毒制度,地面湿式清扫,每日工作前、后清洁擦拭桌、椅等所有物体表面,遇污染随时消毒。设置专用拖布,标记明确,分开清洗、悬挂晾干、定期消毒。每月对空气、手、物表进行监测,每季度对消毒剂进行监测。

12. 在诊疗过程中应实施标准预防,防护用物种类、数量符合工作需求,能正确使用。

13. 医疗废物应按《医疗废物管理条例》的要求严格分类盛装,交接登记,密闭运送,统一焚烧无害化处理。

第三节 皮肤科医院感染管理人员职责

一、医院感染管理小组职责

1. 负责皮肤科医院感染管理的各项工作,根据卫生部颁布《医院感染管理办法》的要求结合本科室医院感染的特点,制定本科室医院感染管理制度与预防控制措施,并组织实施。针对本科室医院感染特点定期进行质量监督检查,提出控制方案并实施,同时做好活动记录,每月至少一次。

2. 每月组织召开以科室医院感染管理小组成员必须参加的医院感染质控会议并详细记录,内容主要反馈本月的质控重点、存在缺陷并进行总结和持续改进。制订下月医院感染管理重点项目、管理措施并进行结果评价。

3. 对科室感染病例的危险因素及感染环节进行监测,采取有效措施,降低本科室医院感染发病率。发现有医院感染流行趋势及多重耐药菌聚集性感染时,及时报告医院感染管理科,并积极协助调查控制。

4. 监督检查本科室抗菌药物使用情况,根据细菌培养和药敏试验结果,严格掌握适应证,合理选用抗菌药物,力争使抗菌药物使用率控制在卫生部要求的范围内。

5. 督促本科室工作人员严格执行无菌操作技术、认真落实消毒隔离制度。

6. 组织本科室医院感染知识培训、考核并做好记录。业务学习每月一次。

7. 开展医院感染的各项监测(包括医院感染发病率的监测、消毒灭菌效果监测、环境卫生学监测等),监测结果于每月 30 日前上报医院感染管理科。如监测结果不合格,应及时查找、分析原因后,重新监测直至合格,将监测结果与原因分析上报医院感染管理科。

8. 负责皮肤科消毒药械管理,做好消毒药械的管理,监督检查本科室消毒药械的正确使用与监测。

9. 做好本科室一次性使用无菌医疗用物的管理:包括领取、存放、使用及用后处理各个环节的管理。

10. 根据卫生部颁布《医疗卫生机构医疗废物管理办法》的要求,做好医疗废物管理,负责科室所产生医疗废物正确分类、收集、包装、标识、存放、交接签字、无害化处理的监督、指导、妥善保管相关资料,防止医疗废物流失、泄漏与扩散。

11. 认真落实卫生部《医务人员艾滋病病毒职业暴露防护工作指导原则》,教育督导本科医务人员掌握职业卫生防护知识,提高职业风险意识和职业暴露防护意识,掌握自我防护知识,实施标准预防原则,适时加戴各种防护用物,正确进行各项技术操作,预防锐器刺伤等职业伤害。如科室人员发生职业暴露时,应积极协助暴露者按规定处置与上报。

12. 做好对保洁员、配膳员、陪侍者、探视者卫生学宣教管理。

二、皮肤科感染监控医师职责

1. 皮肤科感染监控医师必须在医院感染管理科及本科室主任领导下,负责皮肤科感染管理监测和控制工作。

2. 对皮肤科住院患者开展医院感染的前瞻性监测,疑有医院感染发生时,应及时督促主管医师留取标本进行微生物学培养、药敏试验等相关检查,及时明确诊断,采取有效的防治措施,并按规定程序上报医院感染管理科,尽量减少漏报病例,医院感染漏报率应低于 10%。

3. 指导皮肤科医师合理使用抗菌药物。根据药敏试验结果及药代动力学选择抗菌药物,联合用药指征,预防性用药有针对性,围术期用药得当。

4. 督促检查本科室医师执行无菌技术操作,检查医院感染管理制度的落实情况,预防因诊疗不当而造成的医院感染。

5. 出现感染病流行或暴发趋势时,应立即向科主任及医院感染管理科汇报,并及时查找原因,协助调查,执行消毒、隔离与控制措施。

6. 配合医院感染管理科人员,开展医院感染监测调查和科研工作。全面了解医院感染动态,发现问题及时报告科主任,并提出意见、建议,定期进行总结,及时与医院感染管理科联系。

7. 每月 5 日前上报医院感染病例月报表。

三、皮肤科感染监控护士职责

1. 皮肤科感染监控护士需在医院感染管理科及本科室主任、护士长领导下，负责皮肤科感染管理监测和控制工作，检查皮肤科感染制度的落实情况。

2. 指导督促皮肤科医务人员严格执行无菌技术操作规程，做好医疗器械、器具及其他侵入性医疗用物的消毒灭菌工作，实施有效的消毒灭菌方法，落实卫生部《医院隔离技术规范》《医务人员手卫生规范》，保证诊疗环境及职业卫生防护工作符合要求，预防因诊疗护理措施不当造成的医院感染。

3. 监督和检查皮肤科日常消毒、终末消毒、特殊感染及多重耐药菌感染患者的隔离、消毒、管理工作，并做好高危易感人群的保护性隔离。负责科室医院感染的各项监测（包括环境卫生学监测、消毒灭菌效果监测等）工作。

4. 当出现医院感染流行趋势时，怀疑与医院环境因素、消毒灭菌效果有关时，应立即采集标本进行监测，并立即上报医院感染管理科，协助医院感染管理科进行相关调查。

5. 当皮肤科接诊传染或者疑似传染患者时，应及时协助隔离诊治，对其污染场所、物品实施疫源地消毒。

6. 在科室医院感染管理小组指导下开展医院感染前瞻性监测。发生医院感染病例时，及时送标本进行病原学检查，协助主管医师查找感染源、感染途径，对医院感染危险因素进行控制，积极救治患者，并及时上报医院感染管理科，必要时采取隔离措施，控制蔓延，防止造成医院感染流行。

7. 协助科主任、监控医师组织本科室医院感染知识培训，负责对皮肤科住院患者、陪护、探视人员进行医院感染知识宣教及管理工作。

8. 监督检查保洁人员的保洁工作，保洁方法、保洁用具、防护措施是否符合要求，发现问题及时纠正，并报告医院感染管理科。

9. 配合医院感染管理科完成上级交给的各项指令性任务。

第四节　感染管理措施

一、生物学监测方法

（一）监测次数

1. 普通手术室

（1）空气、医务人员手、使用中的灭菌剂　　　　　　　每季度一次

（2）物体表面、使用中的消毒剂　　　　　　　　　　　每季度一次

2. 普通病房

(1) 医务人员手　　　　　　　　　　　　　　　每季度一次

(2) 空气、物体表面、使用中的消毒剂　　　　　每季度一次

（二）监测方法

1. 空气消毒效果监测采样方法

(1) 采样时间：选择消毒处理或通风换气后与从事医疗活动之前采样，或对可疑污染的空气进行采样。

(2) 采样高度：与地面垂直高度 80~150cm。

(3) 布点方法：室内面积≤30m²，设内、中、外对角线 3 点，内、外布点部位距墙壁 1m；室内面积 >30m²，设 4 角及中央共 5 点，4 角的布点部位距墙壁 1m。

(4) 采样方法：将普通营养琼脂平板（直径为 9cm）放在室内各采样点处，采样高度距地面 1.5m，采样时将平皿盖打开，扣放于平皿旁，暴露规定时间（普通病房 5min，普通手术室 15min）后盖好立即送检。

(5) 将送检平皿置(36 ± 1)℃恒温箱培养 48h，计数菌落数。注意：采样前，关闭门、窗，在无人走动的情况下，静止 10min 后采样。

2. 医务人员手消毒效果监测

(1) 采样时间：在接触患者、从事医疗活动前进行采样，或怀疑与医院感染暴发有关且已被污染的医务人员手。

(2) 采样方法：被检人五指并拢，将浸有含相应中和剂的无菌洗脱液浸湿的棉拭子一支在双手指曲面从根部到指端来回涂抹各两次（一只手涂抹面积 30cm²，并随之转动采样棉拭子，剪去手接触部位，将棉拭子投入装有 10ml 含相应中和剂的无菌洗脱液试管内送检。采样面积按 cm² 计算。

(3) 结果判定：卫生手消毒，检测的细菌菌落总数应≤10cfu/cm²。

3. 物体表面消毒效果监测采样方法

(1) 采样时间：消毒处理后、使用前。

(2) 采样面积：被采表面 <100cm²，取全部表面；被采表面≥100cm²，取 100cm²。

(3) 采样方法：用 5cm×5cm 的标准灭菌规格板，放在被检物体表面，用浸有无菌生理盐水采样液的棉拭子 1 支，在规格板内横竖往返各涂抹 5 次，并随之转动棉拭子，连续采样 4 个规格板面积，剪去手接触部分，将棉拭子投入装 10ml 采样液的试管中送检。门把手等小型物体则采用棉拭子直接涂抹物体的方法采样。

(4) 判定标准：各类普通病房、换药室、输血科等物体表面细菌菌落总数≤10cfu/cm²。洁净手术部、其他洁净场所等物体表面细菌菌落总数≤5cfu/cm²。

二、普通病房医院感染质量考核标准(表 3-1)

表 3-1 普通病房医院感染质量考核标准

项目	考核内容	分值	检查方法	扣分标准
科室感染管理及持续改进(12分)	1. 有健全的科室感染管理小组,成员知晓个人分工、职责	2分	查看资料	小组成员不知晓个人职责一人次,扣1分
	2. 科室医院感染管理制度健全,相关资料完善并及时更新,包括:《医院感染管理文件汇编》《医院感染管理规章制度》《消毒技术规范》等各级卫生行政部门颁布的新规范及医院内感染(院感)信息等	2分		资料不全或未及时更新(2个月内),各扣1分;无资料,扣2分
	3. 将医院感染管理纳入本科室工作计划和质量安全管理目标,制订实施计划并落实	2分		未纳入本科工作计划,扣2分;无制订实施计划,扣1分;未落实,扣1分
	4. 有本科室感染控制风险评估表,并有完整科学的风险评估内容,成员知晓评估内容与方法	2分		无科室风险评估表,扣1分;无风险评估内容,扣1分;成员不知晓方法,扣0.5分
	5. 小组活动依据本科室风险评估、工作计划、督导问题进行学习和改进,并记录;医院感染监控小组每月至少活动一次	4分		对科室自查及他查中发现的问题无改进,各扣2分;有改进但无记录,扣1分;无小组活动,扣1分
业务学习培训(10分)	1. 医务人员参加全院组织的医院感染管理业务学习及院感活动,有记录	2分	查看资料随机提问	抽查1人,未参加,扣1分;记录不完整,扣0.5分
	2. 科室每月组织医院感染管理业务学习,定期组织院感防控演练及院感培训,有记录	3分		未开展任一项工作,扣1分;记录不完整,扣0.5分
	3. 科室人员熟知院感相关制度、工作流程、本科室医院感染特点及院感基本知识	2分		随机提问2人,一人不合格,扣1分
	4. 运用 OA 系统进行科室网络培训,并答题	3分		培训率未达到100%,扣1分,正确率未达到90%,扣0.5分,未达到80%,扣1分

续表

项目	考核内容	分值	检查方法	扣分标准
医院感染监测(26分)	1. 物体表面、医务人员手、空气细菌学监测规范,有记录	3分	查看资料随机提问	监测记录一项不合格,扣1分,一人次回答错误,扣1分
	2. 使用中化学消毒剂、灭菌剂监测	2分		未监测,扣2分,浓度不合格,扣2分
	3. 紫外线日常监测、强度监测	2分		监测记录一项不合格,扣1分;监测方法回答错误一人次,扣0.5分
	4. 空气消毒机日常监测、消毒效果监测	1分		监测记录一项不合格,扣1分;监测方法回答错误一人次,扣0.5分
	5. 正确使用杏林院感监测系统,及时发现感染病例,遵循医院感染病例上报程序,及时上报,无漏报	4分		发现一例漏报扣1分,院感病例上报流程不知晓一人次,扣0.5分
	6. 定期开展对多重耐药菌控制的讨论,对多重耐药或特殊耐药菌进行管理及监测,采取相应的隔离措施并进行标识	5分		未监测或未采取隔离措施,各扣5分;未定期开展讨论,扣3分;记录不完善,扣2分;无隔离标识一例次,扣2分
	7. 感染患者及时送检标本做病原学检查	2分		不符合要求,扣2分
	8. 科室出现医院感染暴发或疑似医院感染暴发时,知晓上报流程,并有相应预防控制措施,并记录;有医院感染风险因素监测和暴发监测,并进行流行病学调查	4分		无医院感染暴发预案、监测,扣4分;未及时上报、未采取措施,各扣4分;记录不完善,扣2分;不知晓上报流程一人次,扣1分
	9. 感染病例每月统计,对聚集性医院感染病例有讨论	3分		无统计,扣3分;无讨论,扣2分
消毒灭菌(22分)	1. 医务人员知晓并严格遵守医院消毒灭菌管理制度	1分	现场查看随机提问	提问或观察,未做到一人次,扣1分
	2. 进入人体无菌组织、器官、腔隙或接触人体破损皮肤、黏膜、组织的诊疗器械、器具和物品必须达到灭菌水平;接触完整皮肤、黏膜的诊疗器械、器具和物品必须达到消毒水平	2分		一项做不到,扣2分

续表

项目	考核内容	分值	检查方法	扣分标准
消毒灭菌（22分）	3. 被朊毒体、气性坏疽及突发原因不明的传染病病原体污染的诊疗器械、器具和物品正确处理	1分	现场查看随机提问	未按要求送消毒供应中心，扣1分；未双层包装，扣0.5分；未注明疾病名称，扣0.5分
	4. 无菌操作时应严格遵守无菌操作规程	2分		违反无菌原则一人次，扣2分
	5. 正确配制化学消毒剂，并进行监测。更换灭菌剂时，必须对用于浸泡灭菌物品的容器进行灭菌处理	1分		配制方法不正确、未进行监测、容器未处理，各扣1分；浓度不合格，扣0.5分
	6. 掌握各类环境（地面、墙面、物体表面）的消毒方法	1分		随机观察清洁消毒方法不正确一人次，扣0.5分
	7. 患者使用的吸氧装置、雾化吸入器、氧气湿化瓶等要"一人一用一消毒"，用毕终末消毒并干燥保存于消毒物品柜内。湿化瓶应为灭菌水，每日更换或消毒	1分		未"一用一消毒"扣1分；未终末消毒扣0.5分；未干燥保存扣0.5分；未使用无菌水扣0.5分；未更换或消毒扣0.5分
	8. 呼吸机螺纹管和湿化器每周更换，有明显污染时及时更换；螺纹管冷凝水及时倾倒；湿化器应使用无菌用水，每日更换	2分		未更换扣2分；冷凝水未及时倾倒扣1分；未使用无菌水扣1分
	9. 放置引流管严格执行无菌操作，胸腔引流留置时间较长的患者，水封瓶每周更换1次；连续使用导尿管，7~10d更换一次；集尿袋低于膀胱水平，不接触地面，与导尿管同时更换	2分		违反无菌操作原则，扣2分；容器未按时更换，扣1分；集尿袋放置不正确，扣1分
	10. 一次性医疗器械、用物严禁复用	1分		未做到，扣1分
	11. 紫外线灯每周使用75%酒精擦拭一次，并记录	1分		未做到，扣1分，记录不完全，扣0.5分
	12. 诊疗工作台、仪器设备台面等物体表面每日使用清洁或消毒布巾擦拭	1分		未做到，扣1分

续表

项目	考核内容	分值	检查方法	扣分标准
消毒灭菌（22分）	13. 病房应做到湿式清扫,一床一套(巾),床头柜应一桌一布,用后各种擦拭布巾、扫床笤帚内芯消毒方法正确	1分	现场查看随机提问	未做到一床一套或一桌一布,扣1分;桌布或笤帚内芯未消毒,各扣0.5分,消毒液浓度不正确,扣0.5分
	14. 治疗室、配餐室、病室、厕所等应分别设置专用墩布或地巾,标记明确,分开清洁,悬挂晾干,按要求消毒处理	1分		无专用墩布或地巾,扣1分;消毒方法不正确,扣0.5分
	15. 患者衣服、床单、被套、枕套定期消毒,被血液、体液污染时,立即更换;禁止在病房、走廊清点污染被服;换下的被服放入污物袋	1分		未及时更换,扣0.5分;在病房、走廊清点,扣0.5分
	16. 被芯、枕芯、褥子、病床隔帘、床垫等定期消毒,如遇污染,及时更换、清洗和消毒	1分		未定期消毒,扣0.5分;未及时更换,扣0.5分
	17. 治疗车上物品应排放有序,上层放置清洁与无菌物品,下层放置使用后物品;治疗车应配备速干手消毒剂,每日进行清洁与消毒,遇污染随时进行清洁与消毒	1分		治疗车排放无序,扣0.5分;未配备手消剂扣0.5分
	18. 患者出院、转院或死亡后,床单元必须进行终末消毒处理	1分		未做到,扣1分;方法不正确,扣0.5分
隔离防护（10分）	1. 根据"标准预防"和"基于疾病传播途径预防"原则,对不同的感染患者,采取不同的隔离措施	2分	现场查看随机提问	隔离措施选择错误,扣2分
	2. 科室建筑布局符合医院卫生学的要求,区域划分明确、标识清楚	1分		布局不合理,扣1分;标识一处不明确,扣0.5分
	3. 严格执行病房探视制度	1分		未做到,扣1分
	4. 科室设职业暴露防护箱,物品齐备,医务人员掌握正确的隔离与防护知识,熟练掌握操作规程	3分		提问2人,一人回答不正确,扣1.5分;无防护用物,扣1分

续表

项目	考核内容	分值	检查方法	扣分标准
隔离防护(10分)	5. 病区末端设隔离病室,有隔离制度,有标识;对传染病或疑似传染病、多重耐药菌感染的患者采取隔离措施	2分	现场查看随机提问	无制度、无标识,扣1分;未采取隔离措施,扣1分
	6. 传染病患者或可疑传染病患者应安置在单人隔离房间,同种病原体感染的患者可安置于一室	1分		未做到,扣1分
手卫生(10分)	1. 手术室、重症监护室等重点部门应采用非手触式水龙头	1分	现场查看随机提问	未采用非手触式水龙头开关或不能正常使用,扣1分;配备数量不够,扣0.5分
	2. 固体肥皂应保持干燥,放置固体肥皂的容器应当定期清洁和消毒	1分		未做到清洁和消毒,扣1分,肥皂盒残留水多,扣0.5分
	3. 配备洗手后的干手物品或者设施,干手物品或者设施应当避免造成二次污染	1分		无干手设施,扣1分,造成二次污染,扣0.5分
	4. 医务人员知晓手卫生指征	2分		提问手卫生指征一人次不正确,扣2分
	5. 知晓洗手的正确方法(按七步洗手法),并操作正确	3分		洗手方法不正确一人次,扣2分;不知晓一人次,扣1分
	6. 手消毒液按规定每床每日用量进行使用	1分		未按规定使用,扣1分
	7. 手卫生效果监测	1分		监测不合格,扣1分
医疗废物管理(10分)	1. 工作人员掌握医疗废物的分类	2分	随机提问现场查看	回答不正确一人次,扣1分
	2. 科室产生的医疗废物严格按照《医疗废物分类目录》分类收集,不得混装	2分		发现混装、分类不正确一例次,扣1分
	3. 医疗废物日产日清,每日清洁医疗废物桶,如遇污染立即消毒处理	1分		未做到日产日清,扣0.5分,未做到每日清洁医疗废物桶,扣0.5分

续表

项目	考核内容	分值	检查方法	扣分标准
医疗废物管理（10分）	4. 当医疗废物达到盛装容器的3/4满时，应严密扎口并贴好标识，放于科室暂时存放处	2分	随机提问现场查看	超过3/4满、无标识、标注不清晰、无人监管，各扣0.5分
	5. 打包好的医疗废物无渗漏、外包装清洁	1分		有渗漏不清洁，扣1分
	6. 填写医疗废物交接登记本，与医院医疗废物运送人员交接、签字、字迹清晰可辨认；相关资料保存3年	2分		登记记录不完全，扣2分，未交接签字，扣1分，字迹不清，扣1分

第四章

继续教育管理

第一节　护士继续教育管理制度

一、护士培训制度

1. 所有新入科护士均需参加岗前培训。

2. 听从护士长安排,积极参与培训。

3. 新护士培训完毕经业务考核、素质考核、集体评议后决定去留。

4. 考核权重分配比例为:平时表现 20%,操作考核 40%,理论考核 20%,素质考核 20%。

5. 培训期 3~6 个月,经评议后决定去留,培养期满 1 年后独立承担工作。

6. 培训的内容为常见皮肤病与重症皮肤病的护理,培训形式为理论课及临床实践操作。

二、业务学习制度

1. 业务学习由护士长主持,护士主讲,护士长总结,必要时请医生指导。

2. 每月 1~2 次业务学习,全体护士参加并签名。

3. 每位护士均参加讲课,形式和内容不限,可自定题目或指定。

4. 定期请医生讲解前沿动态,拓宽知识范围。

5. 积极参加护理部组织的全院业务学习,继续教育学分达标。

6. 每月进行专科理论、护理核心制度、院内感染制度及操作考核。

7. 业务学习资料由专人整理,以供他人学习阅读。

三、护理查房制度

1. 由护士长主持,责任护士主讲,邀请护理部领导定期指导。

2. 查房形式为 PPT,引入病例进行护理查房。

3. 选取典型病例,共同讨论工作中存在的问题,提出改善措施,不断促进优质护理工作。

4. 内容主要包括患者病情及发展,患者目前状况,主要护理问题,采取的措施和效果观察等。

5. 每月 1 次护理查房,全体护士参加并签名。

6. 每次查房资料整理保存,专人记录,以供学习阅读。

第二节 护士培养计划与方案

一、对各级护理人员继续教育的培训内容与安排

1. 每月集中组织 1~2 次业务学习,其余时间以自学为主。

2. 每月组织 1~2 次专科理论知识及护理技术操作考核。

3. 参加医院组织的业务学习和三基理论考试。

二、根据年资不同,对各级人员培训的要求

1. 毕业后 1 年暂未取得护士执业资格的护理人员,培训以临床基础护理技能为主,兼专科护理知识和技术,能熟练掌握基础护理操作。

(1) 巩固专业思想,严格素质要求,加强护士素质培养。

(2) 与临床实践相结合抓好"三基"训练。

(3) 明确临床护理工作程序及责任护士工作职责。

(4) 学习专科护理理论和技能。

(5) 每月对其进行技术操作、护理理论知识考核。

2. 毕业后 1~5 年护士(护师)的培养。

(1) 培养目标:①具有熟练的基础护理技能。②在熟练掌握基础知识和技能的基础上,进一步学习和熟练专科知识和技能。③掌握护理文书书写。④掌握心肺复苏等急救技术。⑤掌握专科新技术、新知识,成为科室的业务骨干并有意识地提高教育、管理、科研能力。

(2) 培训计划和方法:①鼓励自学。②由高年资护士进行传、帮、带。③在实践中培训,通过实际业务指导加强基本功训练和系统的理论学习。④每月进行技术操作、护理理论知识及院感知识考核。

3. 毕业后 5~8 年护士的培训。

(1) 培养目标:①具有熟练的基础理论知识及基础护理操作技能。②熟练掌握抢救知识及技能。

（2）培训计划与方法：①参加院内、科内的业务学习，完成每年继续教育学分。侧重专科护理知识和技能，并参与授课和管理工作。②参与护生和低年资护士的带教。以良好的专业形象和正确的护理行为影响其他护士。③参与护理科研工作。④每月进行技术操作、护理理论知识及院感知识考核。

4. 对主管护师的培训。

（1）培养目标：具有教学和临床带教能力，参与本科室护理查房。能够及时总结工作经验，开展护理科研。

（2）培训计划和方法：①侧重教学和管理工作。②参加院、科组织的业务学习，完成每年继续教育学分。③参与科室质控工作。④每年发表一篇论文。

第三节　护理个案模板

科室：<u>皮肤科</u>　　　姓名：<u>×××</u>　　　提交日期：<u>×××</u>

题目名称		重症药疹患者的护理
文字描述		我选择该患者的理由是： 　　皮肤科收治的重症患者越来越多，作为皮肤科护理人员，应掌握常见专科危重患者护理常规，不断提升自己的护理技能和理论水平。
报告内容	1. 摘要	药疹是药物性皮炎，是药物通过各种途径进入人体后引起的皮肤黏膜自发炎症性反应，严重者可并发感染、电解质紊乱、肝肾功能衰竭等；重症药疹包括重症多形红斑型药疹、大疱性表皮松解型药疹、剥脱性皮炎型药疹三类；就诊于我科的重症药疹患者，经过积极治疗和精心护理，取得良好效果，现将 1 例大疱性表皮松解型药疹的护理体会和护理经过总结如下：
	2. 前言	药疹是皮肤科常见疾病之一，随着许多新药在临床的广泛应用，药疹患者有逐年增加趋势，尤其是重症药疹，病情严重且危及生命。在药疹的治疗过程中，护理起着决定性作用，药疹患者的护理总结如下。
	3. 病例简介和护理评估	1. 病例介绍 　　患者××，男，25 岁，已婚，汉族，2017 年 10 月 11 日入院；患者 3d 前双上肢出现米粒至绿豆大小的红色斑疹、斑丘疹，伴瘙痒；未诊治。1 天前皮疹加重泛发全身，表现为面部、头皮、四肢、躯干弥漫分布黄豆至花生米大小的红色斑疹、斑丘疹，部分融合成片，双上肢、躯干皮疹表面可见直径 0.5~2cm 大小的水疱、大疱，疱液清亮，伴双眼球结膜充血，双眼睑分泌物较多，口腔数处米粒大小的糜烂面，上下嘴唇少许血痂，生殖器可见散在糜烂面，表面覆白色稀薄分泌物，伴发热，体温最高达 40℃，就诊于基层医院，诊断为"药疹"。给

续表

题目名称		重症药疹患者的护理
报告内容	3. 病例简介和护理评估	予静滴"甲泼尼龙琥珀酸钠""复方甘草酸苷注射液""泮托拉唑钠注射液"、"阿奇霉素注射液",皮疹及瘙痒、高热症状未见明显缓解,为求进一步诊治,就诊于我科,患者自入院以来,精神、饮食差,小便少。 2. 护理评估 (1) 健康评估发育正常,营养良好,表情自如,神志清楚,精神状态良好,查体合作。 (2) 皮损评估:全身红斑、水疱、大疱,疱液清亮,伴双眼球结膜充血,双眼睑分泌物较多,口腔数处米粒大小的糜烂面,上下嘴唇结少许血痂,生殖器可见散在糜烂面,表面覆白色稀薄分泌物。 (3) 体格检查:体温 40℃,脉搏 128 次 /min,呼吸 21 次 /min,血压128/84mmHg,身高 171cm,体重 65kg。 (4) 心理 - 社会状况:由于皮损泛发、疼痛、病情反复,患者易出现焦虑、恐惧,担心自己的病情发展。 (5) 患者自理能力为轻度依赖、卧床,心理状态一般。 (6) 实验室检查。
	4. 护理诊断及循证依据	(1) 疼痛 与口腔黏膜糜烂有关。 (2) 皮肤完整性受损 与疾病有关。 (3) 体液不足 与摄入不足、体液外渗有关。 (4) 自我形象紊乱 与皮肤受损有关。 (5) 营养失调 与摄入困难有关。 (6) 潜在并发症:有感染的危险。
	5. 护理措施及循证依据	(1) 一般护理:保持病室温湿度适宜,保持床单位干净整洁;严格无菌操作;加强生活护理,保持皮肤清洁、勤翻身,防止压疮发生。 (2) 药疹常见的致病药物有解热镇痛药、磺胺类、抗癫痫药等,应停止此类药物的使用,避免病情加重。 (3) 饮食护理:给予高蛋白、高维生素、低盐饮食,流质饮食;保持水和电解质的平衡,记录出入量。护士每日按时协助患者进食营养餐,改善营养状况。 (4) 皮损护理:患者全身皮损严重,针对不同的皮损给予不同的护理措施;红斑处给予外用激素软膏涂搽,每日两次;水疱处,小的水疱让其自然吸收,大的水疱用碘伏消毒后,注射器低位抽吸疱液,保持疱壁完整以减少糜烂面;糜烂面及渗出严重处,首先给予臭氧水湿敷,然后进行红光照射和皮肤屏障护理,最后将莫匹罗星和卤米松以1∶1 比例混匀并涂抹在患者创面上,外覆盖凡士林油纱,每日一次。 (5) 黏膜护理:患者有不同程度的眼部、口腔黏膜、生殖器黏膜糜烂和溃疡,使用生理盐水棉球擦洗口腔 2 次 /d;鼓励患者常用洗必泰

续表

题目名称	重症药疹患者的护理
报告内容 5. 护理措施及循证依据	和生理盐水漱口。患者球结膜水肿、分泌物较多、眼睑粘连,使用生理盐水冲洗 2~3 次 /d。白天用氯霉素滴眼,晚上涂红霉素眼膏,以减少感染及防止球结膜粘连。闭眼困难患者应用凡士林纱布覆盖,以防角膜长久暴露而损伤。 (6) 病情和药物不良反应的观察:此类患者皮肤黏膜及其他各组织器官均有不同程度损害,极易发生感染、电解质紊乱、肾功能衰竭等。所以,在配合医生实验室检查的同时,密切观察患者生命体征有无变化,有无继发肝肾、心功能及血液系统的损害,注意激素使用的不良反应,如高血糖、应激性溃疡及精神症状。 (7) 心理护理:全身严重皮损给患者带来极大痛苦,患者及家属多有恐惧和焦虑,担心疾病的预后,因此要同情和理解患者,以和蔼的态度、亲切的语言、耐心细致地为患者讲解疾病相关知识,强调配合治疗的重要性,让患者树立战胜疾病的信心,积极配合治疗。
6. 护理结局及评价效果	(1) 患者糜烂面渗血渗液减少,无新发水疱,大部分创面干涸结痂,有新的表皮爬行。 (2) 患者疼痛较前减轻,睡眠情况改善。 (3) 营养状况较前改善,患者入院时,不愿进食任何食物,经过精心护理,患者可逐渐进食少量流食和软食。
7. 延续护理	(1) 患者出院后,告知患者定期门诊复查。 (2) 指导患者需长期服用激素,不可擅自停药或减量。 (3) 告知患者避免接触一切可疑药物,以免复发。 (4) 定期随访患者。
8. 讨论与结论	通过对重症药疹患者的护理,了解了药疹相关知识,认识到疾病的发展和预后,同时掌握了药疹患者的护理重点和难点,系统地学习了重症药疹的诊断和治疗。 　　学会了如何观察患者病情,掌握了观察要点和重点,作为责任护士,每日不仅要做好患者的定点治疗,还要了解患者的相关检查、化验结果。在护理患者过程中熟悉和掌握了一些常见的危重患者护理技术(动脉血气标本的采集、皮损处留置针的固定、中心静脉压的测定、吸痰、糖皮质激素使用后的不良反应观察、电解质紊乱观察和监测等),这些知识的积累对皮肤科护士在管理危重症患者方面具有重要意义。

续表

题目名称		重症药疹患者的护理
报告内容	9. 参考文献与循证依据	[1]张学军.皮肤性病学,8版.北京:人民卫生出版社,2013. [2]何玉红,杨甜.100例药疹患者的临床分析及护理对策[J].中国中西医结合皮肤病学杂志,2014,13(01):27-29. [3]郝洁,田小军.重症药疹病人的护理体会[J].中国社区医师(医学专业)2011,13(10):326-327. [4]丁玲.重症药疹患者并发症的预防与护理[J].现代实用医学,2006,18(5):352-353.

科室初评分数：

护士长签字：　　　　　　　　　　　　　　　　　　日期：　　年　　月　　日

护理部复审分数：

评审专家签字：　　　　　　　　　　　　　　　　　日期：　　年　　月　　日

第五章

教 学 管 理

第一节　实习生管理制度

一、组织领导

1. 在医院院长领导下,由护理部具体组织、安排实习工作,分管主任负责。护理教学管理督导具体负责实习护生的临床实习、政治思想教育,并做好生活管理。

2. 实习学生上岗前与医院签订实习协议,认真履行协议中所规定的条款。

3. 学生在实习期间受学校和医院双重管理,服从实习医院的领导、管理人员和老师的管理和教育。严格遵守医院各项管理规章制度,若有违规者,视情节予以批评、教育、直至退回学校。

4. 校方应定期到医院了解实习护生实习及生活情况。实习期间必须遵守护理实习生守则及护理实习生文明行为规范,违者视情节予以批评、教育、直至退回学校。

5. 成立实习小组,设队长或正副组长各一人,在医院护理部及科室护士长、带教老师的指导下,负责本组同学实习期间的学习、工作和生活管理等事宜,出现问题及时向护理部和学校汇报。

二、实习管理

1. 实习护生在进入临床实习前要接受为期一周的岗前教育,考试合格后方可进入临床实习。

2. 实习护生在实习期间必须服从医院护理部和学校及所在实习科室的管理,严格按照轮转表进行实习,按时上、下班,不得随意离开工作岗位或调换实习科室。不得任意延长或缩短实习时间。

3. 实习护生不能单独顶班,各项诊疗、护理操作应在带教老师的指导下完成。严格遵守消毒隔离、无菌技术操作规范,实习中做到"三查七对",无护理不良事件、纠纷和投诉的发生。如发生护理不良事件,应忠诚老实,及时向带教老师、护士长、护理部及学校汇报,并执行医院的相关管理制度。

4. 实习护生排班,与临床护士相同,全部参与倒夜班。实习护生不能无故提出不上夜班的要求,如确实有原因,书面说明理由,并交护理部审批方可。如有特殊情况需要换班必须经护士长、教学管理督导和带教老师同意并标注在排班表上。

5. 实习护生在带教老师指导下,坚持理论联系实际与实事求是的科学态度,运用所学理论知识和护理技能,对患者实施责任制整体护理,重视各项护理技能的训练,及时完成实习大纲中要求的各项教学目标。

6. 实习护生在每科实习的最后一周进行出科考试并认真完成实习小结,出科前由科室教学管理督导完成实习评语,护士长审核签字,盖科室公章方可生效。

7. 各带教科室必须如实填写实习鉴定,未实习者科室不予鉴定;因病或其他特殊情况提前结束实习一周以上者必须在履行请假手续并补齐实习时间后,科室方可予以鉴定。

8. 实习成绩由实习科室和护理部考核,根据学生各方面表现和技能掌握情况进行综合评定,实习成绩不合格者,不予开具实习证明。

9. 实习护生的法定假日和双休日,采取轮休制安排,凡护理部、科室举办的教学活动,所有实习护生均应参加,不得无故缺席。

10. 严格考勤制度,实习护生出勤考核有护理教研室专管护士长负责。

(1) 实习护生实习期间严格按科室排班上班,提前10min到岗接班,下班交接完毕方可离开。不准迟到早退,迟到早退发现三次以上终止实习。

(2) 实习期间原则上不允许请假,特殊情况需要请假者,必须严格办理请假手续,病假必须持医院诊断建议书方可生效。填写医院实习护生请假条,并附相关说明,由科室护士长签字后护理部分管主任审批,请假三天以上者需报学校备案。未经请假或请假未批准无故超假者,按旷工处理,终止实习。

(3) 实习期间休病假或事假者,必须在实习结束之前将休假补齐,完成国家规定的实习任务,方予开具实习证明。

(4) 请假期间安全责任自负。

11. 责任分明　学生出现差错、事故,由带教老师负责。学生因不遵守制度与规范以及服务态度等问题被举报的,责任自负。引起纠纷,给医院带来不良影响者,退回学校。

三、实习规范

1. 实习护生在实习期间,遵守医院各项院纪、院规及各项规定,自觉维护医院和学校的声誉。

2. 恪守医疗服务职业道德,爱护患者,做到关心体贴、认真细致、积极主动、服务热情,不怕脏、不怕累,树立良好的医德医风,争做一名合格的实习护生。

3. 仪容仪表规范 上班必须着整洁的工作服,挂牌上岗,根据岗位要求佩戴蓝色筒帽或白色燕帽,带头花;刘海在眉毛以上,头发光整,干净利落,不染奇异发色;可戴手表,不佩戴外露首饰,不留长指甲,不涂指甲油;正确佩戴口罩,戴口罩时完全遮住口鼻,鼻夹服帖,不戴时必须摘下,不能挂于耳上或者胸前;上班必须穿白色护士鞋,穿白色或肉色袜子,保持鞋面整洁,男生要求相同。

4. 严格遵守核心制度及操作流程,违者按实习协议所规定的相关条款执行。学生在操作时,如有疑问,必须请示带教老师,决不允许擅自做主,更不允许更改任何医疗文书及治疗单。

5. 实习护生应主动加强业务理论知识的学习,积极参加科室及护理部组织的业务学习和查房讨论。

6. 爱护医院的医疗器械和财产,如有损坏,应按医院损坏赔偿制度进行赔偿。重要仪器、医药用具,未经带教老师同意不得擅自动用。

7. 尊重老师和医院的工作人员,听从带教老师的工作安排,做到谦虚谨慎,勤学好问,刻苦钻研业务,理论联系实际,达到培养目标,即掌握基本知识和基本技能并用于临床。

8. 实习护生工作时应保持饱满、热情的精神状态,做到随叫随到,有问必答,经常巡视病房,密切观察病情,做好床边交接班。

9. 严格按照带教老师嘱咐,保守患者的一切秘密及隐私,执行必要的保密制度。

10. 工作期间不准串岗、串科室,阅读与专业无关的书籍、处理私事。

11. 实习态度不端正、不尊重老师、擅自行事,患者及带教老师有权向护士长反应,护士长负责调查落实,如情况属实,提出批评教育并向护理教研室上报。该问题出现 3 次以上者,退回原校。

第二节 临床护理教学计划

临床实习是护理教育人才培养的重要环节,是培养专业素质、造就专业精神的重要阶段,为规范临床实践教学,确保实践教学质量,结合我院实际情况特制订本计划。

一、教学总目标

1. 梳理"理论教学是基础、思考是关键、实践是根本"的总体方针,以人为本,培养热爱祖国、爱岗敬业、勇于奉献的工作团队。通过实习,培养实习生良好的职业道德和严谨、慎独的工作作风。

2. 除完成教学大纲规定的实习任务,还能够协助医护人员对急、危、重症患者进行抢救和监护配合。

3. 掌握与患者沟通技巧并能够运用所学知识,有针对性、有计划性的进行健康教育,护患关系良好。

4. 培养实习生的科研、教学意识,培养学生评判性思维能力和独立分析问题、解决问题的能力,成为具有一定理论知识和熟练操作技能的"实用型""技能型"护理后备人才。

二、实习各阶段目标

1. 前两个月熟悉环境、规章制度、规范标准、工作职责与流程,培养职业素质、工作态度、责任意识等。

2. 第 3 个月至第 8 个月着重基础护理、专科护理实践、病情观察、人际沟通及解决问题等能力的培养。

3. 安全教育、礼节礼仪、组织纪律、工作学习态度的培养贯穿始终。

三、教学安排

1. 岗前培训一周,课程及时间安排详见课程表。

2. 按照护理部教学培训组排定的轮转表安排各科室实习,每科实习时间为四周。

第一周:接受入科宣教、参加教学讲课 1 次(科室主要疾病的一般护理)、参加专科技能操作示教。

第二周:常规学习(专科护理、文书书写等),科室业务学习 1 次(专科护理新进展、疾病新知识等)。

第三周:在带教老师指导下按优质护理全责护理模式管理患者,进行至少

1 次护理 mini-CEX 演练评量表实践,积极参加科室教学座谈会。

第四周:组织以学生为主的教学查房、出科考核,填写实习生量化考核评价表,带教老师填写优秀实习生评选问卷,实习生填写优秀带教科室、优秀带教老师评选问卷。

3. 实习结束填写实习手册,科室进行鉴定,完成实习手册。

四、教学内容

深入贯彻"优质护理服务"活动,一切以患者为中心,努力为患者提供优质、高效、人文的护理服务,并且贯穿实习始终。

(一) 护理专科生

1. 掌握护理工作核心制度,专科常见病、多发病的护理常规,各班岗位职责,科室常用药物的作用、毒副作用以及用法,了解常见仪器设备的使用方法、常见报警处理,掌握消毒隔离制度,学习专科病情观察要点、治疗及护理、健康教育,掌握文书书写等。

2. 能够运用护理程序,为患者提供整体护理,要求了解各科室专业特点。在工作中能够运用评判性思维发现问题,提出解决办法或可行性建议。

3. 每一个科室至少参加两次集中教学活动,一次教学查房,一次专科业务学习或护理质量查房,掌握临床护理知识的同时了解质量管理的意义和目的。

4. 每一个科室出科前必须完成考核,包括专科理论和技能操作考核。

5. 实习中遇到的问题要积极反馈,在老师指导下积极反思,不断改进,提高工作、学习效率。

(二) 护理本科生

1. 在等同于专科护生的计划基础上,注重自学能力和评判性思维能力的培养。

2. 掌握基本的护理管理、护理教育、护理科研能力,掌握文献检索方法。

3. 在实习中期积极参与实习生讲课比赛,培养自身教学能力。

(三) 护理研究生

1. 在等同于本科护生的计划基础上,注重培养自身科研和管理能力,积极参加每月一次的文献阅读研讨会,掌握科研设计方法、常用统计学方法。

2. 实习期间完成综述一篇。

3. 实习结束时提交一份基于循证的个案护理报告。

第三节　皮肤科教学内容及分层次教学

	前期		中期		后期	
	熟悉及掌握	了解	熟悉及掌握	了解	熟悉及掌握	了解
中专生	1. 基础护理操作 2. 专科护理操作 3. 技能操作 4. 护理评估单的书写	常见病护理常规	1. 常见药物及药理作用 2. 心电监护仪的使用	1. 各班职责 2. 常见标本采集	1. 小讲课 2. 各班职责及各种文书书写 3. 常见病健康宣教 4. 急救器械及急救药物 5. 专科体检	1. 护理查房及业务学习形式 2. 与老师一起分管病床 3. 皮外科相关知识
大专生	1. 基础护理操作 2. 专科护理操作 3. 技能操作 4. 常见病护理常规	1. 各班职责 2. 常见病评估	1. 常见药物及药理作用 2. 急救器械及急救药学习 3. 独立组织业务学习 4. 常规标本采集 5. 与老师一起分管病床,培养独立工作能力 6. 专科体格检查	1. 常见病健康宣教 2. 小讲课	1. 护理查房形式 2. 心电监护仪使用 3. 电子医嘱处理 4. 护理文书录入 5. 书写护理病例一份	1. 皮外科相关知识 2. 危重患者管理制度 3. 组织情景教学

续表

	前期		中期		后期	
	熟悉及掌握	了解	熟悉及掌握	了解	熟悉及掌握	了解
本科生	1. 基础护理操作 2. 常见病护理常规 3. 专科护理操作 4. 与老师一起分管病床,培养独立工作能力 5. 技能操作 6. 急救器械及急救药物 7. 专科体格检查	1. 各班职责 2. 常规标本采集 3. 小讲课	1. 常见药物及药理作用 2. 心电监护仪使用 3. 独立组织业务学习和护理查房一次 4. 独立撰写教学论文一篇 5. 独立书写护理病例一份 6. 常见病健康宣教 7. 参与本科室教学工作	参与医疗查房	1. 撰写论文一篇 2. 组织情景教学 3. 电子医嘱处理 4. 护理文书录入 5. 危重患者管理 6. 小讲课	1. 皮外科相关知识 2. 护理新动态

第四节 科室特色教学内容

1. 中药浴疗、臭氧水疗的实践操作。
2. 紫外线光疗仪、光子治疗仪的实践操作。
3. 外用药湿敷。
4. 系统化皮肤屏障护理。
5. 皮肤病理活检的配合。

第五节 学生入科须知

1. 服从科室护士长和带教老师的安排。

2. 遵守科室各项规章制度,操作时严格按照规程执行。

3. 仪容仪表符合规定,前不遮眉,后不过肩,不戴戒指等饰品,不留长指甲,不染甲,工作服穿戴规范,清洁无异味,穿护士鞋,着白色或肉色袜。

4. 了解皮肤科相关制度和劳动纪律,不迟到早退,如请假按要求填写假条及诊断建议书。

5. 熟悉皮肤科环境,知晓物品、药品摆放,执行操作时需由带教老师指导,不可单独操作。

6. 操作时执行"三查七对"原则,严格按照无菌技术操作。

7. 正确佩戴口罩,学会七步洗手法,做好职业防护,防止针刺伤发生,杜绝拔针后回套针帽。

第六节 教学路径

实习目标	1. 熟悉科室环境，了解科室规章制度 2. 掌握皮肤科常见疾病护理常规 3. 了解皮肤科重症疾病护理常规 4. 掌握各种理疗仪的使用（紫外线光疗仪、光子治疗仪） 5. 掌握中药浴疗、臭氧水疗的操作方法				
技能操作	铺备用床（中专）　紫外线光疗仪的使用（大专）　光子治疗仪的使用（本科）				
	星期一	星期二	星期三	星期四	星期五
第一周	入科宣教　组织纪律　仪器仪表　请假制度　熟悉环境（全体实习生参加）	各班工作流程	业务学习（全体实习生参加）	光子治疗仪的使用	皮肤的结构和功能
完成情况	是□ 否□	是□ 否□	是□ 否□	是□ 否□	是□ 否□
	星期一	星期二	星期三	星期四	星期五
第二周	中药浴疗的方法	紫外线光疗仪的使用	业务学习（全体实习生参加）	教学查房	湿疹的相关知识
完成情况	是□ 否□	是□ 否□	是□ 否□	是□ 否□	是□ 否□

续表

	星期一	星期二	星期三	星期四	星期五
第三周	银屑病的相关知识	荨麻疹的相关知识	业务学习(全体实习生参加)	带状疱疹的相关知识	丹毒的相关知识
完成情况	是□ 否□	是□ 否□	是□ 否□	是□ 否□	是□ 否□
第四周	疱病的相关知识	皮肤的美容和护理	业务学习(全体实习生参加)	教学查房 出科考试	学生反馈 家属反馈
完成情况	是□ 否□	是□ 否□	是□ 否□	是□ 否□	是□ 否□

第七节　护理 mini-CEX 演练评量表

护理 mini-CEX 演练评量表

时间：____年____月____日
地点：_____科
教师：主任护师_____ 副主任护师_____ 主管护师_____ 护师_____ 其他_____
学生：已实习月数_____个月
患者信息：性别_____ 年龄_____ 病历号_____ 临床诊断_____
护理诊断_____

对比次评量满意度	高 ———→ 低								
	1	2	3	4	5	6	7	8	9
	有待加强			合格			优秀		
教师									
学生									

评量项目		1	2	3	4	5	6	7	8	9	NA
		有待加强			合格			优秀			未评
1	护理问诊										
2	护理查体										
3	护理诊断										

续表

	评量项目	有待加强			合格			优秀		未评	
		1	2	3	4	5	6	7	8	9	NA
4	护理措施										
5	健康教育										
6	人文关怀										
7	组织效能										
8	整体评价										

直接观察时间:_____ min 回馈时间:_____ min

总分:_____

教师评分及评语:

教师签字:_____ 学生签字:_____

mini-CEX 执行说明

1. 什么是 mini-CEX 该项评估方法是由传统的临床演练评量(clinical evaluation exercise)演变而来,早期用于美国内科专科考试用来评估住院医师的测试,过程从病史询问、身体检查、疾病诊治到诊疗计划,时长约 2h。我们所使用的护理 mini-CEX 评分表是由国外引入经过本土化、专科化修订后的版本。护理 mini-CEX 评分表共分八大项目,每个项目均采用九级计分评量:1~3 级表示学员操作未符合要求;4~6 级表示达到要求;7~9 级表示优秀。mini-CEX 强调的是重点式的评量,由一位临床指导老师、一名学生及一位共同护理的患者完成。

2. 如何执行 mini-CEX mini-CEX 的执行可随人(被评价的对象可以是实习护士、执业护士等)、随地(门诊、急诊或病房皆可)、随时(只要有临床指导教师、实习护士及患者即可)进行。受试学员在有限时间内进行相关的病史询问、重点式的身体检查,或是在检查后告知患者可能的护理诊断并实施相关的护理措施。而临床老师在旁直接观察受试学员与患者的互动后,立即给予学员建设性的回馈。回馈内容包含学员表现优秀的方面、需要改进及注意的方面、并提供学员继续学习的方向,以达到教学及评量的目的。评量结束后,临床老师需将此次评估所花的时间及评语简单的记录在评估表中。

3. 执行 mini-CEX 的注意事项

(1) 每 4 周执行一次,每次的评分老师需不同,经由不同的临床老师,累计多次的观察评量,可以提供有效且可靠的评量结果。

(2) 科室教学负责人或临床实践导师组成考核小组,学生需事先与临床实践导师及科室带教负责人约定时间,由科室带教负责人事先告知患者并取得配合。

(3) 以选取常见个案为主,时间不宜过长,每次 15~25min,由评分老师作 5~10min 反馈;评估的时间应该提前安排,勿累积至实习结束前,以便学生有改进的机会。

(4) 可自行决定当面评分或事后评分。

(5) 对申请人进行临床技能及理论知识考核,并对申请人在理论知识、临床技能以及服务态度、工作作风等多个方面进行评价。

第八节 教学查房模板(以大疱性类天疱疮为例)

【查房目的】

1. 掌握大疱性类天疱疮的护理常规。

2. 熟悉大疱性类天疱疮的治疗原则。

3. 了解大疱性类天疱疮的基本概念和临床表现。

4. 学习脑血管疾病与大疱性类天疱疮的发病相关性知识。

【目录】

一、病例介绍

二、护理评估

三、护理诊断

四、护理目标与护理措施

五、效果评价

六、健康教育

七、脑血管疾病护理相关知识

一、病例介绍

姓名:李××	住院号:1025869
出生地:山西××	性别:男
年龄:81 岁	民族:汉族
职业:退（离）休人员	病史陈述者:家属
入院时间:2018-02-19	入院方式:轮椅

入院生命体征:T 37.1℃;P 100 次/min;R 20 次/min;BP 156/86mmHg

（一）主诉

四肢、躯干皮疹伴痒 1 个月余。

（二）现病史

2018 年 1 月,患者无明显诱因于右前臂出现一约黄豆大小紧张性水疱,疱液清亮,伴瘙痒,未重视,后水疱渐增大至樱桃大小,就诊于当地诊所,给予外用"康惠尔贴膏"未见明显缓解。

2018 年 2 月,皮疹进一步增多,表现为四肢、手掌、背部散在分布直径约 1~8cm 大小不等暗红色水肿性斑片,其上可见数个黄豆至核桃大小紧张性水疱,疱液清亮,部分水疱破裂后形成红色糜烂面及血痂,于 2 月 4 日就诊于"×××医院",行皮肤病理组织活检术、疱液抽取术,外用"炉甘石洗剂",皮疹未见明显消退。

2018 年 2 月 19 日,门诊以"大疱性类天疱疮?"收治入院。患者自发病来,精神欠佳、食欲欠佳、睡眠可,大小便正常。

（三）既往史

1. 高血压病史 8 年余,平素口服硝苯地平缓释片,血压控制尚可。

2. 帕金森病 8 年余,平素口服卡左双多巴控释片。

3. 陈旧性脑梗死,目前未服药。

4. 足癣。

5. 医用布胶带过敏。

（四）初步诊断

1. 大疱性类天疱疮?

2. 高血压病

3. 帕金森病

4. 陈旧性脑梗死

5. 足癣

（五）诊疗计划

1. 完善各项相关检查。

2. 外用激素软膏、加强皮肤护理,避免感染。

3. 监测血压、电解质、持续吸氧。

4. 如无激素禁忌证,考虑系统口服糖皮质激素治疗。

（六）化验检查

血标本结果回报见表 5-1。

表 5-1　血标本结果回报

日期	钾 （mmol/L）	白蛋白 （g/L）	D- 二聚体 （ng/ml）	PCO_2 mmHg
2.19	3.0	40.1	1 175	64.0
2.22	3.25	/	1 013	49.6
2.23	4.2	/	/	/
2.24	4.5	32.9	/	/
2.26	4.58	/	864	/
2.28	4.33	33. 5	/	/

（七）检查报告

1. 心脏彩超回报

（1）肺动脉增宽。

（2）左房扩大,主动脉硬化,主动脉瓣退行性变。

2. 胸部 CT 平扫回报

（1）双肺间质性改变。

（2）左肺下叶结节影,建议增强 CT 扫描。

（3）双肺多发陈旧索条。左肺上叶前段陈旧小结节。

（4）肺动脉增宽,主动脉及左右冠状动脉钙化。

（5）双侧胸膜增厚。

（6）扫描范围示右肾上腺囊肿。

3. 腹部彩超回报

（1）脂肪肝。

（2）胆囊胆汁淤积。

4. 病理检查回报　表皮轻度增厚,细胞内外水肿,表皮内可见嗜酸性粒细胞移入及散在坏死的角质形成细胞,灶性基底细胞液化变性,表皮及真皮乳头可见均匀无结构红染物质,真皮水肿,可见大量以嗜酸性粒细胞为主的炎细胞浸润。

病理诊断:表皮下水疱,水疱为单房性,疱内及真皮浅层可见以嗜酸性粒细胞、中性粒细胞为主的炎细胞浸润,符合大疱性类天疱疮病理改变。

（八）用药及治疗

1. 外用药　特大搽药(卤米松 + 夫西地酸,每日 2 次)。

2. 静脉用药

（1）氨茶碱注射液。

（2）复方氨基酸注射液。

（3）10% 葡萄糖注射液 + 维生素 C+ 维生素 B_6+ 氯化钾注射液。

（4）0.9% 氯化钠注射液 +50% 葡萄糖注射液 + 氯化钾注射液。

（5）低分子肝素钠。

（6）注射用头孢西丁钠。

（7）注射用丙种球蛋白 。

（8）人血白蛋白。

（9）盐酸莫西沙星注射液。

3. 口服用药

（1）硝苯地平缓释片。

（2）卡左双多巴控释片。

（3）氯化钾缓释片。

（4）米诺环素胶囊。

（5）烟酰胺片。

4. 其他治疗

（1）监测血压。

（2）尿道口护理。

（3）口腔护理。

（4）鼻饲饮食。

（5）翻身。

（6）持续低流量吸氧 2L/min。

（九）疾病相关知识

1. 概念　大疱性类天疱疮（bullous pemphigoid，BP）是一种好发于老年人的大疱性皮肤病。临床上以躯干、四肢出现张力性大疱为特点。常见于 60 岁以上老年人。

2. 病因　一般认为是自身免疫性疾病，大部分患者血清中有抗基底膜带自身抗体，抗原抗体结合导致基底膜带损伤形成水疱。

3. 临床表现　大部分患者发病年龄在 60 岁以上，男女发病率相近，偶可发生于儿童。在红斑或外观正常皮肤上出现樱桃至核桃大水疱，疱壁紧张，不易破，疱液澄清或混有血液，尼氏征多为阴性。疱破后糜烂结痂，愈合较好，遗留色素沉着。好发于四肢屈侧及胸腹部，常先发于某一部位，半月至数月后发展至全身，伴瘙痒，约 20% 患者发生口腔黏膜损害，且通常较轻。

4. 组织病理　表皮下水疱是本病的特征，水疱为单房性，疱顶多为正常皮肤，疱腔内有嗜酸性粒细胞，真皮乳头血管周围有嗜酸性粒细胞、淋巴细胞、中性粒细胞浸润。

5. 大疱性类天疱疮与天疱疮的鉴别见表 5-2。

表 5-2　大疱性类天疱疮与天疱疮的鉴别

	天疱疮	大疱性类天疱疮
水疱位置	表皮内	表皮下
发病年龄	中年人	老年人
尼氏征	（+）	（-）
治疗方法	激素量大	激素量小
预后	差	较好

6. 尼氏征　又称棘层松解征，某些皮肤病发生棘层松解性水疱（如天疱疮）时的触诊表现。可有四种阳性表现

（1）手指推压水疱一侧，可使水疱沿推压方向移动。

（2）手指轻压疱顶，疱液可向四周移动。

（3）稍用力在外观正常皮肤上推擦，表皮即剥离。

（4）牵扯已破损的水疱壁时，可见水疱以外的外观正常皮肤一同剥离。

二、护理评估

（一）一般评估

1. 入院评估　皮损部位：四肢、胸背部；水肿性红斑、水疱、糜烂、血痂。

2. 自理能力评估

（1）评分：5 分。

（2）自理能力：床椅移动，需要 1~2 人帮助。

（3）病情等级：重度依赖。

3. 压疮风险评估

（1）评分：15 分。

（2）其中 BMI：（26.5kg/m²，高于一般）1 分。

（3）运动能力（卧床）：4 分。

（4）皮肤类型（破溃）：3 分。

（5）性别、年龄：6 分。

（6）小便失禁：1 分。

4. 跌倒、坠床风险评估

（1）评分：9 分。

（2）其中年龄：（>65 岁）1 分。

（3）使用降压利尿剂：1 分。

（4）肢体偏瘫：3 分。

（5）生活部分自理、白天过半时间卧床：3 分。

（6）排尿或排便需他人协助：1 分。

5. 准确记录出入量　角质层全部丧失，每日经皮丢失的水分将增加 10 倍以上。

（二）专科评估

1. 皮损部位　四肢、胸背部。

2. 皮损性质　水肿性红斑、水疱、糜烂、血痂。

3. 具体形态　四肢、手掌、胸背部散在分布直径 1~8cm 大小不等暗红色水肿性斑片，其上可见数个黄豆至核桃大小紧张性水疱，疱液清亮，部分水疱破溃后形成红色糜烂面及血痂，皮肤黏膜未见损害，双足底及指缝干燥脱屑，尼氏征阴性。

三、护理诊断

1. 组织完整性受损　与水疱及糜烂面有关。

2. 疼痛　与水疱及糜烂面有关。

3. 有感染的危险　与皮肤破损、抵抗力低下，基础疾病较多，长期卧床等有关。

4. 营养失调：低于机体需要量　与疾病慢性消耗有关。

5. 有压疮的危险　与长期卧床有关。

四、护理目标与护理措施

(一)护理目标

1. 患者皮损逐渐愈合。

2. 患者疼痛减轻或消失。

3. 患者未合并感染,或被及时发现和处理。

4. 营养状况良好。

5. 患者家属能够正确翻身,预防压疮。

(二)护理措施

1. 皮损护理/创面的处理　小疱尽量让其自然吸收;大疱者,可在无菌操作下用注射器在基底部抽尽疱液,水疱破溃糜烂范围及有无新发水疱,要做好记录,坏死组织及痂皮不可强行剪除或撕脱,可外涂软膏,待硬痂软化后再处理。

2. 消毒隔离措施　加强消毒隔离措施,有条件尽量安排患者住单间。房间地面及台面使用含氯消毒液擦拭 2 次/d,紫外线消毒 30min/d,每日早、晚开窗通风各 1 次,每次 30~60min。室温保持在 24~26℃,冬天保持在 24~28℃,相对湿度为 50%~60% 为宜。医务人员接触患者时戴口罩、帽子和无菌手套并进行规范洗手。床单、被套、衣服每日更换,严格限制探视人员,避免交叉感染。

3. 心理护理　全身严重皮损不仅给患者带来极大痛苦,而且起病急,病程进展迅速令患者及家属十分恐惧和焦虑,担心疾病的预后以及由此产生的经济负担,因此要同情和理解患者,以和蔼的态度、亲切的语言耐心细致解释,强调配合治疗的重要性,让患者树立战胜疾病的信心,积极配合治疗。

4. 饮食护理　解释营养治疗的重要性,制订合理而详细的饮食计划,以牛奶、鸡蛋、瘦肉、蔬菜、水果等高蛋白、高维生素食物为主,多摄入含钾高的食物,防止低钾血症,水的摄入量不低于 2 500ml/d。

(三)胃管护理

1. 插管方法　由于昏迷患者不能配合做吞咽动作,常规法插胃管易进入气管而至失败。可采用刺激法,即将胃管插入 15cm 时先用一些刺激手段使患者产生吞咽反射,在此一瞬间迅速送入胃管,此法成功率达 94%。

也可采用侧位置胃管法:患者取侧卧位,操作者面对患者由一侧鼻孔将胃管插入。此法不依赖患者做吞咽动作,成功率达 98%,且特别适用于脑出血急性期、有明显颅内压增高及颈强直患者。

2. 更换胃管时间　长期鼻饲患者 7d 更换 1 根胃管,改插另一侧鼻孔,以预防鼻、咽黏膜刺激性损伤。但有研究表明硅胶胃管留置适宜时间是 21~30d,可降低反复插管对鼻、咽黏膜的刺激,减少插管时患者痛苦,材料的损耗及费用。

3. 防止误吸 颅脑外伤、意识不清、脑血管意外或气管切开的患者均有鼻饲误吸危险,咳嗽、呕吐有可能会使胃管变更位置,增加误吸可能性,鼻饲过快引起大量胃残留和肠动力低下,胃排空延迟均可导致发生误吸性。

护士应掌握预防对策,首先每次鼻饲前均需验证胃管位置是否正确。其次,患者体位也是预防误吸的关键,鼻饲时应取半坐卧位,借重力作用可防止反流、误吸。注入食物前应将胃内残留液抽出,注意观察胃内容物残留情况,如鼻饲前抽出 100ml,应适当延长间隔时间。鼻饲后 30min 内不可翻身,严密观察,若患者突然出现呼吸道分泌物增多时,应警惕有无胃内容物反流误吸,出现误吸尽早处理以防意外发生。

4. 预防拔管

(1) 加强技术培训,提高防范能力:有文献报道组织护士学习意外拔管知识可有效降低意外拔管发生率。将防非计划性拔管的课程作为科室护士培训的常规内容,包括危险因素的评估、管路固定技术、家属健康宣教等。逐步提高护理人员防范发生知识的知晓率和防范技巧。提高护理人员的操作能力,熟练地掌握置管技术,动作轻柔,减轻患者的不良反应。

(2) 规范护理操作:增强患者舒适感,对留置胃管的患者建立合理的护理流程,每日给予口腔护理,清洁鼻腔,更换胶布 1 次。胶布潮湿或污染时随时更换。在进行各项护理操作过程中,充分考虑胃管的安全,避免误吸牵拉而致使导管不慎滑出。较好的固定方法既可防止脱管,又可增加患者自行拔管的难度。采用 3M 公司的固定敷料贴。主要方法是"工"字形固定,取长 3.5cm、宽 2cm 的 3M 敷料贴,在上 1.5cm、下 1cm 处两边分别向内剪去 0.5cm,即成"工"字形,上贴于鼻翼、下包绕于胃管上。

(3) 合理安排人力资源,做好重点时段的管理:管理者合理分配人力资源,做到每班次高年资与低年资护士搭配,注重对置管患者的巡视。尤其是后夜班、交接班等重点时段,更要对易发生拔管的重点患者加强管理,减少拔管的发生。

(4) 做好宣教工作,提高家属与患者的自我管理能力:针对留置胃管的患者有恐惧、焦虑等心理特征,由责任护士对神志清楚的患者及家属进行心理护理和健康指导,充分说明留置胃管的目的和意义,可能出现的不适反应和对策,以及非计划性拔管后所造成的不良后果,使其主动配合。意识不清者在意识转清的第一时间告知患者各管道的重要性和注意事项。在巡视过程中,加强随时宣教,确保健康教育有效。

五、效果评价

1. 患者无新发水疱,原有水疱基本干涸结痂。
2. 患者可进少量流食。

3. 患者及家属能够遵医嘱用药。

六、健康教育

1. 饮食方面 可进食高蛋白、高维生素、易消化的食物;由流食逐渐过渡到半流食、软食、普食等。

2. 环境方面 保持床单元干净整洁,保持室内适宜温湿度,高龄患者要勤翻身,预防压疮。

3. 防止皮肤搔抓,预防感染。

4. 心理指导 耐心、详细向患者介绍疾病的相关知识,帮助患者树立战胜疾病的信心。

5. 出院后遵医嘱口服激素,不可自行停药或减量,定期门诊复查。

七、脑血管病护理相关知识

(一) 认识脑卒中

1. 脑卒中 由于大脑内的血管突然发生破裂出血或因血管堵塞造成大脑缺血、缺氧所致的急性疾病。脑卒中就是"中风"。

2. 类型 缺血性卒中和出血性卒中。

3. 病因及发病机制

(1) 缺血性脑卒中:动脉粥样硬化(最常见),其次为高血压、糖尿病、高脂血症。脑动脉粥样硬化基础上,动脉壁粥样斑块内新生血管破裂形成血肿,使斑块隆起甚至完全闭塞,管腔供血中断;或斑块表面纤维帽破裂粥样物溢入血流,遗留粥瘤样溃疡,坏死物质、脂质形成胆固醇栓子,引起动脉管腔闭塞。

(2) 出血性脑卒中:①长期高血压致脑细、小动脉发生玻璃样变及纤维素坏死,管壁弹性减弱,当情绪激动、用力过度等使血压骤然升高时,血管破裂出血。②在血流冲击下,弹性减弱的血管壁向外膨出形成微小动脉瘤,当血压剧烈波动时,微小动脉瘤破裂出血。

4. 临床表现(病灶部位、病灶大小)

(1) 基底节区:不自主运动、肌张力改变。

(2) 脑干:相应的颅脑神经损害、交叉性感觉障碍、偏瘫。

(3) 额叶:精神异常、言语障碍、书写障碍、瘫痪。

(4) 顶叶:对自体认识不能及病觉缺失、失用症、皮层感觉障碍。

(5) 颞叶:感觉性失语、命名性失语、听觉障碍、精神症状、视野改变。

(6) 枕叶:主要是视野的改变,也有视幻觉、视觉失认、视物变形。

(7) 小脑:主要表现为平衡障碍。

5. 影像学检查 见图 5-1。

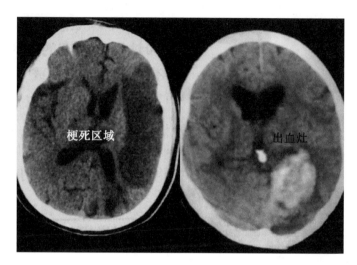

梗死区域　　　　　　出血灶

图 5-1　影像学检查

6. 危险因素

（1）不可控危险因素：年龄、性别、种族、遗传因素等。

（2）可控的危险因素：高血压、心脏病、糖尿病、血脂异常、TIA、吸烟、酗酒、肥胖，运动量过少等。高血压：血压每增加 10mmHg，脑卒中的危险性增加 1.7~1.9 倍。糖尿病：无声的杀手，增加危险性约 3.6 倍。糖尿病可以促进动脉粥样硬化的发生与发展，而且糖尿病常伴有高血压、动脉粥样硬化、高脂血症、冠心病等危险因素。

（二）脑卒中护理

1. 护理评估

（1）一般情况评估、自理能力评估、专科评估。

（2）专科评估：意识和精神状态；语言沟通障碍包括失语、沟通困难；肢体肌力；吞咽困难。

2. 体格检查 见表 5-3、表 5-4。

表 5-3　瞳孔

瞳孔直径					
直径	2mm	3mm	4mm	5mm	6mm

备注：在普通光线下，瞳孔正常直径为 2~4mm，小于 2mm 为瞳孔缩小，大于 5mm 为瞳孔散大

表 5-4 肌力

级别	评定标准
0级	完全瘫痪,无肌肉收缩
1级	肌肉可收缩,但不能产生动作
2级	肢体能在床面上移动,但不能抵抗自身重力,即不能抬起
3级	肢体能抵抗重力离开床面,但不能抵抗阻力
4级	肢体能做抗阻力动作,但不完全
5级	正常肌力

3. 护理问题

(1) 躯体活动障碍　与运动中枢损害致肢体瘫痪有关。

(2) 语言沟通障碍　与语言中枢损害有关。

(3) 吞咽障碍　与意识障碍或延髓麻痹有关。

(4) 有受伤的危险　与脑功能损害,意识障碍有关。

(5) 潜在并发症:脑疝、上消化道出血、深静脉血栓等。

4. 护理措施

(1) 躯体移动障碍

1) 生活护理:舒适卧位、床单位整洁、皮肤护理、大小便护理、饮食护理、口腔护理等。

2) 安全护理:防跌倒或坠床,保护性床挡、建立"无障碍通道"、地面干燥防湿防滑。

3) 心理护理:尊重患者,与患者交流增强战胜疾病信心。

(2) 跌倒与坠床的预防

1) 合适的搀扶。

2) 如果出现眩晕或血压不稳时,请您卧床休息(图 5-2)。

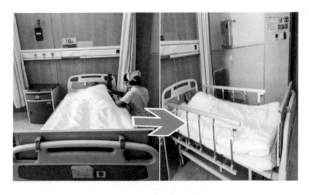

图 5-2　卧床示意图

3) 请您选择合适的衣服(图 5-3)。

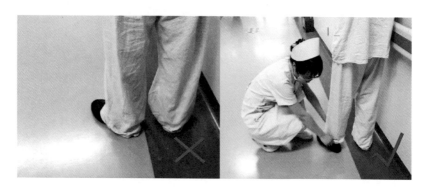

图 5-3　正确着装

4) 提起床挡,确保安全(图 5-4)。

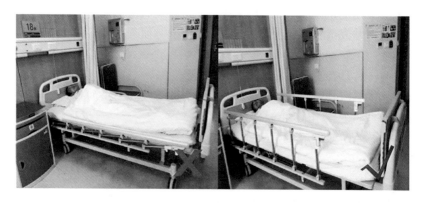

图 5-4　卧床安全

(3) 语言沟通障碍:创造安静的语言交流环境,提出简单问题,借助卡片、笔、本、图片、表情或手势进行沟通。

5. 脑卒中引起吞咽障碍

(1) 原因:由双侧大脑半球以及脑干损害后引起。分假性延髓性麻痹、真性延髓性麻痹两种。可发生于不同部位吞咽时咽下困难。吞咽障碍可影响摄食及营养吸收,还可导致食物误吸,引起吸入性肺炎,严重者可危及生命。康复训练是改善神经源性吞咽障碍的必要措施。

(2) 评估:吞咽功能障碍评估采用洼田饮水试验。

患者端坐,喝下 30ml 温开水,观察所需时间及呛咳情况。

1级(优):能顺利地 1 次将水咽下。

2级(良):分 2 次以上,无呛咳地咽下。

3 级(中):能 1 次咽下,但有呛咳。

4 级(可):分 2 次以上咽下,但有呛咳。

5 级(差):频繁呛咳,不能全部咽下。

正常:1 级,5s 之内。

可疑:1 级,5s 以上或 2 级。

异常:3~5 级。

  3 级:给予指导自行吞咽训练。

  4 级:给予吞咽训练及指导自行吞咽训练。

  5 级:留置胃管,鼻饲饮食。

(3) 吞咽障碍饮食护理

1) 体位:坐位、半坐位,头略前倾,不能坐起者将床头抬高 30°,头下垫枕头部前倾,有利于食团向舌根运送,减少误吸的危险。

2) 食物选择:食物柔软、密度与性状均一;不易松散有一定黏度;能够变形;不易粘在黏膜上。

3) 一口量:过多过少都容易引发误吸。

过多:食块不易通过咽门,残留咽部易导致误吸。

过少:食物在感觉运动有障碍的患者口中操作困难,吞咽反射无法发生易导致误吸;应从少量(3~4ml)开始,逐步摸索合适的量。

4) 定速:调整合适的进食速度,指导患者一口一口咀嚼,完全咽下后再接着吃下一口。间隔时间为 20s 左右。

5) 不能吞咽的鼻饲饮食。

6) 防止窒息:进食前应注意休息;保持进食环境安静、舒适;减少进食时环境中分散注意力的干扰;不用吸管喝水,吸管饮水需要比较复杂的口腔肌肉功能;用杯子喝水,保持水量在半杯以上,防止低头增加误吸的危险。若呛咳、误吸、呕吐,应立即指导其取头侧位,及时清理口、鼻腔内分泌物和呕吐物,保持呼吸通畅,预防窒息和吸入性肺炎。

6. 卒中的饮食护理

(1) 低盐低脂饮食:少吃盐及低脂饮食,简而言之就是少吃(肥肉和动物油脂)油性大的食物,低盐就是少吃盐或不放盐。

1) 适用于:脑梗死,短暂性脑缺血发作,脑出血,高血压患者。

2) 特点:每日摄入盐量不超过 2g(约一牙膏盖,含钠 0.8g)或酱油 10ml/d,但不包括食物内自然存在的氯化钠。

3) 注意事项:禁用腌制食品,如火腿、酱菜、皮蛋、虾米等;酱油含盐量 1.5~2g/10ml。

(2) 半流食:介于软饭与流质之间的饮食。可食大米粥、小米粥、面条、面片、馄饨、藕粉等。

1）适用于：疾病所导致吞咽困难者。

2）注意事项：少量多餐，忌用粗纤维、粗粮、咀嚼吞咽不便的食物。禁用辛辣刺激性食物，避免过冷或过热的食物。

（三）常见脑卒中并发症预防与护理

1. 脑疝

（1）预防

1）严密观察意识、瞳孔、对光反射及生命体征的变化。

2）评估患者有无剧烈头疼、喷射性呕吐、躁动不安、血压升高、脉搏减慢、呼吸不规则、一侧瞳孔散大、意识障碍加重等先兆症状。

3）遵医嘱使用降颅压、快速脱水药物治疗。

4）急性期需绝对卧床休息：脑出血 2~4 周，脑梗死 1~2 周。

5）床头抬高 15°~30°。

6）一旦病情变化，立即通知医师。

（2）护理

1）严密观察病情变化。

2）控制高血压。

3）控制脑水肿，降低颅内压。

4）保持呼吸道通畅，防止舌根后坠和窒息。

5）降温治疗。

6）必要时手术治疗。

2. 上消化道出血

（1）预防

1）评估患者既往有无消化道溃疡病史。

2）注意观察患者有无呃逆、上腹部饱胀不适、胃痛、呕血、便血、尿量减少等症状和体征。

3）需鼻饲者应选择细而柔软材质的胃管，避免对消化道黏膜的机械性刺激。

4）胃管鼻饲患者注意定时回抽胃液，观察颜色是否为咖啡色或血性，并同时注意有无黑便。

5）发现异常及时通知医生，积极配合抢救治疗，并及时送检标本。

6）脑血管病急性期尽早给予肠内营养，改善肠道血液循环。

（2）护理

1）遵医嘱给予胃黏膜保护药，并观察用药后反应。

2）暂禁饮食或给予清淡、易消化、无刺激性、营养丰富的流质饮食。

3）严密观察生命体征,消化道出血情况。

4）心理护理,安慰患者,消除紧张情绪。

5）及时处理污渍血迹,保证床单位及皮肤清洁,做好生活护理,创造安静舒适的环境。

3. 颅内压增高

（1）卧床,避免头颈部过度扭曲。

（2）避免激动、用力、发热、癫痫、呼吸道不通畅、咳嗽、便秘等。

4. 压疮

（1）预防

1）对不能活动的患者配备气垫床,以达到整体减压的目的,侧卧时后背垫合适的软枕或是荞麦枕,使躯体与床面成 30°,以减轻压力。

2）定时翻身,更换体位,翻身时动作轻柔,不可拖拽,翻身前后查看受压部位的情况。

3）保持皮肤清洁干燥,温水擦洗,大小便后及时清洁局部皮肤。

4）保持床单位干燥、整洁。

5）保证营养供给。

6）做好患者皮肤评估。

（2）护理

1）进行压疮危险因素及压疮级别评定。

2）定时翻身,局部勿再受压。

3）根据具体情况给予减压贴或换药等措施促进愈合。

4）改善身体的整体营养状况。

5）填写压疮上报表及时上报,及时追踪压疮愈合情况。

6）分析原因并总结学习,吸取经验教训。

5. 下肢深静脉血栓

（1）注意观察患者皮肤的温度、湿度、颜色及肿胀程度,足背动脉搏动情况;必要时每日测量腿围。

（2）发现血栓的患者停止下肢活动,抬高患肢 10°~15°。

（3）患者病情允许可下床活动时,应穿弹力袜,以增加静脉回流。

（4）严禁按摩、热敷患肢,避免下肢静脉穿刺,以免血栓脱落,引起肺栓塞,脑栓塞等严重并发症。

（5）用药护理:首选抗凝剂为低分子肝素钙,常用于腹壁皮下注射,用药后密切观察有无出血倾向,如有特殊情况及时通知医生。

6. 肺部感染

（1）病情观察:观察患者咳嗽、咳痰情况,准确记录痰量及外观,出现发热、呼吸异常、血象增高等积极采取措施,疑有肺部感染留取痰培养送检。

（2）体位:卧床患者采取半卧位,勤翻身、叩背,由外向内从下到上顺序叩击,以促进痰液排出。

（3）保持呼吸道通畅:及时清除口腔分泌物,食物残渣及呕吐物,防止误吸,口腔护理 2 次 /d。痰液黏稠不易咳出给予雾化吸入。

（4）改良鼻饲模式:鼻饲前应翻身,充分吸痰,鼻饲前后抬高床头 45°~60° 匀速喂入,有效预防吸入性肺炎。鼻饲后短时间内尽量不翻身、吸痰,以免引起呕吐。

（5）加强呼吸训练:患者仰卧位,放松腹肌,采取深而慢的呼吸(缩唇式呼吸),鼓励患者主动咳嗽。

（6）加强吞咽功能训练:如冰刺激咽部、舌肌训练、咽收缩练习和喉上提训练等。

7. 良肢位摆放　①平卧位;②患侧卧位;③健侧卧位。

8. 穿衣训练。

第九节　教 案 模 板

××××

教 案

（理论教学用）

单　　　　位:＿＿＿＿＿＿××××＿＿＿＿＿＿

教　研　室:＿＿＿＿＿××教研室＿＿＿＿＿

任课教师姓名:＿＿＿＿＿×××＿＿＿＿＿

课　程　名　称:＿＿＿＿＿××护理学＿＿＿＿＿

授　课　时　间:＿＿＿××××年××月××日＿＿＿

授课章节	第五十一章　病毒性皮肤病患者的护理;第一节　带状疱疹		
授课对象	××××级护理本科生	授课时数	1学时
授课时间	××××年××月××日	授课地点	××××
教学目的	1. 了解带状疱疹的病因、发病机制 2. 熟悉带状疱疹的临床表现,尤其是三叉神经带状疱疹、耳带状疱疹、疱疹后神经痛等特殊表现 3. 掌握带状疱疹的定义、治疗和护理要点		
重点难点	重点:带状疱疹的定义、治疗和护理 难点:带状疱疹的发病机制、临床表现		
教学方法	1. 课堂讲授,配合多媒体教学、提问式教学、通过分析个案与学生形成互动 2. 本节为临床常见病,可利用多媒体向学生展示疾病的特点,同时可穿插临床病例,启发学生思维		
教学仪器	多媒体电脑、投影仪		
授课提纲	一、定义(3min) 介绍带状疱疹的定义 二、病因与发病机制(10min) 1. 相关因素→通过提问讲解各相关因素,尤其是劳累、感染、感冒、机体细胞免疫功能低下等诱因 2. 发病机制→利用多媒体展开阐述带状疱疹的发病机制 三、临床表现(15min) 1. 症状、体征→联系临床实例、导入病例进行讲解 2. 典型表现 3. 特殊类型 结合导入病例进行讲解,让学生判断病例中患者属于哪一种类型,理论联系实际 四、治疗原则(8min) 1. 全身治疗 2. 局部治疗 3. 物理治疗 五、护理常规(12min) 护理评估 护理诊断 护理目标 护理措施 六、课堂小结(2min)		
选用教材	李乐之,路潜. 外科护理学 .5 版 . 北京:人民卫生出版社,2017.		
参考教材	张学军,郑捷 . 皮肤性病学 .9 版 . 北京:人民卫生出版社,2018.		

（理论教学用）

讲授内容	注解

带状疱疹（herpes zoster）

一、定义

带状疱疹是由水痘 - 带状疱疹病毒（varicella-zoster virus，VZV）引起的以沿单侧周围神经分布的簇集性小水疱为特征的皮肤病，常伴有或遗留明显的神经痛。病愈后可获得较持久的免疫，故一般不会再发。

二、病因及发病机制

本病常由于 VZV 病毒经呼吸道黏膜进入血液而形成病毒血症，发生水痘或呈隐性感染，同时病毒潜伏于脊髓后根神经节或脑神经感觉神经节内（图5-5）。某些诱因（如创伤、疲劳、恶性肿瘤、使用免疫抑制剂等）导致患者机体抵抗力下降时，潜伏病毒被激活，沿感觉神经轴索下行，到达该神经所支配区域的皮肤内复制，产生水疱，同时受累神经发生炎症、坏死，产生神经痛（图5-6）。

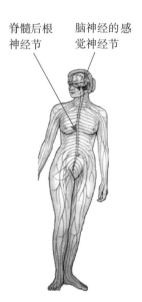

脊髓后根神经节　脑神经的感觉神经节

图 5-5　VZV 潜伏的神经节

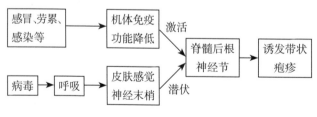

图 5-6　带状疱疹发病机制

三、临床表现

好发于成人，春秋季节多见，具有自限性。

1. 典型表现　发疹前部分患者可有轻度乏力、全身不适、低热、食欲缺乏等全身症状。患处皮肤自

联系临床实例、导入病例进行讲解。

讲授内容	注解

觉灼热或灼痛,触之有明显的痛觉敏感,持续 1~5d。好发部位依次为肋间神经、脑神经、三叉神经和腰骶神经支配区域。患处常先出现潮红斑,很快出现粟粒至黄豆大小丘疹,继之迅速变为水疱,疱壁紧张发亮,疱液澄清,外周绕以红晕,各簇水疱群间皮肤正常;皮损沿某一周围神经呈带状排列,多发生在身体的一侧,一般不超过正中线。本病病程一般为2~3周,老年人为 3~4 周,神经痛为本病特征之一,老年患者疼痛较为剧烈。

2. 特殊表现

(1) 三叉神经带状疱疹:可侵犯三叉神经眼支、上颌支和下颌支。三叉神经中以眼支最常受累,疼痛剧烈,分布于一侧额面部,如眼部出现皮疹,可诱发角膜炎、角膜溃疡、结膜炎,严重者可导致失明。

(2) 耳带状疱疹:系病毒侵犯面神经及听神经所致,外耳道或鼓膜出现水疱,并可有耳鸣、耳聋、恶心等症状。膝状神经节受累同时侵犯面神经的运动和感觉神经纤维时,可出现面瘫、耳痛和外耳道疱疹三联征又称 Ramsar-Hunt 综合征。

(3) 疱疹后神经痛:常伴有神经痛,但多在皮损完全消退后或 1 个月内消失,少数患者可持续超过 1 个月或更长。

四、治疗

1. 抗病毒　尽早使用阿昔洛韦、更昔洛韦等抗病毒药物,可抑制病毒复制,促进皮损愈合、减轻疼痛;病程一般在两周左右。

2. 止痛　口服加巴喷丁、阿司匹林、布洛芬等镇痛药物,用药时间视病情而定。

3. 糖皮质激素　严重者可使用糖皮质激素,早期口服糖皮质激素对减轻炎症及疼痛、预防后遗神经痛有一定效果;年老体弱或者免疫功能低下者不主张使用。

讲授内容	注解

4. 营养神经　可口服甲钴胺片或维生素 B_{12},肌注腺苷钴胺等。

5. 局部治疗　以干燥、消炎为主,可用 3% 硼酸或臭氧水湿敷,然后给予阿昔洛韦软膏、复方多黏菌素 B 软膏、莫匹罗星软膏等。

6. 物理治疗　局部红光照射,促进水疱干涸结痂,缓解疼痛。

五、护理常规

1. 护理评估

(1) 评估患者疼痛的部位、性质、起病时间,个体耐受程度及发病因素。

(2) 评估患者的皮损情况,皮损的形态、部位、大小等。评估患者是否有继发症状等。

2. 护理诊断

(1) 急性疼痛　与病毒侵犯神经节及相应神经节段的皮肤有关。

(2) 皮肤完整性受损　与带状疱疹侵犯局部皮肤、疱皮破损有关。

(3) 潜在并发症:感染。

3. 护理目标

(1) 患者自觉疼痛减轻,饮食及睡眠恢复正常。

(2) 患者疱疹痊愈,皮肤完好。

(3) 无感染发生,或出现感染及时发现和处理。

4. 护理措施

(1) 一般护理:保持病室安静舒适,开窗通风,床单位整洁、光线柔和,使患者得到充分休息。取健侧卧位,避免水疱破裂及创面继发感染。饮食清淡易消化,多饮水,保持大便通畅。

(2) 皮肤护理:保持皮肤清洁,预防继发感染;水疱较大者,可给予无菌注射器抽吸疱液;皮损累及眼部者,遵医嘱给予滴眼液或眼膏,每日 2~4 次。局部给予臭氧水湿敷,消炎杀菌,然后给予红光照射,促

利用多媒体结合治疗仪、外用药膏讲解局部治疗和物理治疗的方法,了解其目的。

讲授内容	注解

进水疱干涸结痂,外涂莫匹罗星或复方多黏菌素 B
软膏。

(3) 心理护理:患者入院后,护士热情接待患者,
使患者熟悉医院环境,讲解疾病相关知识,做好解释
工作,解除因神经痛产生的恐惧感,使其积极配合
治疗。

(4) 疼痛护理:评估疼痛原因、性质和程度等。操
作时动作轻柔,减轻疼痛;指导患者应用分散注意力
减轻疼痛、促进睡眠的方法。遵医嘱给予物理治疗,
必要时遵医嘱给予镇静、止痛及营养神经的药物。
对有后遗神经痛者应予以重视。

(5) 密切观察患者病情变化,注意潜在并发症的
发生。合并眼部皮损者应警惕失明;出现头痛、恶心、
呕吐等,有发生脑膜脑炎的可能,应高度重视。

(6) 健康教育:加强锻炼,提高机体抵抗力,避免
诱发因素;加强心理护理,消除患者顾虑;告知患者
本病具有自限性,多数不会再复发。

六、课堂小结

1. 本课时我们学习了带状疱疹的相关知识,熟
悉了带状疱疹的定义、临床类型及治疗方法,应重点
掌握带状疱疹患者的护理措施,特别是皮损和疼痛
的护理。

2. 课后作业

患者,男性,64 岁,因右侧腰腹部红斑水疱伴疼痛
5 天余就诊。查体:红斑、水疱未超过体正中线,水疱
疱液澄清,疱壁紧张发亮如珍珠状,周围有红晕,各
簇水疱群之间皮肤正常。

请问:

(1) 该患者的诊断及病因分别是什么?

(2) 应对该患者应该采取怎样的护理措施?

第六章

护理质量控制

第一节　组织构架

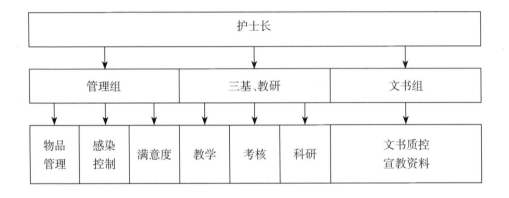

第二节　各组岗位职责

一、管理组

1. 依据护理部工作质量标准、工作计划,负责制订本科室具体工作计划,组织实施、检查与总结。

2. 督促护理人员严格执行各项规章制度、职业道德规范和技术操作规程,加强护理安全管理。

3. 合理利用医疗资源,做好仪器、设备、药品等物品的管理,减少消耗材料的浪费,降低成本,提高效益。

4. 负责管理好病房,为患者提供整洁、安静、舒适、安全的病房环境,督促检查护工及保洁员工作,并向主管部门做好反馈。

5. 做好患者、陪探视人员的管理,利用"六常法"管理,保持病区、治疗室、办公室的整洁、舒适、安静。

二、教学组

1. 在护士长的领导下进行工作,制订护理人员分层培训及考核计划,经护士长审核后实施。

2. 负责科室内各级护理人员分层培训工作,负责教学质量督导与考核,不断总结经验,提高教学质量。

3. 负责实习生、见习生、进修生的教学管理与考核工作,定期召开实习生评教评学会议,征求教学意见并及时汇报。

4. 负责组织科内业务学习及教学查房。

5. 协助完成护理新业务、新技术及科研课题的申报工作。

三、三基组

1. 依据新修订的护士晋级制度和标准,协助护士长完成科室临床岗位护士的晋级评定。

2. 强基础,从"三基三严"入手,强化基础护理及分级护理知识的培训与落实并保证质量。

3. 负责护理风险与安全管理及临床护理的培训考核。

4. 加强专科护士的培养,制订专科护士的考核标准。

四、文书组

1. 负责对科室护理文书书写的检查与指导。

2. 组织召开护理文书质量管理会。

3. 定期组织安排文书质量管理小组成员对护理文书质量实行检查,并负责检查前准备和检查后资料的汇总及分析。

4. 负责全年护理文书质量检查的分析及汇报。

5. 努力钻研业务,不断提高护理文书管理水平。

第三节 质量控制流程图

一、管理组

质控流程	说明
目录： 　　为患者提供优质护理服务	指导思想： 　　以患者为中心，以夯实基础护理，提供满意服务为主题，将被动服务转为主动服务的理念
质控内容： 　　护理组织管理、人力资源管理、病区管理、临床护理服务、护理安全管理及消毒隔离	
质控措施： 1. 制订科室的护理质控计划 2. 按照标准每月有计划地对病区护理质量进行检查 3. 对存在的问题及时向护士长反馈、提出改进措施 4. 每月汇总检查结果并上报护士长	
评价	1. 将质控问题及时反馈给护士长 2. 计算质控合格率，并做出评价

二、教学组

质控流程	说明
制订带教老师应具备条件及要求，并进行岗前培训明确带教职责及任务	

续表

质控流程	说明
质控内容： 　　实习生、进修人员在科室内学习情况；业务学习及教学查房；操作示范及带教；教学质量进行评价	
质控措施： 1. 制订科室护理教学计划 2. 按照标准每个季度有计划地对病区教学工作进行检查 3. 存在问题及时向护士长反馈，提出改进措施 4. 每月汇总检查结果并上报护士长	
评价	1. 将质控问题及时反馈给护士长 2. 计算质控合格率，并做出评价

三、三基组

质控流程	说明
目标： 　　提高护理人员专业知识及操作技能	
质控内容： 1. "三基三严" 2. 基础护理 3. 专科护理	

续表

质控流程	说明
质控措施： 1. 按照层级每月对护理人员进行理论及操作考核 2. 每年对护理人员进行考核（"三基"、继续教育是否达标）	1. 每次质控结束，质控组长写出书面小结并向护士长反馈 2. 每年定期对护理人员进行各种"三基"理论知识及专科知识的培训
评价	1. 将质控问题及时反馈给护士长 2. 计算质控合格率，并做出评价

四、文书组

质控流程	说明
目标： 　　提高文书书写质量，开展优质护理	
	标准： 　　《病历书写基本规范》及我院下发的补充规定
质控内容： 　　体温单、医嘱单、入院评估单、重症护理记录单及手术清点单等	

质控流程	说明
质控措施： 　　每年对护理文书质控 2~3 次，以危重、死亡及一级护理病例为主	1. 每次质控结束，质控组长写出书面小结并向护士长反馈 2. 每年定期对护理人员进行护理文书的培训
评价	1. 将质控问题及时反馈给护士长 2. 计算质控合格率，并做出评价

第二篇
皮肤性病学总论

第七章

皮肤性病学导论

第一节　皮肤性病学的定义和范畴

皮肤性病学（dermatovenereology）是一门涉及面甚广、系统性较强的临床二级学科，具有相对独立的专业知识体系和研究方向，包括皮肤病学（dermatology）和性病学（venereology）。

皮肤病学是研究皮肤及其相关疾病的科学，其内容不仅包括正常皮肤的结构和功能及附属器的结构和功能，还涵盖了各种皮肤及附属器相关疾病的病因、发病机制、临床表现、诊断、治疗及预防等；性病学是研究性传播疾病的科学，其内容包括各种性传播疾病的致病微生物、发病机制、传播途径、临床表现、诊断、治疗及预防等。

就实际工作性质而言，皮肤性病学的研究范畴又可分为专业基础性研究和临床应用性研究，两者相辅相成、紧密联系，构成了一个推动学科发展的有机整体。

第二节　皮肤性病学发展简史

一、世界皮肤性病学发展历程

1. 18 世纪中叶以前，皮肤病诊治工作一般由外科医师承担，有关皮肤病学的知识也被包含在外科学教科书中。

2. 18 世纪末，许多内科医师开始注意观察和记录发生于皮肤的疾病，这种趋势一直延续到 19 世纪，使皮肤性病学逐渐成为内科学的一个分支。

3. 19 世纪末，对梅毒螺旋体和结核分枝杆菌的研究成为内科学中一个相对独立的范畴。

4. 20世纪初,一些内科医师开始专门致力于皮肤病学研究,使皮肤学成为一门独立于内科学之外的临床学科。

由于多数性传播疾病的治疗也有皮肤科医师承担,因此性病学逐渐被纳入皮肤病学的范畴,包括我国在内的多数国家将其合作,并命名为皮肤性病学。皮肤性病学在20世纪上半叶发展极为缓慢,主要成就是对各种皮肤病和性病进行了疾病的命名和分类以及临床表现的描述,对各种疾病也总结出不少经验性治疗方法。

5. 20世纪下半叶,各基础学科得到长足发展,后者客观上丰富了皮肤性病学的研究手段,使人们对皮肤病和性病的病因、发病机制、治疗方法等研究逐渐深化。

6. 近年来,以分子生物学技术革新为先导,生命科学各领域均取得迅猛发展,它们与皮肤性病学不断发生交叉融合,使皮肤性病学逐渐成为一门内容涵盖丰富、研究领域宽广、技术手段先进、发展潜力巨大的临床二级专业学科。

二、我国皮肤性病学发展历程

1. 与现代医学发源地的西方国家相比,皮肤性病学在我国具有更为悠久的历史。早在公元前14世纪,甲骨文中就有"疥"和"疕"字出现,并有癣、疣等病名,说明当时就已经对皮肤病学的研究范畴进行了初步界定;初秋战国时期,人们对皮肤病的认识逐渐增多,并形成了一定的理论基础;唐代孙思邈所著《千金要方》和《千金翼方》是小儿皮肤病学的先驱;明代陈实功所著《外科正宗》中,有关皮肤性病学的记载达到集历代成就之大成;约1505年梅毒传入我国,称广疮或杨梅疮;明代韩懋所著《杨梅疮论治法》是我国最早的梅毒领域专著。

2. 20世纪50年代开始,特别是80年代以后,我国皮肤性病学在皮肤组织病理学、皮肤免疫学、职业性皮肤病等方面取得了长足发展,出现了一批较高水平的研究成果,这些发展和成果夯实了我国现代皮肤性病学的基础。

第三节　我国皮肤性病学发展现状

在全国数万皮肤性病学工作者的共同努力下,我国皮肤性病学的整体实力已经取得很大提升。我国皮肤性病学领域取得的主要成就有:

1. 皮肤遗传学领域研究步入世界先进行列　我国专家在国际上首次发现了汗孔角化症、MUHH遗传性少毛症、点状掌跖角化症、逆向性痤疮、红斑肢痛症等单基因遗传病的致病基因;对银屑病、白癜风等皮肤复杂疾病的流行病学、易感基因等方面进行了卓有成效的研究,发现了银屑病、白癜风、麻风及特应性皮炎等多种皮肤复杂疾病的60多个易感基因/位点,揭示了这些疾病部分遗传机制和遗传易感性,为疾病发病机制的研究提供了科学依据;此外,还首先肯定了遗传性对称性色素异常症、进行性对称性红斑角化症等一大批皮肤遗传病的致病基因位点,取得了一系列原创性研究成果,得到了国际学术界的高度肯定。

2. 基础研究领域取得系列成果　近年来皮肤性病学与免疫学的交叉和渗透最为引人注目,对皮肤免疫系统中各种免疫活性细胞、免疫效应物质的深入系统研究不断取得成果,这对于探究结缔组织病、自身免疫性大疱性疾病等免疫相关疾病的发病机制具有重要启示作用,也为研发新型治疗手段奠定了理论和实验基础。

3. 多种治疗手段得到广泛应用　以窄谱紫外线为代表的一系列新型治疗手段在全国范围内得到广泛应用,同时,我国自主研发的一系列光敏剂,使光动力学疗法也逐渐在我国得到了应用和普及。近年来,皮肤外科日渐受到重视,国内已有多家医院开展相关工作,并逐渐成为比较热门的相对独立的亚专业。

4. 美容皮肤病学领域取得新进展　新型技术(如脉冲光嫩肤、射频紧肤以及激光非剥蚀性技术等)得到推广。在健康皮肤及毛发护理、保湿剂及润肤剂的合理使用、防晒剂的选择、果酸嫩肤、毛发移植、皮肤整形美容等领域,我国皮肤性病工作者也开展了大量工作,正在不断满足人们对美的追求。

第四节　皮肤性病学的学科特点

性病学涉及病种较少,相比之下,皮肤病学研究的内容就要复杂得多。目前,可以命名的具有不同临床特点的皮肤病多达2 000余种,但在疾病分类上仍比较混乱,存在各种分类标准共存的现象(按病因分类、组织病理特征分类、解剖学部位分类、皮损特征分类等)。

皮肤病分类这种复杂性,不但与人们认识水平局限性相关,同时也受皮肤所处的复杂病因体系影响,后者包括外部因素和内部因素。皮肤包绕整个躯体,直接与个体所处的外界环境相接触,任何一种外部因素的改变均可能对皮肤与及附属器造成影响,当这种影响达到或超过一定限度时即可致病。皮肤与机体其他系统或脏器之间也存在着紧密联系,内部疾患也能对皮肤造成复杂影响,因此皮肤异常可为机体内部某些病变的"窗口",如青年女性发生的面部蝶形红斑提示系统性红斑狼疮,剧烈皮肤瘙痒常与肝肾疾病或糖尿病有关等,这种"窗口"效应在临床上具有重要的诊断提示作用。

第八章

皮肤的结构

　　皮肤(skin)被覆于体表,与人体所处的外界环境直接接触,在口、鼻、尿道口和肛门等处与体内各种管腔表面的黏膜相互移行,维持人体内环境稳定。皮肤由表皮、真皮和皮下组织构成,表皮与真皮之间由基底膜带相连接。皮肤中除各种皮肤附属器(如毛发、皮脂腺、汗腺和甲等)外,还含有丰富的血管、淋巴管、神经和肌肉(图 8-1)。皮肤是人体最大的器官,总含量约占个体体重的 16%,成人皮肤总面积约为 $1.5m^2$,新生儿约为 $0.21m^2$。皮肤(不包括皮下组织)的厚度为 0.5~4mm,存在较大的个体、年龄和部位差异,如眼睑、外阴、乳房的皮肤最薄,厚度约为 0.5mm,而掌跖部皮肤最厚,可达 3~4mm。表皮厚度平均为 0.1mm,但掌跖部位的表皮可达 0.8~1.4mm。真皮厚度在不同部位差异也很大,较薄的(如眼睑)约为 0.6mm,较厚的(如背部和掌跖)可达 3mm 以上。

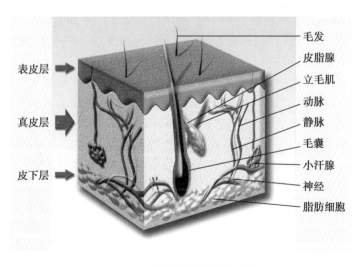

图 8-1　皮肤解剖结构模式图

皮肤借皮下组织与深部附着,并受真皮纤维束牵引,形成致密的多走向沟纹,称为皮沟(skin grooves),后者将皮肤划分为大小不等的细长隆起称为皮嵴(skin ridges),较深的皮沟将皮肤表面划分成菱形或多角形微小区域,称为皮野。掌跖及指(趾)屈侧的皮沟、皮嵴平行排列并构成特殊的涡纹状图样,称为指(趾)纹,其样式由遗传因素决定,除同卵双生子外,个体之间存在差异。

第一节 表　皮

表皮(epidermis)在组织学上属于复层鳞状上皮,主要由角质形成细胞、黑素细胞、朗格汉斯细胞和梅克尔细胞等构成。

(一) 角质形成细胞

角质形成细胞(keratinocyte)由外胚层分化而来,是表皮主要构成细胞,数量占表皮细胞的 80% 以上,其特征为在分化过程中可产生角蛋白。角蛋白是角质形成细胞主要结构蛋白之一,构成细胞骨架中间丝,参与表皮分化、角化等生理过程。角质形成细胞之间及与下层结构之间存在一些特殊的连接结构(如桥粒和半桥粒)。根据分化阶段和特点将其分为 5 层,由深至浅分别为基底层、棘层、颗粒层、透明层和角质层(图 8-2)。

1. 基底层(stratum basale) 位于表皮底层,由一层立方形或圆柱状细胞构成;基底层细胞底部借半桥粒与基底膜带相附着;基底层细胞分裂、逐渐分化成熟为角质层细胞,并最终由皮肤表面脱落是一个受到精密调控的过程。正常情况下约 30% 的基底层细胞处于核分裂期,新生的角质形成细胞有序上移,由基底层移行至颗粒层约需 14d,再移行至角质层表面并脱落又需 14d,共约 28d,称为表皮通过时间或更替时间。基底层可能存在具有长期增殖及分化潜能的表皮干细胞。

2. 棘层(stratum spinosum) 位于基底层上方,由 4~8 层多角形细胞构成,细胞轮廓渐趋扁平。细胞表面有许多细小突起,相邻细胞的突起相互连接,形成桥粒。

3. 颗粒层(stratum granulosum) 位于棘层上方,在角质层薄的部位由 1~3 层梭形或扁平细胞构成,而在掌跖等部位细胞可厚达 10 层,细胞长轴与皮面平行。

4. 透明层(stratum lucidum) 位于颗粒层与角质层之间,仅见于掌跖等表皮较厚的部位,由 2~3 层较扁平细胞构成。

5. 角质层(stratum corneum) 位于表皮最上层,由 5~20 层已经死亡的扁平细胞构成,在掌跖部位可厚达 40~50 层。角质层上部细胞间桥粒消失或形

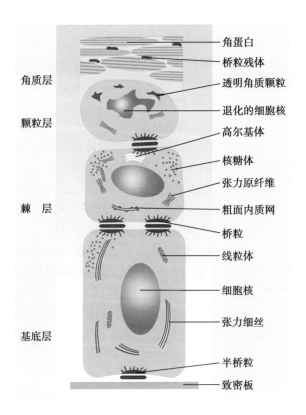

图 8-2　角质形成细胞形态结构模式图

成残体,故易于脱落。

（二）黑素细胞

黑素细胞(melanocyte)起源于外胚层的神经嵴,其数量与部位、年龄有关,而与肤色、人种、性别等无关。几乎所有组织内均有黑素细胞,但以表皮、毛囊、黏膜、视网膜色素上皮等处为多。HE 染色切片中,黑素细胞位于基底层和毛囊,约占基底层细胞总数的 10%。黑素能遮挡和反射紫外线,借以保护真皮及深部组织。

（三）朗格汉斯细胞

朗格汉斯细胞(Langerhans cell)是起源于骨髓单核 - 巨噬细胞的免疫活性细胞,多分布于基底层以上的表皮和毛囊上皮中,占表皮细胞总数的 3%~5%。朗格汉斯细胞密度因部位、年龄和性别而异,一般面颈部较多而掌跖部较少。

(四) 梅克尔细胞

梅克尔细胞(Merker cell)多分布于基底层细胞之间,在感觉敏锐部位(如指尖和鼻尖)密度较大,这些部位的神经纤维在邻近表皮时失去髓鞘,扁盘状的轴突末端与梅克尔细胞基底面形成接触,构成梅克尔细胞—轴突复合体,可能具有非神经末梢介导的感觉作用。

(五) 角质形成细胞间及其与真皮间的连接

1. 桥粒(desmosome) 是角质形成细胞间连接的主要结构,由相邻细胞的细胞膜发生卵圆形致密增厚而共同构成。桥粒由两类蛋白构成:一类是跨膜蛋白,位于桥粒芯,主要由桥粒芯糖蛋白和桥粒芯胶蛋白构成,它们形成桥粒的电子透明细胞间隙和细胞间接触层;另一类为胞质内的桥粒斑蛋白,是盘状附着板的组成部分,主要成分为桥粒斑蛋白和桥粒斑珠蛋白。

桥粒本身具有很强的抗牵张力,加上相邻细胞间由张力细丝构成的连续结构网,使得细胞间连接更为牢固。在角质形成细胞的分化过程中,桥粒可以分离,也可重新形成,使表皮细胞上移至角质层并有规律的脱落。桥粒结构破坏可引起角质形成细胞之间相互分离,临床上形成表皮内水疱或大疱。

2. 半桥粒(hemidesmosome) 是基底层细胞与下方基底膜带之间的主要连接结构,系由角质形成细胞真皮侧胞膜的不规则突起与基底膜带相互嵌合而成,其结构类似于半个桥粒。

3. 基底膜带(basement membrane zone,BMZ) 位于表皮与真皮之间,皮肤附属器与真皮之间、血管周围也存在基底膜带。电镜下基底膜带由胞膜层、透明层、致密层和致密下层4层结构组成。

基底膜带的4层结构通过各种机制有机结合在一起,除使真皮与表皮紧密连接外,还具有渗透和屏障作用。表皮无血管分布,血液中营养物质就是通过基底膜带才得以进入表皮,而表皮代谢产物也是通过基底膜带方可进入真皮。一般情况下,基底膜带限制分子量 >40 000 的大分子通过,但当其发生损伤时,炎症细胞、肿瘤细胞及其他大分子物质也可通过基底膜带进入表皮。基底膜带结构的异常可导致真皮与表皮分离,形成表皮下水疱或大疱。

第二节 真 皮

真皮(dermis)由中胚层分化而来,由浅至深可分为乳头层和网状层,但两层之间并无明显界限。乳头层为凸向表皮底部的乳头状隆起,与表皮突呈犬牙交错样相接,内含丰富的毛细血管和毛细淋巴管,还有游离神经末梢和囊状神经小体;网状层较厚,位于乳头层下方,有较大的血管、淋巴管、神经穿行。

真皮在组织学上属于不规则的致密结缔组织,由纤维、基质和细胞成分组成,其中以纤维成分为主,纤维之间有少量基质和细胞成分。

(一) 胶原纤维

含量最丰富,HE 染色呈浅红色。真皮乳头层、表皮附属器和血管附近的胶原纤维较纤细,且无一定走向;真皮中下部的胶原纤维聚成走向几乎与皮面平行的粗大纤维束,相互交织成网,在不同水平面上各自延伸;真皮下部的胶原束最粗。胶原纤维由直径为 70~140nm 的胶原原纤维聚合而成,主要成分为Ⅰ型胶原,少数为Ⅲ型胶原。胶原纤维韧性大,抗拉力强,但缺乏弹性。

(二) 网状纤维

并非独立的纤维成分,仅是幼稚、纤细未成熟胶原纤维。HE 染色难以显示,银染呈黑色,故又称嗜银纤维。主要分布在乳头层及皮肤附属器、血管和神经周围。网状纤维由直径 40~65nm 的网状原纤维聚合而成,主要成分为Ⅲ型胶原。

(三) 弹力纤维

HE 染色不易辨认,醛品红染色呈紫色。电镜下弹力纤维较胶原纤维细,直径 1~3mm,呈波浪状,相互交织成网,缠绕在胶原纤维束之间。弹力纤维由弹力蛋白和微原纤维构成。正常真皮内弹力纤维的数量较少,占 2%~4%。弹力纤维具有较强的弹性。

(四) 基质

基质为填充于纤维、纤维束之间和细胞间的无定形物质,主要成分为蛋白多糖。蛋白多糖以曲折盘绕的透明质酸长链为骨架,通过连接蛋白结合许多蛋白质分子形成支链,后者又连有许多硫酸软骨素等多糖侧链,使基质形成许多微孔隙的分子筛立体构型。小于这些孔隙的物质如水、电解质、营养物质和代谢产物可自由通过,进行物质交换;大于孔隙者(如细菌等)则不能通过,被限制于局部,有利于吞噬细胞吞噬。

(五) 细胞

主要有成纤维细胞、肥大细胞、巨噬细胞、真皮树枝状细胞、朗格汉斯细胞和噬色素细胞等,还有少量淋巴细胞和白细胞,其中成纤维细胞和肥大细胞是真皮结缔组织中主要的常驻细胞。

第三节　皮 下 组 织

皮下组织(subcutaneous tissue)位于真皮下方,其下与肌膜等组织相连,由疏松结缔组织及脂肪小叶组成,又称皮下脂肪层。皮下组织含有血管、淋巴管、神经、小汗腺和顶泌汗腺等。皮下组织的厚度随部位、性别及营养状况的不同而有所差异。

第四节　皮肤附属器

皮肤附属器（cutaneous appendages）包括毛发（hair）、皮脂腺、汗腺和甲，均由外胚层分化而来。

（一）毛发

掌跖、指（趾）屈面及其末节伸面、唇红、乳头、龟头、包皮内侧、小阴唇、大阴唇内侧、阴蒂等部位皮肤无毛，称为无毛皮肤；其他部位皮肤均有长短不一的毛，称为有毛皮肤。头发、胡须、阴毛及腋毛为长毛；眉毛、鼻毛、睫毛、外耳道毛为短毛；面、颈、躯干及四肢的毛发短而细软，色淡为毫毛或毳毛；胎儿体表白色柔软而纤细的毛发又称为胎毛。毛发位于皮肤以外的部分称毛干，毛发位于皮肤以内的部分称毛根，毛发由同心圆状排列的角化的角质形成细胞构成，由内向外可分为髓质、皮质和毛小皮，毛小皮为一层薄而透明的角化细胞，彼此重叠如屋瓦状。

毛囊位于真皮和皮下组织中，由上皮细胞和结缔组织形成，是毛发生长所必需的结构。毛囊从内到外由内毛根鞘、外毛根鞘和结缔组织鞘组成。

毛发的生长周期可分为生长期（约3年）、退行期（约3周）和休止期（约3个月）。各部分毛发并非同时生长或脱落，全部毛发中约80%处于生长期，正常人每天可脱落70~100根头发，同时也有等量的头发再生。头发生长速度为每天0.27~0.4mm，经3~4年可长至50~60cm。毛发性状与遗传、健康状况、激素水平、药物和气候等因素有关。

（二）皮脂腺

皮脂腺是一种可产生脂质的器官，属泡状腺体，由腺泡和较短的导管构成。腺泡无腺腔，外层为扁平或立方形细胞，周围有基底膜带和结缔组织包裹，腺体细胞破裂后脂滴释出并经导管排出。导管由复层鳞状上皮构成，开口于毛囊上部，位于立毛肌和毛囊的夹角之间，立毛肌收缩可促进皮脂排泄。皮脂腺分布广泛，存在于掌跖和指（趾）屈侧以外的全身皮肤，头面及胸背上部等处皮脂腺较多，称为皮脂溢出部位。在颊黏膜、唇红部、妇女乳晕、大小阴唇、眼睑、包皮内侧等区域，皮脂腺不与毛囊相连，腺导管直接开口于皮肤表面。皮脂腺也有生长周期，但与毛囊生长周期无关，一般一生只发生两次，主要受雄激素水平控制。

（三）汗腺

根据结构与功能不同，可分为小汗腺和顶泌汗腺。

1. 小汗腺　曾称外泌汗腺，为单曲管状腺，由分泌部和导管部构成。分泌部位于真皮深部和皮下组织，由单层分泌细胞排列成管状；导管部由两层小立方形细胞组成。小汗腺的分泌细胞有明细胞和暗细胞两种,前者主要分泌汗液,后者主要分泌黏蛋白和回收钠离子。除唇红、鼓膜、甲床、乳头、包皮内侧、龟头、小阴唇及阴蒂外,小汗腺遍布全身,总数 160 万 ~400 万个,以掌跖、腋、额部较多,背部较少。小汗腺受交感神经系统支配,神经介质为乙酰胆碱。

2. 顶泌汗腺　曾称大汗腺,属大管状腺体,由分泌部和导管组成。分泌部位于皮下脂肪层,腺体为一层扁平、立方或柱状分泌细胞,其外有肌上皮细胞和基底膜带;导管的结构与小汗腺相似,但其直径约为小汗腺的 10 倍。顶泌汗腺的分泌主要受性激素影响,青春期分泌旺盛。顶泌汗腺也受交感神经系统支配,但神经介质为去甲肾上腺素。

(四) 甲

甲是覆盖在指(趾)末端伸面的坚硬角质,由多层紧密的角化细胞构成。甲的外露部位称为甲板,厚度为 0.5~0.75mm,近甲根处的新月状淡色区域称为甲半月,甲板周围的皮肤称为甲廓,伸入近端皮肤中的部分称为甲根,甲板下的皮肤称为甲床,其中位于甲根下者称为甲母质,是甲的生长区。甲下真皮富含血管。指甲生长速度约每 3 个月 1cm,趾甲生长速度约每 9 个月 1cm。疾病、营养状况、环境和生活习惯的改变可影响甲的性状和生长速度。

第五节　皮肤的神经、脉管和肌肉

(一) 神经

皮肤中有丰富的神经分布,可分为感觉神经和运动神经,通过与中枢神经系统之间的联系感受各种刺激、支配靶器官活动及完成各种神经反射。皮肤的神经支配呈节段性,但相邻节段间有部分重叠。神经纤维多分布在真皮和皮下组织中。

1. 感觉神经　可分为神经小体和游离神经末梢,后者呈细小树枝状分布,主要分布在表皮下和毛囊周围。神经小体分囊状小体和非囊状小体,囊状小体主要分布在无毛皮肤(如手指)。过去认为这些小体可分别感受压觉、触觉、热觉和冷觉,但目前发现仅有游离神经末梢而无神经小体的部位也能区分这些不同刺激,说明皮肤的感觉神经极为复杂。

2. 运动神经　运动神经来自交感神经节后纤维,其中肾上腺素能神经纤维支配立毛肌、血管、血管球、顶泌汗腺和小汗腺的肌上皮细胞,胆碱能神经纤维支配小汗腺的分泌细胞;面部横纹肌由面神经支配。

(二) 血管

皮下组织的小动脉和真皮深部较大的微动脉都具有血管的三层结构,即内膜、中膜和外膜。真皮中由微动脉和微静脉构成的乳头下血管丛和真皮下血管丛,这些血管丛大致呈层状分布,与皮肤表面平行,浅丛与深丛之间由垂直走向的血管相连通,形成丰富的吻合支。皮肤的毛细血管大多为连续型,由连续的内皮构成管壁,相邻的内皮细胞间由细胞连接。皮肤血管上述结构特点有助于其发挥营养代谢和调节体温等作用。

(三) 淋巴管

皮肤的淋巴管网与几个主要的血管丛平行,皮肤毛细淋巴管盲端起始于真皮乳头层,逐渐汇合为管壁较厚的具有瓣膜的淋巴管,形成乳头下浅淋巴管和真皮淋巴管网,再通连到皮肤深层和皮下组织的更大淋巴管。毛细淋巴管管壁很薄,仅由一层内皮细胞及稀疏的网状纤维构成,内皮细胞之间通透性较大,且毛细淋巴管内的压力低于血管及周围组织间隙的渗透压,故皮肤中的组织液、游走细胞、细菌、肿瘤细胞等均易通过淋巴管到达淋巴结,最后被吞噬处理或引起免疫反应,此外,肿瘤细胞也可以通过淋巴管转移到皮肤。

(四) 肌肉

立毛肌是皮肤内最常见的肌肉类型,由纤细的平滑肌纤维束构成,其一端起自真皮乳头层,另一端插入毛囊中部的结缔组织鞘内,当精神紧张及寒冷时,立毛肌收缩可引起毛发直立,形成所谓的"鸡皮疙瘩"。此外,尚有阴囊肌膜、乳晕平滑肌、血管壁平滑肌等肌肉组织,汗腺周围的肌上皮细胞也具有某些平滑肌功能。面部表情肌和颈部的颈阔肌属于横纹肌。

第九章

皮肤的功能

皮肤覆盖于人体表面,对维持体内环境稳定十分重要,具有屏障、吸收、感觉、分泌和排泄、体温调节、物质代谢、免疫等多种功能。

第一节　皮肤的屏障功能

皮肤可以保护体内各种器官和组织免受外界有害因素的损伤,也可以防止体内水分、电解质及营养物质的丢失。

(一) 物理性损伤的防护

皮肤对机械性损伤有较好的防护作用。角质层致密而柔韧,是主要防护结构,在经常受摩擦和压迫部位,角质层可增厚进而增强对机械性损伤的耐受力;真皮内的胶原纤维、弹力纤维和网状纤维交织成网,使皮肤具有一定的弹性和伸展性;皮下脂肪层对外力具有缓冲作用,使皮肤具有一定的抗挤压、牵拉和对抗冲撞的能力。皮肤对电损伤的防护作用主要由角质层完成,且与角质层含水量有关。皮肤通过对光线的吸收,促进黑素的产生起到光防护作用。

(二) 化学性刺激的防护

角质层是皮肤防护化学性刺激的最主要的结构。角质层细胞具有完整的脂质膜、丰富的胞质角蛋白及细胞间的丝聚蛋白,有抗弱酸和抗弱碱的作用。

(三) 微生物的防御作用

角质层细胞排列致密,其他层角质形成细胞间也通过桥粒结构互相镶嵌排列,能机械性防御微生物的入侵;角质层含水量较少以及皮肤表面弱酸性环境,均不利于某些微生物生长繁殖;角质层生理性脱落,可清除一些寄居于体表的微生物。当表皮完整时,皮肤表面的共生菌不致病;当表皮破损后,体表微生物进入真皮,被免疫细胞识别,诱发炎症。

(四) 防止营养物质的丢失

正常皮肤的角质层具有半透膜性质,可防止体内营养、电解质的丢失。正常情况下,成人经皮丢失的水分每天为 240~480ml(不显性出汗),但如果角质层全部丧失,每天经皮丢失的水分将增加 10 倍以上。

第二节　皮肤的吸收功能

皮肤具有吸收功能,经皮吸收是皮肤外用药物治疗的理论基础。角质层是经皮吸收的主要途径,其次是毛囊、汗腺。皮肤的吸收功能可受多种因素影响:

1. 皮肤的结构和部位　皮肤的吸收能力与角质层的厚薄、完整性及通透性有关,不同部位角质层厚薄不同,吸收能力也存在差异,一般而言,阴囊 > 前额 > 大腿屈侧 > 上臂屈侧 > 前臂 > 掌跖。角质层破坏时,皮肤吸收能力增强,此时应注意避免因药物过量吸收而引起的不良反应。

2. 角质层的水合程度　角质层的水合程度越高,皮肤的吸收能力越强。局部用药后密闭封包,阻止了局部汗液和水分的蒸发,角质层水合程度提高,药物吸收可增高 100 倍,临床上可用于肥厚性皮损。

3. 被吸收物质的理化性质　完整皮肤只能吸收少量水分和微量气体,水溶性物质不易被吸收,而脂溶性物质和油脂类物质吸收良好,主要吸收途径为毛囊和皮脂腺,吸收强弱顺序为羊毛脂 > 凡士林 > 植物油 > 液状石蜡。此外,皮肤还能吸收多种重金属(如汞、铅、铜等)及其盐类。

在一定浓度下,物质浓度与皮肤吸收率成正比,但某些物质高浓度时可引起角蛋白凝固反而使皮肤通透性降低,导致吸收不良。剂型对物质吸收亦有明显影响,如粉剂和水溶液中的药物很难吸收,霜剂可被少量吸收,软膏和硬膏可促进吸收。加入有机溶媒可显著提高脂溶性和水溶性药物的吸收。

4. 外界环境因素　环境温度升高可使皮肤血管扩张、血流速度增加,加快已透入组织内的物质弥散,从而使皮肤吸收能力提高。环境湿度也可影响皮肤对水分的吸收,当环境湿度增大时,角质层水合程度增加,皮肤吸收能力增强。

5. 病理情况　皮肤充血、理化损伤及皮肤疾患均会影响经皮吸收。

第三节　皮肤的感觉功能

皮肤的感觉功能可分为两类,一类是单一感觉,皮肤中感觉神经末梢和特殊感受器感受体内外的单一性刺激,转换成一定的动作电位沿神经纤维传入中枢,产生不同性质的感觉,如触觉、痛觉、压觉、冷觉和温觉;另一类是复合感觉,皮肤中不同类型的感觉神经末梢或感受器共同感受的刺激传入中枢后,由大脑综合分析形成的感觉,如湿、糙、硬、软、光滑等。此外,皮肤还有形体觉、两点辨别觉和定位觉等。

痒觉又称瘙痒,是一种引起搔抓欲望的不愉快感觉,属于皮肤黏膜的一种特有感觉,其产生机制尚不清楚。中枢神经系统的功能状态对痒觉有一定的影响,如精神舒缓或转移注意力可使痒觉减轻,而焦虑、烦躁或过度关注时,痒觉可加剧。

第四节　皮肤的分泌和排泄功能

皮肤的分泌和排泄主要通过汗腺和皮脂腺完成。

(一) 小汗腺

小汗腺的分泌和排泄受体内外温度、精神因素和饮食的影响。外界温度高于31℃时全身皮肤均可见出汗,称显性出汗;温度低于31℃时无出汗的感觉,但显微镜下可见皮肤表面出现汗珠,称不显性出汗;精神紧张、情绪激动等大脑皮质兴奋时,可引起掌跖、前额等部位出汗,称精神性出汗;进食可使口周、鼻、面、颈、背等处出汗,称味觉性出汗。正常情况下小汗腺分泌的汗液无色透明,呈酸性,大量出汗时汗液碱性增强。汗液中水分占99%,其他成分仅占1%,后者包括无机离子、乳酸、尿素等。小汗腺的分泌对维持体内电解质平衡非常重要。

(二) 顶泌汗腺

青春期顶泌汗腺分泌旺盛,情绪激动和环境温度增高时,其分泌也增加。顶泌汗腺新分泌的汗液是一种无味液体,经细菌酵解后可使之产生臭味。有些人的顶泌汗腺可分泌一些有色物质(可呈黄、绿、红或黑色),使局部皮肤或衣服染色,称为色汗症。

(三) 皮脂腺

属全浆分泌,即整个皮脂腺细胞破裂,胞内物全部排入管腔,分布于皮肤表面形成皮脂膜。皮脂腺分泌受各种激素的调节,其中雄激素可加快皮脂腺细胞的分裂,使其体积增大、皮脂合成增加,雌激素可抑制内源性雄激素产生或直接作用于皮脂腺,减少皮脂分泌。禁食可使皮脂分泌减少及皮脂成分改变。此外,表皮受损处的皮脂腺也可停止分泌。

第五节　皮肤的体温调节功能

皮肤具有重要的体温调节作用。一方面皮肤可通过遍布全身的外周温度感受器感受外界环境温度变化,并向下丘脑发送相应信息;另一方面又可接受中枢信息,通过血管舒缩反应、寒战或出汗等反应对体温进行调节。

皮肤覆盖全身,面积较大,且动静脉吻合丰富。冷应激时交感神经兴奋,血管收缩,动静脉吻合关闭,皮肤血流量减少,皮肤散热减少;热应激时动静脉吻合口开启,皮肤血流量增加,皮肤散热增加。此外,四肢大动脉也可通过调节浅静脉和深静脉的回流量进行体温调节,体温升高时,血液主要通过浅静脉回流使散热量增加;体温降低时,主要通过深静脉回流以减少散热。

体表散热主要通过辐射、对流、传导和汗液蒸发实现。环境温度过高时主要的散热方式是汗液蒸发,每蒸发 1g 水可带走 2.43kJ 的热量,热应激情况下汗液分泌速度可达 3~4L/h,散热量为基础条件下的 10 倍。

第六节　皮肤的代谢功能

与其他组织器官相比,皮肤的代谢功能具有其特殊性。

(一) 糖代谢

皮肤中的糖主要为糖原、葡萄糖和黏多糖等。皮肤糖原含量在胎儿期最高,成人期含量明显降低。有氧条件下,表皮中 50%~75% 的葡萄糖通过有氧氧化提供能量;而缺氧时则有 70%~80% 通过无氧酵解提供。糖尿病时,皮肤葡萄糖含量最高,容易发生真菌和细菌感染。黏多糖的合成及降解主要通过酶促反应完成,但某些非酶类物质也可降解透明质酸。此外,内分泌因素亦可影响黏多糖的代谢,如甲状腺功能亢进可促使局部皮肤的透明质酸和硫酸软骨素含量增加,形成胫前黏液性水肿。

(二) 蛋白质代谢

皮肤蛋白质包括纤维性和非纤维性蛋白质,前者包括角蛋白、胶原蛋白和弹性蛋白等,后者包括细胞内的核蛋白以及调节细胞代谢的各种酶类。角蛋白是中间丝家族成员,是角质形成细胞和毛发上皮细胞的代谢产物及主要成分,至少包括 30 种。胶原蛋白有 I 、III、IV、VII型,胶原纤维主要成分为 I 型和 III型,网状纤维主要为 III型,基底膜带主要为 IV 型和VII型;弹性蛋白是真皮内弹力纤维的主要成分。

(三) 脂类代谢

皮肤中的脂类包括脂肪和类脂质,总量占皮肤总重量的 3.5%~6%。脂肪的主要功能是储存能量和氧化供能,类脂质是细胞膜的主要成分和某些生物活性物质的合成原料。表皮细胞中最丰富的必需脂肪酸为亚油酸和花生四烯酸,后者在日光作用下可合成维生素 D,有利于预防佝偻病。血液脂类代谢异常也可影响皮肤脂类代谢,如高脂血症可使脂质在真皮局限性沉积,形成皮肤黄瘤。

(四) 水和电解质代谢

皮肤中的水分主要分布于真皮内,当机体脱水时,皮肤可提供其水分的5%~7%,以维持循环血容量的稳定。儿童皮肤含水量高于成人,成人中女性略高于男性。皮肤中含有各种电解质,主要贮存于皮下组织中。

第七节 皮肤的免疫功能

皮肤是重要的免疫器官。1986 年 Bos 提出了"皮肤免疫系统的概念",包括免疫细胞和免疫分子两部分,它们形成一个复杂的网络系统,并与体内其他免疫系统相互作用,共同维持着皮肤微环境和机体内环境的稳定。

(一) 皮肤免疫系统的细胞成分

免疫细胞,即免疫潜能细胞,泛指所有参加免疫反应的细胞,在皮肤中主要包括淋巴细胞、巨噬细胞、树突状细胞、粒细胞等(表 9-1)。

表 9-1 皮肤主要免疫细胞的分布与功能

细胞种类	分布部位	主要功能
角质形成细胞	表皮	合成分泌细胞因子、参与抗原呈递
朗格汉斯细胞	表皮	抗原呈递、合成分泌细胞因子、免疫监视等
淋巴细胞	真皮	介导免疫应答
内皮细胞	真皮血管	分泌细胞因子、参与炎症反应、组织修复等
肥大细胞	真皮乳头血管周围	I 型超敏反应
巨噬细胞	真皮浅层	创伤修复、防止微生物入侵
成纤维细胞	真皮	参与维持皮肤免疫系统的自稳
真皮树枝状细胞	真皮	不详,可能是表皮朗格汉斯细胞的前体细胞

角质形成细胞具有合成和分泌白介素、干扰素等细胞因子的作用,同时还可通过表达 MHC-II类抗原、吞噬并粗加工抗原物质等方式参与外来抗原的呈递。

皮肤内的淋巴细胞主要为 T 淋巴细胞,其中表皮内淋巴细胞以 $CD8^+T$ 为主,占皮肤淋巴细胞总数的 2%。T 淋巴细胞具有亲表皮特性,且能够在血液循环和皮肤之间进行再循环,传递各种信息,介导免疫反应。

朗格汉斯细胞是表皮中重要的抗原呈递细胞,此外,还可调控 T 淋巴细胞增殖和迁移,并参与免疫调节、免疫监视、免疫耐受、皮肤移植物排斥反应和接触性超敏反应等。

(二) 皮肤免疫系统的分子成分

1. 细胞因子　表皮内多种细胞均可在适宜刺激下合成和分泌细胞因子,后者不仅影响细胞分化、增殖等,而且还参与免疫自稳机制和病理生理过程。细胞因子既可以在局部发挥作用,也可以通过激素样方式作用于全身。

2. 黏附分子　可介导细胞与细胞间或细胞与基质间的相互接触或结合,后者是完成许多生物学过程的前提条件。某些病理状态下黏附分子表达增加,可作为监测某些疾病的指标。

3. 其他分子　皮肤表面存在分泌型 IgA,后者在皮肤局部免疫中通过阻碍黏附、溶解、调理吞噬、中和等方式参与抗感染和抗过敏;补体可通过溶解细胞、免疫吸附、杀菌和过敏毒素及促进介质释放等方式,参与特异性和非特异性免疫反应;皮肤神经末梢受外界刺激后可释放感觉神经肽如降钙素基因相关肽(CGRP)、P 物质(SP)、神经激酶 A 等,对中性粒细胞、巨噬细胞等产生趋化作用,导致损伤局部产生风团和红斑反应。

第十章

皮肤性病的临床表现及诊断

第一节　皮肤性病的临床表现

皮肤性病的临床表现包括症状和体征,是诊断皮肤性病的主要依据。

(一) 症状

患者主观感觉到的不适称为症状(symptom)。局部症状主要有瘙痒、疼痛、烧灼及麻木感等,全身症状有畏寒发热、乏力、食欲缺乏和关节疼痛等。症状的轻重与原发病的性质、病变程度及个体差异有关。

瘙痒是皮肤病最常见的症状,可轻可重,时间上可为持续性、阵发性或间断性,范围上可为局限性或泛发性。常见于荨麻疹、慢性单纯性苔藓、湿疹、疥疮等,一些系统性疾病如恶性肿瘤、糖尿病、肝肾功能不全等也可伴发瘙痒。

疼痛常见于带状疱疹、皮肤化脓性感染、结节性红斑、淋病和生殖器疱疹等,疼痛性质可为刀割样、针刺样、烧灼样、电击样等,多局限于患处。

麻木感及感觉异常可见于麻风患者。

(二) 体征

客观存在、可看到或接触到的皮肤黏膜及其附属器的改变称为体征(sign),又称为皮肤损害(简称皮损)。皮损可分为原发性和继发性两大类,但有时两者不能截然分开,如脓疱为原发性皮损,也可继发于丘疹或水疱。

1. 原发性皮损(primary lesion)　由皮肤性病的组织病理变化直接产生,对皮肤性病的诊断具有重要价值。原发性皮损分为:

(1) 斑疹(macule)和斑片(patch):皮肤黏膜的局限性颜色改变,与周围皮肤平齐,无隆起或凹陷,大小可不一,形状可不规则,直径一般小于1cm。直径达到或超过1cm时,称为斑片。

根据发生机制和特征的不同,可分为红斑、出血斑、色素沉着及色素减退（或脱失）斑等。红斑是局部真皮毛细血管扩张、充血所致，分为炎症性红斑（如丹毒等）和非炎症性红斑（如鲜红斑痣等）。出血斑由毛细血管破裂后红细胞外渗所致，压之不褪色，直径 <2mm 时称瘀点（petechia），>2mm 时称瘀斑（ecchymosis）。色素沉着及色素减退（或脱失）斑是真皮或真皮色素增加、减少（或消失）所致，压之不褪色，如黄褐斑、花斑糠疹和白癜风等。

（2）斑块（plaque）：为丘疹扩大或较多丘疹融合而成、直径 >1cm 的隆起性扁平皮损，中央可有凹陷。见于银屑病等。

（3）丘疹（papule）：为局限性、实质性、直径 ≤1cm 的表浅隆起性皮损。丘疹表面可扁平（如扁平疣）、圆形脐凹状（如传染性软疣）、粗糙不平呈乳头状（如寻常疣），颜色可呈紫红色（如扁平苔藓）、黑褐色（如色素痣）。丘疹可由表皮或真皮浅层细胞增殖（如银屑病）、代谢产物聚积（如皮肤淀粉样变）或炎症细胞浸润（如湿疹）引起。

（4）风团（wheal）：为真皮浅层水肿引起的暂时性、隆起性皮损。皮损可呈红色或苍白色，周围常有红晕，一般大小不一，形态不规则。皮损发生快，此起彼伏，一般经数小时消退，消退后多不留痕迹，常伴有剧痒。见于荨麻疹（图 10-1）。

（5）水疱（vesicle）和大疱（bulla）：水疱为局限性、隆起性、内含液体的腔隙性皮损，直径一般 ≤1cm（图 10-1）。直径 >1cm 者称大疱。内容物含血液者称血疱。因水疱在皮肤中发生位置的不同，疱壁可薄可厚，位于角质层下的水疱，疱壁薄，易干涸脱屑，见于红斑型天疱疮；位于棘细胞层的水疱，疱壁略厚不易破溃，见于水痘、带状疱疹等；位于表皮下的水疱，疱壁较厚，很少破溃，见于大疱性类天疱疮等。

（6）脓疱（pustule）：为局限性、隆起性、内含脓液的腔隙性皮损，可由细菌（如脓疱疮）或非感染性炎症（如脓疱型银屑病）引起。脓疱的疱液可浑浊、稀薄或黏稠，皮损周围常有红晕。水疱继发感染后形成脓疱为继发性皮损。

（7）结节（nodule）：为实质性、深在性皮损，呈圆形或椭圆形，可隆起于皮面，亦可不隆起，需触诊方可查出，触之有一定硬度或浸润感。可由真皮或皮下组织的炎性浸润（如结节性红斑）引起。结节可吸收消退，亦可破溃成溃疡，愈后形成瘢痕。

（8）囊肿（cyst）：为含有液体或黏稠物及细胞成分的囊性皮损。一般位于真皮或更深位置，可隆起于皮面或仅可触及。外观呈圆形或椭圆形，触之有囊性感，大小不等。见于皮脂腺囊肿、表皮囊肿。

2. 继发性皮损　是由原发性皮损演变而来，或因搔抓、治疗不当引起。

（1）糜烂（erosion）：局限性表皮或黏膜上皮破损形成的红色湿润创面，常由水疱、脓疱破裂或浸渍处表皮脱落所致。因损害较表浅，愈后一般不留瘢痕。

（2）溃疡（ulcer）：局限性皮肤或黏膜缺损形成的创面，可深达真皮或更深位置，可由感染、损伤、肿瘤、血管炎等引起。其基底部常有坏死组织附着，边缘可陡直、倾斜或高于周围皮肤。因损害常破坏基底层细胞，故愈合较慢且愈后可留有瘢痕（图 10-1）。

（3）鳞屑（scale）：为干燥或油腻的角质细胞层状堆积，由表皮细胞形成过快或正常角化过程受干扰所致。鳞屑的大小、厚薄、形态不一，可呈糠秕状（如红斑糠疹）、蛎壳状（如银屑病）或大片状（如剥脱性皮炎）。

（4）浸渍（maceration）：皮肤角质层吸收较多水分导致表皮变软变白，常见于长时间浸水或处于潮湿状态下的皮肤部位，如湿敷较久、指（趾）缝皱褶处。摩擦后表皮易脱落而露出糜烂面，容易继发感染。

（5）裂隙（fissure）：也称皲裂，为线状的皮肤裂口，可深达真皮。常由皮肤炎症、角质层增厚或皮肤干燥导致皮肤弹性降低，脆性增加，牵拉后引起。好发于掌跖、指（趾）及口角等部位。

（6）瘢痕（scar）：真皮或深部组织损伤或病变后，由新生结缔组织增生修复而成。可分为增生性和萎缩性两种，前者因隆起、表面光滑、无毛发的条索状或形状不规则的暗红色略硬斑块，见于烧伤性瘢痕及瘢痕疙瘩；后者较正常皮肤略凹陷，表皮变薄，皮肤光滑，局部血管扩张，见于红斑狼疮等。

（7）萎缩（atrophy）：为皮肤的退行性变，可发生于表皮、真皮及皮下组织，因表皮厚度变薄或真皮和皮下结缔组织减少所致。

（8）痂（crust）：由皮损中的浆液、脓液、血液与脱落组织等混合干涸后凝结而成。痂可薄可厚，质地柔软或脆硬，附着于创面。根据成分的不同，可呈淡黄色（浆液性）、黄绿色（脓性）、暗红或黑褐色（血性），或因混杂药物而呈不同颜色。

（9）抓痕（excoriation）：也称表皮剥脱，为线状或点状的表皮或深达真皮浅层的剥脱性缺损。常由机械性损伤所致，如搔抓、划破或摩擦。皮损表面可有渗出、血痂或脱屑，若损伤较浅则愈后不留瘢痕。

（10）苔藓样变（lichenification）：因反复搔抓、不断摩擦导致的皮肤局限性粗糙增厚。表现为皮嵴隆起，皮沟加深，皮损界限清楚，常伴剧痒。见于慢性单纯性苔藓、慢性湿疹等（图 10-1）。

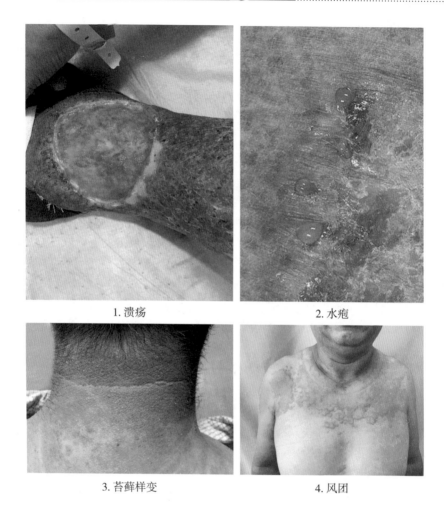

1. 溃疡　　　　　　　　　　　　　　2. 水疱

3. 苔藓样变　　　　　　　　　　　　4. 风团

图 10-1　常见皮损

第二节　皮肤性病的诊断

　　皮肤性病的诊断同其他疾病一样,需要对病史、体格检查、辅助检查等信息进行综合分析。体格检查时应特别注重皮损的检查。

(一) 病史

　　1. 一般资料　包括患者的姓名、性别、年龄、职业、民族、籍贯、婚姻状况、出生地等。这些虽属一般项目,但对疾病的分析、诊断有时具有重要价值,如系统性红斑狼疮好发于育龄期妇女,脂溢性角化多见于老年男性,而演员易引起化妆品皮炎,有些疾病分布具有区域性(如麻风、深部真菌病等)。准确的地址和联系方式有助于对患者进行随访。

2. 主诉　患者就诊的原因,包括主要的临床表现和持续时间等。

3. 现病史　应详细记录患者发病至就诊的全过程,包括疾病诱发因素、前驱症状、初发皮损状况(如性质、部位、数目、分布、扩展顺序、变化规律等)、伴随的局部及全身症状、治疗经过及其疗效。应注意饮食、药物、接触物、季节、环境温度、日光照射等因素与疾病发生、发展的关系。

4. 既往史　过去曾罹患的各系统疾病名称、诊治情况及其疗效,特别是与现有皮肤病相关的疾病。应注意有无药物过敏史和其他过敏史。

5. 个人史　患者的生活情况、饮食习惯、婚姻及生育情况和性活动史,女性应有月经史、妊娠史等。

6. 家族史　应询问家族中其他成员有无类似疾病,有无近亲结婚等,这些信息对于遗传性皮肤病的诊断尤为重要。

(二) 体格检查

主要目的在于通过认真体检,把握皮损的特点,帮助诊断疾病。不少皮肤病与其他系统之间可能存在密切关系,应重视全身系统检查。

皮肤检查时,应注意对皮肤黏膜及其附属器进行全面检查。光线应充足,最好在自然光下进行,以获得最接近真实的皮损信息。室内温度应适宜,过冷或过热均可影响皮损的颜色及性状。必要时可借助放大镜、皮肤镜等仪器来观察皮损。

1. 视诊

(1) 性质:应注意区别原发性与继发性皮损,是否单一或多种皮损并存。

(2) 大小和数目:大小可实际测量,亦可用实物描述,如芝麻、小米、黄豆、鸽卵、鸡蛋或手掌大小;数目为单发、多发或用数字表示。

(3) 颜色:正常皮色或红、黄、紫、黑、褐、蓝、白等。根据颜色的深浅,还可进一步划分描述,如红色可分为淡红、暗红、鲜红等。

(4) 界限及边缘:界限可分为清楚、比较清楚或模糊,边缘可整齐或不整齐等。

(5) 形状:可呈圆形、椭圆形、多角形、不规则形或地图状等。

(6) 表面:可分为光滑、粗糙、扁平、隆起;干燥、潮湿、浸渍、渗液;鳞屑(糠秕样、鱼鳞状),结痂(脓痂、血痂)等。

(7) 基底:可为较宽、较窄或呈蒂状。

(8) 内容:主要用于观察水疱、脓疱和囊肿,内容物可分为血液、浆液、黏液、脓液、皮脂、角化物或其他异物等。

(9) 排列:可呈孤立或群集,排列方式可呈线状、带状、环状或无规律。

(10) 部位和分布:根据皮损部位可对皮肤性病的种类进行大致归类,应查明皮损位于暴露部位、覆盖部位,分布方式为局限性或全身性。

2. 触诊　主要了解皮损是坚实或柔软,是浅在或深在,有无浸润增厚、萎缩变薄、松弛或凹陷,局部温度是正常、升高或降低,是否与周围组织粘连,有无压痛,有无感觉过敏、减低或异常,附近淋巴结有无肿大、触痛或粘连等。

棘层松解又称尼氏征,是某些皮肤病发生棘层松解(如天疱疮)时的触诊表现,可有四种阳性表现:①手指推压水疱一侧,水疱沿推压方向移动;②手指轻压疱顶,疱液向四周移动;③稍用力在外观正常皮肤上推擦,表皮即剥离;④牵扯已破损的水疱壁时,可见水疱周边的外观正常皮肤一同剥离。

第十一章

皮肤组织病理学

皮肤组织病理学是皮肤病诊疗中最常用的辅助检查之一,不仅对皮肤病的诊断有重要价值,而且对了解疾病发生、发展、转归、机体的全身状态均有重要意义,也是选择治疗方法的重要依据。

第一节　皮肤组织病理学检查目的及基本要求

（一）检查目的

1. 确定诊断

（1）皮肤肿瘤:必须通过病理确定诊断。

（2）感染性皮肤病:一些病毒性疾病有一定的特异性改变,深部真菌病等可找到病原微生物,或通过进一步的特殊染色发现微生物。

（3）代谢性疾病:皮肤淀粉样病变等可找到特异的物质,或通过特殊染色明确诊断。

2. 鉴别诊断　大疱性皮肤病、肉芽肿性皮肤病、结缔组织病、角化性皮肤病等,其病理改变具有一定的特点,可与类似疾病进行区分,达到鉴别诊断目的。

3. 指导治疗

（1）对于皮肤恶性肿瘤如黑色瘤、皮肤淋巴瘤等,需通过病理分期、分级以指导治疗。

（2）一些临床及病理均不具有特异性的皮肤病,通过病理可找到一些有意义的诊断线索,或在诊断不能明确的情况下依据病理改变制订治疗方案。

（二）皮损选择

应选择未经治疗的成熟皮损。炎症性皮肤病应选择近成熟期的皮损,肿瘤性皮肤病应选择典型皮损,大疱性皮肤病及感染性皮肤病应选择新鲜皮损,环状损害应选择活动边缘部分,结节性损害切取标本时应达到足够深度。取材时应包括一小部分正常组织,以便与病变组织对照。应尽量避免在腹股沟、腋窝、关节和面部切取标本。

（三）取材方法

1. 手术切取法　适用于各种要求及大小的皮肤标本,最为常用,应注意切缘锐利整齐,切口方向尽量与皮纹一致,足够深、足够大,尽量夹持切下组织的两端,以避免挤压组织影响观察。

2. 环钻法　只适用于较小损害,或病根受限于表浅处,或手术切取有困难者。

（四）标本处理

标本应立即放入10%甲醛溶液中固定,特殊情况下可采用95%乙醇固定。固定液体积应达到标本体积的 10 倍以上,大的肿瘤组织应切分成多块,以保证固定液能充分渗入。

（五）注意事项

1. 皮肤外科切除的任何肿物均应行病理检查。

2. 皮肤病理诊断需密切结合临床,在取材之前应对拟取材皮损进行临床摄影,同时对全身各部位皮损均应进行摄影记录。

3. 皮肤科医师需详细填写病理申请单,特别要注明所取皮损的病期。

第二节　皮肤组织病理学的常用术语

皮肤组织病理变化按其层次可分为表皮病变、真皮病变和皮下组织病变等。

（一）表皮病变

1. 角化过度　由病理性改变所造成的角质层增厚,可以是相对的,也可以是绝对的。见于扁平苔藓、掌跖角化病、鱼鳞病等(图 11-1)。

2. 角化不全　角质层内仍有残留的细胞核,常伴颗粒层变薄或消失。见于银屑病、玫瑰糠疹、汗孔角化症等(图 11-1)。

3. 角化不良　表皮或附属器个别角质形成细胞未至角质层即显示过早角化。良性疾病中可见于毛囊角化病、病毒感染等,恶性疾病中最常见于鳞状细胞癌,其角化不良细胞可呈同心性排列,接近中心部逐渐出现角化,称角珠。

4. 颗粒层增厚　指颗粒层变厚,因细胞增生和 / 或肥大所致。见于慢性单纯性苔藓、扁平苔藓等(图 11-1)。

5. 棘层肥厚　指表皮棘细胞层增厚,常伴有表皮突延长或增宽,一般由

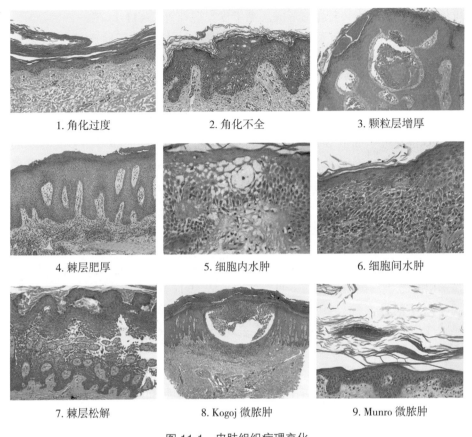

1. 角化过度　　　　　　2. 角化不全　　　　　　3. 颗粒层增厚

4. 棘层肥厚　　　　　　5. 细胞内水肿　　　　　　6. 细胞间水肿

7. 棘层松解　　　　8. Kogoj 微脓肿　　　　9. Munro 微脓肿

图 11-1　皮肤组织病理变化

棘层细胞数目增多所致,由细胞体积增大所致者称假性棘层肥厚。见于银屑病及慢性皮炎等(图 11-1)。

6. 疣状增生　指表皮角化过度、颗粒层增厚、肌层肥厚和乳头瘤样增生四种病变同时存在,表皮宛如山峰林立。见于寻常疣、疣状痣等。

7. 乳头瘤样增生　指真皮乳头体不规则向上增生。往往表皮本身也出现不规则增生,使表皮呈不规则的波浪状。见于黑棘皮病、皮脂腺痣等。

8. 假上皮瘤样增生　指棘层高度或显著不规则肥厚,表皮突不规则延伸,可达汗腺水平以下,其间可有炎性细胞。常见于慢性肉芽肿性疾病等。

9. 细胞内水肿　主要指棘层细胞内发生水肿,细胞体积增大,胞质变淡。高度肿胀的细胞可呈气球状,称气球状变性;若细胞内水肿使细胞膨胀破裂,邻近残留的胞膜连成许多网状中隔,最后形成多房性水疱,称网状变性。见于病毒性皮肤病、接触性皮炎等(图 11-1)。

10. 细胞间水肿　细胞间液体增多,细胞间隙增宽,细胞间桥拉长而清晰可见,其似海绵,故又名海绵形成。见于皮炎湿疹等(图 11-1)。

11. 棘层松解　指表皮或上皮细胞间失去粘连,呈松解状态,致表皮内裂隙或水疱(图 11-1)。见于天疱疮等。

12. 基层细胞液化变性　指基底细胞空泡化和崩解,重者基底层消失,使棘细胞直接与真皮接触,常伴真皮内噬黑素细胞浸润。见于扁平苔藓、红斑狼疮等。

13. Kogoj 微脓肿和 Munro 微脓肿　颗粒层或棘层上部海绵形成的基础上中性粒细胞聚集成的多房性脓疱,称 Kogoj 微脓肿(图 11-1);角质层内聚集的中性粒细胞形成的微脓肿,称 Munro 微脓肿(图 11-1)。见于脓疱性银屑病等。

14. Pautrier 微脓肿　指表皮内或外毛根鞘淋巴样细胞聚集形成的细胞巢。见于原发性皮肤 T 细胞淋巴瘤等。

(二) 真皮及皮下组织病变

1. 纤维蛋白样变性　结缔组织因病变而呈现明亮、嗜伊红、均质性改变,显示出纤维蛋白的染色反应。见于红斑狼疮、变应性血管炎等。

2. 嗜碱性变性　真皮上部结缔组织失去正常的嗜伊红性,呈无结构、颗粒状或小片状嗜碱性变化,明显时可表现为不规则排列的嗜碱性卷曲纤维,与表皮之间隔以境界带。见于日光状角化病等。

3. 黏液变性　胶原纤维基质中黏多糖增多,胶原纤维束间的黏液物质沉积而使间隙增宽,有时 HE 染色时呈浅蓝色。见于胫前黏液水肿等。

4. 弹力纤维变性　指弹力纤维断裂、破碎、聚集成团或粗细不匀呈卷曲状,量减少甚至溶解消失。见于弹力纤维假黄瘤等。

5. 肉芽肿　指各种原因所致的慢性增殖性改变,病变局部形成以组织细胞为主的结节状病灶,病变中可含有组织细胞(上皮样细胞、巨噬细胞)、多核巨细胞、淋巴细胞、浆细胞、中性粒细胞等。见于结节病、结核、麻风、梅毒和各种深部真菌病等。

6. 渐进性坏死　某些肉芽肿性皮肤病中,真皮结缔组织纤维及其内的血管等均失去正常着色能力,但仍可见其轮廓,无明显炎症,边缘常可见成纤维细胞、组织细胞或上皮样细胞呈栅栏状排列。见于环状肉芽肿、类脂质渐进性坏死、类风湿结节等。

7. 脂膜炎　指由于炎症反应而引起皮下脂肪组织不同程度的炎症浸润、水肿、液化或变性坏死。可分为间隔性与小叶性两类。

第十二章

皮肤性病临床检验技术

第一节　免疫组化技术

(一) 适应证

大疱性皮肤病、结缔组织病等自身免疫性皮肤病、某些感染性皮肤病及皮肤肿瘤的诊断和鉴别诊断。

(二) 方法及原理

主要有直接免疫荧光法、间接免疫荧光法和免疫酶标法。主要原理是基于抗原 - 抗体反应,利用标记的特异性抗体检测组织和细胞中的抗原成分。

1. 直接免疫荧光法　主要用于检测病变组织或细胞中存在的抗体或补体。将冷冻切片组织固定于玻片上,滴加荧光素标记的抗人免疫球蛋白抗体或抗 C_3 抗体,经孵育、清洗等处理后,置于荧光显微镜下观察。若组织中有人免疫球蛋白或 C_3 沉积,则荧光抗体与之结合呈现荧光。

2. 间接免疫荧光法　主要用于检测血清中存在的循环自身抗体,并可作抗体滴度测定。底物取自正常人皮肤或动物组织。将患者血清滴于底物上,再滴加荧光标记的抗人免疫球蛋白抗体等,荧光显微镜下观察。若血清中存在循环自身抗体,荧光标记的抗人免疫球蛋白抗体即可与结合到底物上的抗体结合,呈现荧光。

3. 免疫酶标法　机制与间接免疫荧光法类似,但显示系统为可催化成色反应的辣根过氧化物酶、碱性磷酸酶等。主要标记细胞的某种特异性成分,可用于肿瘤的鉴别诊断。

(三) 标本处理

直接免疫荧光检查须将皮肤标本用湿润的生理盐水纱布包裹,4℃尽快送检。多数免疫酶标法可用普通病理方法制备的石蜡包埋组织块作为检验材料。

（四）结果分析

1. 直接免疫荧光 荧光显示的部位通常为棘细胞膜、皮肤基底膜带及血管壁。天疱疮皮损可见棘细胞间 IgG、IgA 或 C₃ 呈网状沉积，皮肤基底膜带阳性可见于大疱性类天疱疮，血管壁内免疫球蛋白和补体沉积可见于血管炎和红斑狼疮等。

2. 间接免疫荧光 可测定血清中自身抗体的性质、类型和滴度。如结缔组织病中抗核抗体、天疱疮中的抗棘细胞抗体等。

第二节 真 菌 检 查

（一）采集标本

浅部真菌的标本有毛发、皮屑、甲屑和痂等，标本在分离前常先用75%乙醇处理。深部真菌的标本可根据情况取痰、尿液、粪便、脓液、口腔和阴道分泌物、血液、各种穿刺液和活检组织。采集时应注意无菌操作。

（二）检查方法

1. 直接涂片 最常用。取标本置玻片上，加一滴 10% 的 KOH 溶液，盖上盖玻片，在酒精灯火焰上稍加热溶解角质后，轻轻加压盖玻片使标本透明即可镜检。用于检查有无菌丝或孢子，但不能确定菌种。

2. 涂片或组织切片染色 染色可更好地显示真菌形态和结构。革兰氏染色适用于白色念珠、孢子丝菌等；瑞氏染色适用于组织胞浆菌；组织切片 PAS 染色，可将多数真菌染成红色。

3. 培养检查 可提高真菌检出率，并能确定菌种。

第三节 变应原检测

（一）斑贴试验

1. 适应证 迟发型变态反应相关疾病，如接触性皮炎、职业性皮炎、手部湿疹、化妆品皮炎等。

2. 禁忌证 不宜在皮肤病急性发作期进行。

3. 方法 可采用市售成套商品，按说明书将受试抗原置于惰性聚乙烯塑料或铝制斑试器，贴于患者背部。

4. 结果及意义 24~48h 后观察。受试部位无反应为（−）；皮肤出现痒或轻度发红为（±）；皮肤出现单纯红斑、瘙痒为（+）；皮肤出现水肿性红斑、丘疹为（++）；皮肤出现显著红肿、伴丘疹和水疱为（+++）。阳性反应说明患者对受试物过敏,但应排除原发性刺激或其他因素所致的假阳性反应。这种反应一旦将受试物去除会很快消失,而真正的阳性反应则去除受试物24~48h内往往是增强的而不是减弱。

5. 注意事项

(1) 应注意区分过敏反应和刺激反应。

(2) 阴性反应可能与试剂浓度低、斑试物质与皮肤接触时间太短等因素有关。

(3) 不可用高浓度原发性刺激物做试验。

(4) 斑贴试验前需停用糖皮质激素或其他免疫抑制剂等系统治疗药物2周以上,拟受试部位需局部停用糖皮质激素外用药物3d以上。

(5) 如果在贴敷后72h至1周内受试部位出现红、痒等情况,应及时到医院检查。

(二) 点刺试验及划痕试验

1. 适应证　主要用于测试速发型变态反应,适用于荨麻疹、特应性皮炎、过敏性鼻炎、哮喘等。划痕试验,现逐渐被点刺试验取代。

2. 禁忌证　有过敏性休克史者禁止行此类试验;妊娠期应避免该项检查。

3. 方法　一般选择前臂屈侧为受试部位,局部清洁消毒。消毒后待2min使皮肤血流恢复正常,按说明书滴试液、点刺,5~10min后拭去试液,20~30min后观察试验结果。

4. 结果及意义　皮肤反应强度与组胺相似为阳性(+++)、强阳性为(++++),弱阳性为(++)及(+),与生理盐水相同为(−)。

5. 注意事项

(1) 宜在基本无临床症状时进行。

(2) 应设生理盐水及组胺液作阴性及阳性对照。

(3) 结果为阴性时,应继续观察3~4d,必要时3~4周后重复试验。

(4) 应准备肾上腺素注射液,以抢救可能发生的过敏性休克。

(5) 点刺试验前需停用糖皮质激素系统治疗2周以上,停用抗组胺药物及三环类抗抑郁药3d以上。

第四节　滤过紫外线检查

1. 适应证　色素性皮肤病(如白癜风、白色糠疹)、皮肤细菌感染(如铜绿假单胞菌、微细棒状杆菌)、皮肤真菌感染、代谢性皮肤病(如迟发型皮肤卟啉病)等。

2. 方法 在暗室内,将患处置于滤过紫外线 Wood 灯下直接照射,观察荧光类型。

3. 结果及意义 本方法既有诊断价值,又能进行疗效观察。色素减退或脱失性损害如白癜风,边界清楚,呈纯白色荧光,可与色素减退斑或正常肤色区别。色素沉着、黄褐斑、咖啡斑的色素可更为明显。局部外用药(如凡士林、水杨酸、碘酊等)甚至肥皂的残留物等也可有荧光,应注意鉴别。

第五节 性 病 检 查

(一) 淋球菌检查

1. 方法 标本采集用含无菌生理盐水的藻酸钙棉拭子,伸入男性尿道 2~4cm,轻轻转动取出分泌物;女性先用无菌的脱脂棉擦去阴道内黏液,用无菌藻酸钙脱脂棉拭子插入宫颈内 1~2cm 处旋转取出分泌物。

直接涂片主要用于急性感染患者。涂片 2 张,自然干燥、加热固定后做革兰氏染色,油镜下检查。进行细菌培养时将标本立即接种于血琼脂或巧克力琼脂平板,置于含 5%~10% 的 CO_2 孵箱,37 ℃ 孵育 24~48h 后观察结果。挑选可疑菌落做涂片染色镜检,也可用氧化酶试验或糖发酵试验进一步证实。

2. 结果 涂片染色镜检可见大量多形核细胞,细胞内可找到成双排列、呈肾形的革兰氏阴性双球菌。在培养皿上可形成圆形、稍凸、湿润、光滑、透明到灰白色的菌落,直径为 0.5~1mm。生化反应符合淋球菌特性。

3. 临床意义 直接涂片镜检阳性者可初步诊断,但阴性不能排除诊断;培养阳性可确诊。

4. 注意事项 ①取材时拭子伸入尿道或宫颈口内的深度要足够;②男性患者最好在清晨首次排尿前或排尿后数小时采集标本进行培养;③涂片时动作宜轻柔,防止细胞破裂变形,涂片厚度、固定及革兰氏染色时间要合适。

(二) 梅毒螺旋体检查

1. 梅毒螺旋体直接检查 取病灶组织渗出物、淋巴结穿刺液或组织研磨液,用暗视野显微镜检查,也可经镀银染色、吉姆萨染色或墨汁负染色后用普通光学显微镜检查,或用直接免疫荧光检查。

梅毒螺旋体菌体细长,两端尖直,在暗视野显微镜下折光性强,沿纵轴旋转伴轻度前后运动。镀银染色法示螺旋体呈棕黑色,吉姆萨染色法示螺旋体呈桃红色,直接免疫荧光检查螺旋体呈绿色荧光。镜检阳性结合临床表现、性接触史可确诊。

2. 快速血浆反应素环状卡片试验(rapid plasma regain test,RPR)　为非梅毒螺旋体抗原血清试验,用于梅毒的筛选诊断和疗效判断。

操作方法:①卡片定性试验:取 50μl 待检血清加入卡片的圆圈内并涂匀,用专用滴管加入摇匀的抗原 1 滴,将卡片旋转 8min 后立即观察结果,出现黑色凝聚颗粒和絮片为阳性;②卡片定量试验:用等量盐水在小试管内作 6 个稀释度,即 1:1、1:2、1:4、1:8、1:16、1:32,每个稀释度取 50μl 血清加入卡片圆圈中,按定性法测定。

临床意义:本试验敏感性高而特异性低。结果为阳性时,临床表现符合梅毒,可初步诊断。定量试验是观察疗效、判断复发及再感染的手段。假阴性常见于一期梅毒硬下疳出现后的 2~3 周内、感染梅毒立即治疗、晚期梅毒或二期梅毒的前带现象。假阳性常见于自身免疫性疾病、麻风、海洛因成瘾者、少数孕妇及老人。

3. 梅毒螺旋体颗粒凝结试验(treponema pallidum particle agglutination test,TPPA)　为梅毒螺旋体抗原血清试验,用于梅毒的特异性诊断。

临床意义:阳性结果可明确诊断。

(三) 醋酸白试验

人类乳头瘤病毒感染的上皮细胞与正常细胞产生的角蛋白不同,能被冰醋酸致白。以棉签清除皮损表面分泌物后,外用 5% 冰醋酸 2~5min 后观察,皮损变为白色、周围正常组织不变色为阳性。尖锐湿疣皮损醋酸白试验呈阳性。

(四) 毛滴虫检查

在阴道后穹窿、子宫颈或阴道壁上取分泌物混于温生理盐水中,立即在低倍镜下镜检,如有滴虫时可见其呈波状移动。男性可取尿道分泌物、前列腺液或尿沉渣检查。

第六节　蠕形螨、疥螨和阴虱检查

(一) 蠕形螨检查

1. 挤刮法　选取鼻沟、颊部及颧部等部位,用刮刀或手挤压,将挤出物置于玻片上,加 1 滴生理盐水,盖上盖玻片并轻轻压平,镜检有无蠕形螨。

2. 透明胶带法　将透明胶带贴于上述部位,数小时或过夜后,取下胶带贴于载玻片上镜检。

(二) 疥螨检查

选择指缝、手腕屈侧等处未经搔抓的丘疱疹、水疱或隧道,用消毒针头挑出隧道盲端灰白色小点置玻片上,或用蘸上矿物油的消毒手术刀轻刮皮损

6~7 次,取附着物移至玻片上,加 1 滴生理盐水后镜检。

（三）阴虱的检查

用剪刀剪下附有阴虱或虫卵的阴毛,75% 乙醇或 5%~10% 甲醛溶液固定后置于玻片上,加 1 滴 10%KOH 溶液后镜检。

第十三章

皮肤性病的预防和治疗

第一节 皮肤性病的预防

皮肤性病发病率高,影响患者及家人的生活质量,损害身心健康,严重者可危及生命。"预防为主"历来是我国卫生工作的重点之一,开展良好的预防工作可以减少皮肤性病的发生和流行。皮肤性病的预防要有全面、整体的观念,防止重治轻防、重局部轻整体的倾向。根据疾病病因、性质等不同,采取相应预防措施。

1. 感染性皮肤病 该类疾病应格外强调预防,如脓疱疮、疖疮、真菌病、结核、麻风、淋病、梅毒、艾滋病等,最重要的是控制好传染源,切断传播途径,改善环境卫生,避免不良生活习惯。

2. 变态反应性皮肤病 详细了解发病时间,有无家族史,有无合并系统疾病,在减少或去除可疑因素的同时,仔细寻找变应原,避免再次接触或摄入;药物过敏者应禁用致敏药物,与致敏药物结构类似的药物也应慎用。

3. 瘙痒性皮肤病 寻找并去除病因,嘱患者避免搔抓、热水烫洗及食用辛辣刺激性食物等,老年人应重视皮肤的保湿护理。

4. 职业性皮肤病 调查工作环境中的致病因素,找出病因,针对不同的环节进行防护或改进相应的劳动条件和生产流程等。

5. 不当医学美容、生活美容导致皮肤病 一些不当或盲目的美容服务、化妆品不恰当使用导致的化妆品皮炎发病日渐增多。应帮助患者了解美容化妆品的卫生知识,认识美好的皮肤源于健康的身体、良好的生活习惯和合理的饮食结构,不要轻信各种快速美白、嫩肤产品和美容措施,慎重对待美容手术。

6. 皮肤肿瘤 避免日光长期、过度暴露和接触有害致癌物质,定期进行皮肤专科检查。

应重视皮肤病与环境、精神因素的关系。当今社会高压力、快节奏导致人们精神紧张,是许多皮肤病发病或加重的原因之一。此外,生活、工作环境中的某些有毒、有害物如某些重金属、室内装饰材料中的甲醛和食用的蔬菜水果中所含的某些激素、抗生素、农药等成分可导致一些疾病反复迁延,应帮助患者尽量寻找并避免接触。

第二节 皮肤性病的治疗

皮肤性病的治疗方法主要有外用药物治疗、系统药物治疗、物理治疗和皮肤外科治疗,其中外用药物治疗是皮肤科特有的治疗方法。

一、外用药物治疗

皮肤为人体最外在器官,为外用药物治疗创造了良好条件。外用药物治疗时皮损局部药物浓度高、系统吸收少,因而具有疗效高和不良反应少的特点。药物经皮吸收是外用药物治疗的理论基础。影响药物经皮吸收的因素包括皮肤角质层厚度、药物分子量大小、药物浓度、用药时间长短等。

（一）外用药物的种类（表 13-1、表 13-2）

表 13-1 外用药物的种类及代表剂型

种类	作用	代表药物
清洁剂	清除渗出物、鳞屑、痂和残留药物	3% 硼酸溶液、植物油和液状石蜡等
保护剂	保护皮肤、减少摩擦	氧化锌粉、炉甘石、淀粉等
止痒剂	减轻局部痒感	1% 麝香草酚、1% 苯酚、糖皮质激素
角质促成剂	促进表皮角质层正常化,收缩血管、减轻渗出和浸润	2%~5% 煤焦油、3% 水杨酸、3%~5% 硫黄、0.1%~0.5% 蒽林、钙泊三醇软膏等
角质剥脱剂	使过度角化的角质层细胞松解脱落	5%~10% 水杨酸、10% 硫黄、20%~40% 尿素、5%~10% 乳酸、0.01%~0.1% 维 A 酸等
收敛剂	减少渗出、促进炎症消退	0.2%~0.5% 硝酸银、2% 明矾液
腐蚀剂	破坏和去除增生肉芽组织	30%~50% 三氯醋酸、纯苯酚
抗菌剂	杀灭或抑制细菌	3% 硼酸溶液、0.1% 雷夫诺尔、1% 克林霉素、2% 莫匹罗星等
抗真菌剂	杀灭或抑制真菌	2%~3% 克霉唑、1% 益康唑、2% 咪康唑、2% 酮康唑、1% 特比萘芬等
抗病毒剂	抗病毒	3%~5% 阿昔洛韦

续表

种类	作用	代表药物
杀虫剂	杀灭疥螨、虱	5%~10% 硫黄、2% 甲硝唑
遮光剂	阻止紫外线穿透皮肤	5% 二氧化钛、10% 氧化锌、5%~10% 对氨基苯甲酸、5% 奎宁等
脱色剂	减轻色素沉着	3% 氢醌、20% 壬二酸等
维 A 酸类	调节表皮角化和抑制表皮增生	0.025%~0.05% 全反式维 A 酸霜、0.1% 他扎罗汀凝胶
糖皮质激素	抗炎、止痒、抗增生	根据强度分 4 级（表 13-2）

表 13-2　常用糖皮质激素外用剂型

分级	药物	常用浓度
弱效	醋酸氢化可的松	1%
	醋酸甲泼尼松龙	0.25%
中效	醋酸地塞米松	0.05%
	醋酸泼尼松龙	0.5%
	丁氯倍他松	0.05%
	曲安奈德	0.025%~0.1%
	氟轻松	0.01%
	醋酸氟氢可的松	0.25%
强效	哈西奈德	0.025%
	二丙酸倍氯美松	0.025%
	二丙酸倍他米松	0.05%
	二丙酸地塞米松	0.1%
	戊酸倍他米松	0.05%
	氟轻松	0.025%
超强效	丙酸氯倍他索	0.02%~0.05%
	哈西奈德	0.1%
	戊酸倍他米松	0.1%
	卤米(他)松	0.05%

外用糖皮质激素可能引起局部皮肤萎缩、毛细血管扩张、多毛、痤疮、毛囊炎、色素异常等，此外，还可引起激素依赖性皮炎或增加真菌感染的机会。面

部、乳房、腋下、外生殖器等部位皮肤结构特殊,对激素吸收力较强,应注意用药强度和时间。系统不良反应很少见。但大面积、长时间外用强效糖皮质激素或封包治疗,也可发生系统使用糖皮质激素时出现的不良反应。

(二) 外用药物的剂型

1. 溶液(solution) 是药物的水溶液。具有清洁、收敛作用,主要用于湿敷。湿敷有减轻充血水肿和清除分泌物及痂等作用,如溶液中含有抗菌药物还可发挥抗菌、消炎作用,主要用于急性皮炎湿疹类疾病。常用的有 3% 硼酸溶液、1:8 000 高锰酸钾溶液、0.2%~0.5% 醋酸铝溶液、0.1% 硫酸铜溶液等。

2. 酊剂和醑剂(tincture and spiritus) 是药物的乙醇溶液或浸液,酊剂是非挥发性药物的乙醇溶液,醑剂是挥发性药物的乙醇溶液。酊剂和醑剂外用于皮肤后,乙醇迅速挥发,将其中所溶解的药物均匀地分布于皮肤表面,发挥其作用。常用的有 2.5% 碘酊、复方樟脑醑等。

3. 粉剂(powder) 有干燥、保护和散热作用。主要用于急性皮炎无糜烂和渗出的皮损、特别适用于间擦部位。常用的有滑石粉、氧化锌粉、炉甘石粉等。

4. 洗剂(lotion) 也称振荡剂,是粉剂(30%~50%)与水的混合物,两者互不相溶。有止痒、散热、干燥及保护作用。常用的有炉甘石洗剂、复方硫黄洗剂等。

5. 油剂(oil) 用植物油溶解药物或与药物混合。有清洁、保护、润滑作用,主要用于亚急性皮炎和湿疹。常用的有 25%~40% 氧化锌油、10% 樟脑油等。

6. 乳剂(emulsion) 是油和水经乳化而成的剂型。有两种剂型,一种为油包水(W/O),油为连续相,有轻度油腻感,主要用于干燥皮肤或在寒冷季节使用;另一种为水包油(O/W),水是连续相,也称为霜剂(cream),由于水是连续相,因而容易洗去,适用于油性皮肤。水溶性和脂溶性药物均可配成乳剂,具有保护、润泽作用,渗透性较好,主要用于亚急性、慢性皮炎。

7. 软膏(ointment) 是用凡士林、单软膏(植物油加蜂蜡)或动物脂肪等作为基质的剂型。具有保护创面、防止干裂的作用,软膏渗透性较乳剂更好,其中加入不同药物可发挥不同治疗作用,主要用于慢性湿疹、慢性单纯性苔藓等疾病,由于软膏可阻止水分蒸发,不利于散热,因此不宜用于急性皮炎、湿疹的渗出期等。

8. 硬膏(plaster) 由脂肪酸盐、橡胶、树脂等组成的半固体基质贴附于裱褙材料上(如布料、纸料或有孔塑料薄膜)。硬膏可牢固地粘着于皮肤表面,作用持久,可阻止水分散失、软化皮肤和增强药物渗透性的作用。常用的有氧化锌硬膏、肤疾宁硬膏等。

9. 凝胶(gel) 是以有高分子化合物和有机溶剂如丙二醇、聚乙二醇为基质配成的外用药物。凝胶外用后可形成一薄层,凉爽润滑,无刺激性,急慢性皮炎均可使用。常用的有过氧化苯甲酰凝胶、阿达帕林凝胶等。

10. 气雾剂(aerosol) 又称为喷雾剂(spray),由药物与高分子成膜材料(如聚乙烯醇、缩丁醛)和液化气体(如氟利昂)混合制成。喷涂后药物均匀分布于皮肤表面,可用于治疗急、慢性皮炎或感染性皮肤病。

(三)外用药物的治疗原则

1. 正确选用外用药物的种类 应根据病因与发病机制等进行选择,如细菌性皮肤病宜选抗菌药物,真菌性皮肤病可选抗真菌药物,超敏反应性疾病选择糖皮质激素或抗组胺药,瘙痒者选用止痒剂,角化不全者选用角质促成剂,角化过度者选用角质剥脱剂等。

2. 正确选用外用药物的剂型 应根据皮肤病的皮损特点进行选择,原则为:①急性皮炎炎症较重,糜烂、渗出较多时宜用溶液湿敷。②亚急性皮炎渗出不多者宜用糊剂或油剂;如无糜烂宜用乳剂或糊剂。③慢性皮炎可选用乳剂、软膏、硬膏等。④单纯瘙痒无皮损者可选用乳剂、酊剂等。

3. 注意事项 依据患者的个体情况如年龄、性别、既往用药史等向患者详细解释使用方法、使用时间、部位、次数和可能出现的不良反应等。需要说明的是,市面上的各种美容护肤品外标签上也标注"乳液、霜、膏"等剂型名称,但有些和医学命名的内涵不完全相同。

二、系统药物治疗

皮肤性病科常用的系统药物治疗包括抗组胺药、糖皮质激素、抗生素、抗病毒药物、免疫抑制剂等。

(一)抗组胺药(antihistamines)

根据竞争受体的不同,抗组胺药可分为 H_1 受体拮抗剂和 H_2 受体拮抗剂两大类。H_1 受体主要分布在皮肤、黏膜、血管及脑组织。H_2 受体主要分布于消化道,皮肤微小血管有 H_1、H_2 两种受体存在。

1. H_1 抗组胺药 由于有与组胺相同的乙基胺结构,因此能与组胺争夺相应靶细胞上的 H_1 受体,产生抗组胺作用。可以对抗组胺引起的毛细血管扩张、血管通透性增高、平滑肌收缩、呼吸道分泌增加、血压下降等效应,此外,尚有一定的抗胆碱及抗 5- 羟色胺作用。适用于荨麻疹、药疹、接触性皮炎、湿疹等。根据药物透过血脑屏障引起的嗜睡作用不同,可将 H_1 受体拮抗剂分为第一代和第二代。

常用的第一代 H_1 抗组胺药见表 13-3。本组药物易透过血脑屏障,导致嗜睡、困倦、注意力不集中等,部分药物可有黏膜干燥、排尿困难、瞳孔散大等不良反应。高空作业和驾驶员需禁用或慎用,青光眼和前列腺肥大者也需慎用。

表 13-3　常用的第一代 H_1 抗组胺药

药名	成人剂量	常见不良反应
苯海拉明	50~150mg/d,分 2~3 次口服或 20~40mg/d,分次肌内注射	头晕、嗜睡、口干,长期应用(6 个月以上)可引起贫血
多塞平	75mg/d,分 3 次口服	嗜睡、口干、视物模糊、体重增加,孕妇、儿童禁用
赛庚啶	4~12mg/d,分 2~3 次口服	光敏性、低血压、心动过速、头痛、失眠、口干、尿潴留、体重增加
异丙嗪	50mg/d,分 4 次口服或 25mg,肌内注射	嗜睡、低血压、注意力不集中,大剂量和长期应用可引起中枢兴奋性增加
酮替芬	2mg/d,分 2 次口服	嗜睡、口干、恶心、头晕、体重增加

常用的第二代 H_1 抗组胺药见表 13-4。本组药物不易透过血脑屏障,不产生嗜睡或仅有轻度困倦,同时抗胆碱能作用较小。多数第二代 H_1 受体拮抗剂吸收快、作用时间较长,一般每天服用 1 次即可,因此目前临床上应用较广。

表 13-4　常用的第二代 H_1 抗组胺药

药物名称	成人口服剂量	注意事项
阿司咪唑	10mg/d	连续应用 1 个月以上可出现体重轻度增加,孕妇慎用
非索非那定	120mg/d,分 2 次	婴幼儿、孕妇、哺乳期妇女慎用
氯雷他定	10mg/d	2 岁以下婴幼儿禁用,孕妇、哺乳期妇女、肝肾功能损害患者慎用
西替利嗪	10mg/d	婴幼儿、孕妇、哺乳期妇女慎用
依巴斯汀	10~20mg/d	儿童用药安全性未确定,哺乳期妇女禁用,肝功能障碍、孕妇和老年人慎用
奥洛他定	10mg/d,分 2 次	肝功能低下、孕妇及哺乳期妇女慎用
咪唑斯汀	10mg/d	严重的肝病、心脏病患者禁用,轻度困倦、婴幼儿、孕妇、哺乳期妇女禁用,忌与大环内酯类抗生素、唑类抗真菌药合用

2. H_2 抗组胺药　与 H_2 受体有较强的亲和力,可拮抗组胺引起的胃酸分泌,也有一定程度的抑制血管扩张作用和抗雄激素作用。主要药物有西咪替丁、雷尼替丁等。不良反应有头痛、眩晕,长期应用可引起血清转氨酶升高、阳痿等,孕妇及哺乳妇女慎用。在皮肤科主要用于慢性荨麻疹、皮肤划痕症等。

（二）糖皮质激素（glucocorticoid）

具有抗炎、免疫抑制、抗细胞毒、抗休克等多种作用。

1. 适应证 应用广泛，常用于变应性皮肤病（如药疹、多形红斑、严重急性荨麻疹、过敏性休克、接触性皮炎等）、自身免疫性疾病（如系统性红斑狼疮、皮肌炎、系统性硬皮病的急性期、大疱性皮肤病、白塞病等），某些严重感染性皮肤等。

2. 常用糖皮质激素种类 见表13-5。

表13-5 常用糖皮质激素种类

	药物名称	抗炎效价	等效剂量	成人剂量
低效	氢化可的松	1	20	20~40mg/d，口服 100~400mg/d，静脉注射
中效	泼尼松	4	5	15~60mg/d，口服
	泼尼松龙	4~5	5	15~60mg/d，口服 10~20mg/d，静脉注射
	甲泼尼龙	7	4	16~40mg/d，口服 40~80mg/d，静脉注射
	曲安西龙	5	4	8~16mg/d，口服
高效	地塞米松	30	0.75	1.5~12mg/d，口服 或 2~20mg/d，静脉注射
	倍他米松	40	0.5	1~4mg/d，口服 6~12mg/d，肌内注射

3. 使用方法 应根据不同疾病及个体情况决定糖皮质激素的剂量和疗程。一般成人用量泼尼松 30mg/d 以下为小剂量，用于较轻病症（如接触性皮炎、多形红斑、急性荨麻疹等）；泼尼松 30~60mg/d 为中等剂量，多用于自身免疫性皮肤病（如系统性红斑狼疮、皮肌炎、天疱疮、大疱性类天疱疮等）；泼尼松 60mg/d 以上为大剂量，一般用于较严重患者（如严重系统性红斑狼疮、重症天疱疮、重症药疹、中毒性大疱性表皮松解症等）。冲击疗法为一种超大剂量疗法，主要用于激素常规治疗无效的危重患者（如狼疮性脑病等），方法为甲基泼尼松龙 0.5~1.0g/d，加入 5% 或 10% 葡萄糖溶液中静脉注射，连用 3~5d 后原剂量维持治疗。

自身免疫性皮肤病往往需要使用糖皮质激素数年甚至更长时间，由于剂量较大、疗程较长，应当特别注意不良反应，递减到维持量时可采用每天或隔天早晨顿服，以减轻对下丘脑 - 垂体 - 肾上腺（HPA）轴的抑制。

4. 不良反应 长期大量系统应用糖皮质激素可导致多种不良反应，相对较轻者有满月脸、向心性肥胖、萎缩纹、皮下出血、痤疮及多毛，严重者有诱发或加重糖尿病、高血压、白内障、病原微生物感染(如病毒、细菌、真菌等)、消化道黏膜损害(如糜烂、溃疡或穿孔、消化道出血等)、肾上腺皮质功能减退、水电解质紊乱、骨质疏松、缺血性骨坏死、神经精神系统症状等。在长期应用糖皮质激素过程中,如不适当的停药或减量过快,可导致原发病反复或病情加重,称为反跳现象。

(三) 抗生素

1. 青霉素类　主要用于革兰氏阳性菌感染(如疖、痈、丹毒、蜂窝织炎)和梅毒等,剂量视病种和具体情况而定,使用前需询问有无过敏史并进行常规皮试。

2. 头孢菌素类与碳青霉烯类抗生素　包括一、二、三、四代头孢菌素(如头孢氨苄、头孢呋辛、头孢曲松、头孢吡肟等),主要用于耐青霉素的金黄色葡萄球菌和某些革兰氏阴性杆菌的感染。对青霉素过敏者应注意与本类药物的交叉过敏。

3. 氨基糖苷类　为广谱抗生素,包括链霉素、庆大霉素、阿米卡星等。此类药物有耳毒性、肾毒性,临床应用需加以注意。

4. 糖肽类　主要包括万古霉素。万古霉素是目前唯一肯定有效的治疗甲氧西林耐药金黄色葡萄球菌(MRSA)的药物。主要用于多重耐药的 MRSA,具有肾毒性。

5. 四环素类　包括四环素、米诺环素等。主要用于痤疮,对淋病、生殖道衣原体感染也有效。儿童长期应用四环素类可使牙齿黄染,米诺环素可引起眩晕。

6. 大环内酯类　包括红霉素、罗红霉素、克拉霉素、阿奇霉素等。主要用于淋病、生殖道衣原体感染等。

7. 喹诺酮类　包括环丙沙星、氧氟沙星等。主要用于细菌性皮肤病、支原体或衣原体感染。

8. 磺胺类　包括复方新诺明等。对细菌、衣原体有效。

9. 抗结核药　包括异烟肼、利福平、乙胺丁醇等。此类药物往往需联合用药和较长疗程。

10. 抗麻风药　包括氨苯砜、利福平、沙利度胺等。氨苯砜也可用于疱疹样皮炎、变应性血管炎、结节性红斑、扁平苔藓等,不良反应有贫血、粒细胞减少、高铁血红蛋白血症等。沙利度胺对麻风反应有治疗作用,还可用于治疗红斑狼疮、结节性痒疹、变应性皮肤血管炎,主要不良反应为致畸和周围神经炎。

11. 其他　甲硝唑、替硝唑除治疗滴虫病外,还可治疗蠕形螨、淋病菌性盆腔炎和厌氧菌感染。

(四) 抗病毒药物

1. 核苷类抗病毒药物　阿昔洛韦主要用于单纯疱疹病毒、水痘 - 带状疱疹病毒感染等。不良反应有静脉炎、暂时性血清肌酐升高,肾功能不全者慎用。其他常用的核苷类药物还有伐昔洛韦 、泛昔洛韦、更昔洛韦等。

2. 利巴韦林　又称病毒唑,是一种广谱抗病毒药物,可用于疱疹病毒等的治疗。不良反应为口渴、白细胞减少等,妊娠早期禁用。

3. 阿糖腺苷　可用于疱疹病毒、巨细胞病毒感染及传染性单核细胞增多症等。成人剂量 10~15mg/(kg·d)每天一次静脉注射,疗程 10d。不良反应有恶心、呕吐、腹痛、腹泻等胃肠道反应,停药后逐渐消失。

(五) 抗真菌类药物

1. 灰黄霉素　主要用于头癣治疗。不良反应有胃肠道不适、头晕、光敏性药疹、白细胞减少及肝损害等,近年来已较少应用。

2. 多烯类药物　该类药物能与真菌细胞膜上的麦角固醇结合,使胞膜形成微孔,改变细胞膜的通透性,引起细胞内物质外渗,导致真菌死亡。

(1) 两性霉素 B:广谱抗真菌药,对多种深部真菌抑制作用较强,但对表皮癣菌抑制作用较差。成人剂量为 0.1~0.7mg/(kg·d)静脉滴注,最高剂量不超过 1mg/(kg·d)。不良反应有寒战、发热、恶心呕吐、肾脏损害、低血钾和静脉炎等。

(2) 制霉菌素:对念珠菌有抑制作用,主要用于消化道念珠菌感染。有轻微胃肠道反应。成人剂量为 200 万 ~400 万 U/d,分 3~4 次口服。混悬液(10 万 U/ml)可用于小儿鹅口疮,局部外用或含漱,每天 3~4 次,疗程 7~10d。

3. 5- 氟尿嘧啶　是人工合成的抗真菌药物,用于隐球菌病、念珠菌病、着色真菌病等。有恶心、食欲缺乏、白细胞减少等不良反应,肾功能不良者慎用。

4. 唑类　为人工合成的广谱抗真菌药,外用类有克霉唑、咪康唑等。内服种类主要有:

(1) 酮康唑:对系统性念珠菌感染、泛发性体癣、花斑糠疹等有效。因有较严重的肝毒性,目前只限于外用。

(2) 伊曲康唑:有高度亲脂性、亲角质特性,口服或静脉给药,在皮肤和甲中药物浓度超过血浆浓度,皮肤浓度可持续数周,甲浓度可持续 6~9 个月。主要用于甲真菌病、念珠菌病和浅部真菌病等。不良反应主要为恶心、头痛、胃肠道不适和转氨酶升高等。

5. 丙烯胺类　特比萘芬口服吸收好,作用快,有较好的亲脂和亲角质性。主要用于真菌病和角化过度型手癣,主要不良反应为胃肠道反应。

6. 其他　碘化钾为治疗孢子丝菌病的首选药物。常见不良反应为胃肠道反应,少数患者可发生药疹。

（六）维A酸类药物

维A酸类药物是一组与天然维生素A结构类似的化合物,可调节上皮细胞和其他细胞的生长和分化,对某些恶性细胞生长有抑制作用,还可调节免疫和炎症过程等。主要不良反应有致畸、高甘油三酯血症、高血钙、骨骼早期闭合、皮肤黏膜干燥、肝功能异常等。

阿维A酯主要用于治疗重症银屑病、各型鱼鳞病、掌跖角化病等,与糖皮质激素、PUVA联用可用于治疗皮肤肿瘤。成人剂量为0.5~1mg/(kg·d),分2~3次口服,最大剂量不宜超过75mg/d;阿维A酸为阿维A酯的换代产品,用量较小,半衰期较短,因而安全性提高,成人剂量为10~30mg/d,随餐服用。本组药物不良反应比第一代维A酸小,疗程视疗效及患者耐受程度而定。

（七）免疫抑制剂

常与糖皮质激素联用治疗系统性红斑狼疮、皮肌炎、大疱性类天疱疮等,以增强疗效、有助于激素减量及减少不良反应,也可单独应用。本组药物不良反应较大,包括胃肠道反应、骨髓抑制、肝损害、诱发感染、致畸等,故应慎用,用药期间应定期监测。

1. 环磷酰胺(cyclophosphamide,CTX) 可抑制细胞生长、成熟和分化,对B淋巴细胞的抑制作用更强,因此对体液免疫抑制明显。主要用于红斑狼疮、皮肌炎、天疱疮、变应性血管炎、原发性皮肤T细胞淋巴瘤等。成人剂量为2~3mg/(kg·d)口服,疗程10~14d,治疗肿瘤用药总量为10~15g,治疗自身免疫病的用药总量6~8g。为减少对膀胱黏膜的毒性,用药期间应大量饮水。

2. 硫唑嘌呤(azathioprine,AZA) 对T淋巴细胞有较强抑制作用。可用于治疗天疱疮、大疱性类天疱疮、红斑狼疮、皮肌炎等。成人剂量为50~100mg/d口服。

3. 甲氨蝶呤(methotrexate,MTX) 抑制淋巴细胞或上皮细胞的增生。主要用于治疗红斑狼疮、天疱疮、重症银屑病等。成人剂量为5~10mg/d,每天一次口服,每周1~2次,一疗程安全量50~100mg。

4. 环孢素A(CsA) 可选择性抑制T淋巴细胞。主要用于抑制器官移植后排斥反应,还用于治疗红斑狼疮、天疱疮、重症银屑病等。成人剂量为12~15mg/(kg·d)口服,1~2周后逐渐减量至维持剂量5~10mg/(kg·d)口服,或3~5mg/(kg·d)静脉注射。

（八）免疫调节剂

免疫调节剂能调节机体非特异性和特异性免疫反应,使不平衡的免疫反应趋于正常。主要用于病毒性皮肤病、自身免疫性疾病和皮肤肿瘤等的辅助治疗。

1. 干扰素 有病毒抑制、抗肿瘤及免疫调节作用。可肌内注射、局部注射或外用,疗程根据病种而定。可有流感样症状、发热、和肾脏损害等不良反应。

2. 卡介素　目前使用的是去除菌体蛋白后提取的菌体多糖,可增强机体抗感染和抗肿瘤能力。

3. 胸腺素　对机体免疫功能有调节作用。

4. 静脉注射用人免疫球蛋白　可通过影响多种免疫细胞和分子、抑制严重的炎症反应,用来治疗自身免疫性大疱性皮肤病、皮肌炎等自身免疫性疾病及重症药疹等。成人剂量为 400mg/(kg·d),连用 3~5d,必要时 2~4 周重复 1 次。不良反应较小,少数患者有一过性头痛、恶心、低热等。

(九) 维生素类药物

1. 维生素 A　用于治疗鱼鳞病、毛周角化症、维生素 A 缺乏病等。成人常用 7.5 万 U/d,分 3 次服。儿童视病种、病情而定。长期服用应注意对肝脏损害。

2. β - 胡萝卜素　具有光屏障作用。可用于治疗卟啉病、多形性日光疹、日光性荨麻疹、盘状红斑狼疮等。成人常用剂量 30~200mg/d,分 3 次服,一疗程 8 周。长期服用可发生皮肤黄染。

3. 维生素 C　主要用于过敏性皮肤病、慢性炎症性皮肤病、色素性皮肤病等的辅助治疗。

4. 烟酸和烟酰胺　主要用于治疗烟酸缺乏症,也可用于光线性皮肤病、大疱性类天疱疮等的辅助治疗。常用剂量为 150~300mg/d,分 3 次口服。

5. 其他维生素　维生素 K 为合成凝血酶原所必需,可用于出血性皮肤病、慢性荨麻疹等的治疗;维生素 B_{12} 为体内多种代谢过程的辅酶,可用于带状疱疹后神经痛、银屑病、扁平苔藓等的辅助治疗。

(十) 生物制剂

生物制剂指从活的生物或其产物中合成的药物、疫苗和抗毒素,为诊断、预防和治疗的制剂。目前上市的产品主要有 α - 肿瘤坏死因子拮抗剂,如阿法赛特、依那西普、依法利珠单抗、阿达木单抗、英夫利昔单抗等,用来治疗免疫介导的炎症性疾病和肿瘤。常见不良反应有头痛、寒战、发热、上呼吸道感染等。严重感染、结核病、肿瘤、心衰、多发性硬化及其他脱髓鞘神经疾患、儿童等禁用,长期的安全性和不良反应尚需进一步临床观察。

(十一) 其他

1. 羟氯喹　能降低皮肤对紫外线的敏感性、抑制中性粒细胞趋化、吞噬功能及免疫活性。主要用于红斑狼疮、多形性日光疹、扁平苔藓等。主要不良反应为胃肠道反应、白细胞减少、药疹、肝肾损害等。

2. 雷公藤总苷　有抗炎、抗过敏和免疫抑制作用。主要用于痒疹、红斑狼疮、皮肌炎、变应性皮肤血管炎、关节病型银屑病、天疱疮等。不良反应有胃肠道反应、肝功能异常、粒细胞减少等。

3. 钙剂　有消炎、消肿、抗过敏作用。主要用于急性湿疹、过敏性紫癜等。

4. 硫代硫酸钠　具有非特异性抗过敏作用。注射过快可致血压下降。

三、物理治疗

(一) 光疗法

1. 红外线　其能量较低,组织吸收后主要产生热效应,有扩张血管、改善局部血液循环和营养、促进炎症消退、加速组织修复等作用。适用于皮肤感染、慢性皮肤溃疡、多形红斑、硬皮病等。

2. 紫外线　分为短波紫外线(UVC,波长 180~280nm)、中波紫外线(UVB,波长 280~320nm) 和长波紫外线(UVA,波长 320~400nm)。UVB 和 UVA 应用较多,具有加速血液循环、促进合成维生素 D、抑制细胞过度生长、止痒、促进色素生成、促进上皮再生、免疫抑制等作用。适用于玫瑰糠疹、银屑病、慢性溃疡、痤疮、毛囊炎、疖病等。照射时应注意对眼睛的防护,光敏感者禁用。

(1) 光化学疗法(PUVA):是内服或外用光敏剂后照射 UVA 的疗法,原理为光敏剂在 UVA 照射下与 DNA 中胸腺嘧啶形成光化合物,抑制 DNA 复制,从而抑制细胞增生和炎症。治疗期间禁食酸橙、香菜、芥末、胡萝卜、芹菜、无花果等,禁用其他光敏性药物或与吩噻嗪类药物同服。

(2) 窄谱 UVB:波长为 311nm 左右的 UVB,由于波长范围较窄,从而防止了紫外线的许多不良反应,治疗作用相对增强。窄谱 UVB 是治疗银屑病、白癜风、特异性皮炎、早期原发性皮肤 T 细胞淋巴瘤的一线治疗。

3. 光动力疗法(PDT)　原理是光敏剂进入人体内并在肿瘤组织中聚集,在特定波长的光或激光照射下被激发,产生单态氧或和其他自由基,造成肿瘤组织坏死,而对正常组织损伤降至最低。皮肤科应用最多的光敏剂是 5-氨基酮戊酸(ALA),是一种卟啉前体,一般外用后 3~4h 照射;常用光源有氦氖激光、氩离子染料激光(630nm)、脉冲激光等。适应证有 Bowen 病、基底细胞癌、鳞状细胞癌等皮肤肿瘤。不良反应为局部灼热感、红斑、疼痛。

(二) 冷冻疗法

冷冻疗法是利用制冷剂产生低温使病变组织坏死达到治疗目的,细胞内冰晶形成、细胞脱水、脂蛋白复合物变性及局部血液循环障碍等是冷冻的效应机制。冷冻剂主要有液氮(−196℃),可选择不同形状、大小的冷冻头进行接触式冷冻,亦可用喷射式冷冻,冻后可见局部组织发白、肿胀,1~2d 内可发生水疱,然后干燥结痂。适用于各种疣、化脓性肉芽肿、结节性痒疹、瘢痕疙瘩、表浅良性肿瘤等。不良反应有疼痛、继发感染、色素变化等。

（三）激光

激光的特点是单色性、方向性好、相干性强和功率高。近年来皮肤科激光治疗进展迅速,不断有新产品问世。用于治疗太田痣、文身、除皱和嫩肤等。皮肤科常用的激光主要有以下几类:

1. 激光手术　使用二氧化碳激光器等发生高功率激光破坏组织。适用于寻常疣、尖锐湿疣、跖疣、鸡眼、化脓性肉芽肿及良性肿瘤等。

2. 激光理疗　氦氖激光可促进炎症吸收和创伤修复。适用于毛囊炎、疖肿、甲沟炎、带状疱疹、斑秃、皮肤溃疡等。

3. 选择性激光　近年来,根据"选择性光热解"理论,激光治疗的选择作用得到明显提高。如果脉冲时间短于靶组织的热弛豫时间(即靶组织吸收光后所产生的热能释放 50% 所需要时间)可使热能仅作用于靶组织,而不引起相邻组织的损伤,从而提高治疗的选择作用。

4. 点阵激光　光斑作用于皮肤时形成密集的筛孔状微治疗区,损伤局限于微治疗区及邻近组织,可以减少周围组织损伤并缩短愈合时间。

（四）水疗法

水疗法也称浴疗,是利用水的温热作用和清洁作用,结合药物药效治疗皮肤病。常见的有淀粉浴、温泉浴、人工海水浴、中药浴等。适用于银屑病、慢性湿疹、瘙痒症、红皮病等。

四、皮肤外科治疗

用于皮肤肿瘤切除、创伤清理、活体组织取材、改善或恢复皮肤异常功能及美容整形。常用的皮肤外科手术如下:

1. 切割术　局部切割可破坏局部增生的毛细血管及结缔组织。适用于酒渣鼻,尤其是毛细血管扩张明显和鼻赘期更佳。

2. 皮肤移植术　包括游离皮片移植术、皮瓣移植术和表皮移植。皮瓣移植因为将相邻部位的皮肤和皮下脂肪同时转移至缺失部位,有血液供应,故易于成活,适用于创伤修复、较大皮肤肿瘤切除后修复等。自体表皮移植为用负压吸引法在供皮区和受皮区吸引形成水疱,再将供皮区疱壁移至受皮区并加压包扎,适用于白癜风、无色素痣的治疗。

3. 毛发移植术　包括钻孔法,自体移植法、头皮缩减术、带蒂皮瓣和组织扩张术与头皮缩减术的联用等。适用于修复雄激素性秃发等。

4. 体表外科手术　用于活检、皮肤肿瘤及囊肿的切除、脓肿切开引流、拔甲等。

5. 腋臭手术疗法　适用于较严重腋臭。包括全切术、部分切除加剥离术、剥离术。

6. Mohs 外科切除术　将切除组织立即冰冻切片进行病理检查,以决定进一步切除的范围。适用于体表恶性肿瘤(如基底细胞癌、鳞状细胞癌)的切除,根治率可达98%以上。

第十四章

皮肤的保健与美容

美容皮肤科学是在皮肤科学的基础理论、基本技术和方法基础上、融合了医学美学、美容心理学、激光医学、皮肤外科学、化妆品学等内容后形成的新学科领域,是现代皮肤科学中不可缺少的重要组成部分,皮肤的保健与美容是美容皮肤病学的重要内容之一。

第一节　皮肤的保健

(一) 健康皮肤的性状

健康皮肤的性状包括:皮肤颜色均匀,白里透红;皮肤含水量充足,水油分泌平衡:光滑有弹性;皮肤对外界刺激(包括日光)反应正常,无皮肤病。

(二) 健康皮肤的要素

皮肤的健康指标主要包括色泽(肤色)、光洁度、纹理、湿润度及弹性等,它们与遗传、性别、年龄、内分泌变化、营养及健康状况等因素都有密切关系。

健康皮肤有赖于皮肤各种生理功能的完整与正常。正常的皮肤功能不仅使皮肤具有健康的外观,还能有效保持皮肤内外环境的平衡,维持皮肤的灵敏性和协调性,避免机体受到外界各种有害刺激。

(三) 影响皮肤健康的因素

1. 遗传因素　皮肤颜色及质地受遗传因素的影响,许多影响皮肤健康的皮肤病(如痤疮、白癜风、雄激素性脱发、银屑病等)也受遗传因素的影响。

2. 皮肤疾病　各种皮肤病都会影响皮肤健康和外观,如痤疮、黄褐斑、扁平疣等皮肤病可影响皮肤的容貌,皮炎湿疹类疾病破坏皮肤的屏障功能等。

3. 光辐射　皮肤的老化分为内源性老化和外源性老化。内源性老化是指随年龄增长而发生的皮肤生理性衰老,老化程度受遗传、内分泌、营养,免疫等因素的影响;外源性老化是指皮肤受外界因素的影响而出现的老化状态,其中约80%的外源性老化是由光辐射造成的,即所谓的光老化。光老化是指皮肤长期受到光照而引起的老化,主要由UVA、UVB照射引起胶原纤维、弹力纤维变性、断裂和减少,黑素合成增加,从而使皮肤松弛、皱纹增多、皮肤增厚粗糙、色素沉着,并易发生皮肤肿瘤。

4. 吸烟 可以造成手指皮肤的黄染。此外,研究表明,吸烟还可以促进皮肤皱纹的产生(特别是女性)。

5. 环境、理化及生物学因素 季节气候、温度、湿度、环境污染等因素均可影响皮肤性状;药物、化妆品也可引起皮肤质的改变,如长期使用糖皮质激素可引起皮肤萎缩、毛细血管扩张;某些化妆品可影响皮脂排泄而发生痤疮样皮损;各种微生物(如病毒、细菌、真菌等)可引起皮肤感染,从而影响皮肤健康。

（四）皮肤的分型

目前多根据皮肤含水量、皮脂分泌状况、皮肤pH以及皮肤对外界刺激反应性的不同,将皮肤分为五种类型:

1. 干性皮肤 又称干燥型皮肤。角质层含水量低于10%,pH>6.5,皮脂分泌量少,皮肤干燥,缺少油脂,皮纹细,毛孔不明显,洗脸后有紧绷感,对外界刺激(如气候、温度变化)敏感,易出现皮肤皲裂、脱屑和皱纹。干性皮肤既与先天性因素有关,也与经常风吹日晒及过多使用碱性洗涤剂有关。

2. 中性皮肤 也称普通型皮肤,为理想的皮肤类型。角质层含水量为20%左右,pH为4.5~6.5,皮脂分泌量适中,皮肤表面光滑细嫩,不干燥,不油腻,有弹性,对外界刺激适应性较强。

3. 油性皮肤 也称多脂型皮肤,多见于中青年及肥胖者。角质层含水量为20%左右,pH<4.5,皮脂分泌旺盛,皮肤外观油腻发亮,毛孔粗大,易黏附灰尘,肤色往往较深,但弹性好,不易起皱,对外界刺激一般不敏感。油性皮肤多与雄激素分泌旺盛有关,易患痤疮、脂溢性皮炎等皮肤病。

4. 混合性皮肤 是干性、中性或油性混合存在的一种皮肤类型。多表现为面部中央部位(即前额、鼻部、鼻唇沟及下颏部)呈油性,而双面颊、双颞部等表现为中性或干性皮肤。

5. 敏感性皮肤 也称过敏性皮肤,皮肤对外界刺激的反应性强,对冷、热、风吹、紫外线、化妆品等均较敏感,易出现红斑、丘疹和瘙痒等表现。

（五）皮肤的保健

对于保持皮肤健康、延缓衰老而言,加强皮肤保健非常重要。

1. 养成良好的生活习惯

（1）情绪稳定舒畅:心情、情绪与皮肤健康密切相关,情绪乐观、稳定可使副交感神经始终处于正常兴奋状态,使皮肤血管扩张、血流量增加、加速代谢,皮肤表现为肤色红润、容光焕发;而忧郁、焦虑或紧张均可加速皮肤衰老,使面色黯淡、缺乏生气。

(2) 充足睡眠:基底细胞代谢最旺盛的时间一般在晚上 10 点至凌晨 2 点,良好睡眠习惯和充足睡眠对于维持皮肤更新和功能非常重要,成人应保持每天 6~8h 睡眠,有利于消除疲劳、恢复活力,使皮肤充满光泽、红润。

(3) 合理饮食和戒烟:新鲜蔬菜和水果不仅提供各种维生素及微量元素,还能保持大便通畅,及时清除肠道有毒分解物,起到养颜作用,因此饮食结构必须合理。维生素和微量元素一旦缺乏,则会出现皮肤干燥、脱屑、色素沉着。吸烟及过量饮酒可加速皮肤衰老,应戒烟及避免酗酒。

(4) 加强体育锻炼:经常进行体育锻炼可增加皮肤对氧、负离子的吸收、加速废物排泄、增加血流携氧量,并增强皮肤对外界环境的适应能力,使皮肤持久保持健康。

2. 加强皮肤保健

(1) 皮肤清洁:皮肤表面会有灰尘、污垢、皮肤排泄物、微生物等黏附,后者可堵塞毛囊孔、汗腺口,因此经常清洗皮肤非常重要,此外,清洁还可促进皮肤血液循环、增进皮肤健康。洗涤剂选择应根据皮肤类型,如油性皮肤可选用硬皂,中性皮肤可选用软皂,干性皮肤可选用过脂皂等。洗澡次数及时间应根据季节、环境的不同而异,早晚洗澡均可,水温以 35~38℃为宜,夏天可每天洗澡一次,而冬天以 3~5d 洗澡一次为宜,清洗过多反而会使皮脂膜含量减少,丧失对皮肤的保护和润泽作用,促进皮肤老化。

(2) 皮肤老化预防:尽量避免强烈日光照射,外出时应打伞、穿浅色衣服或外用遮光防晒剂。可根据气候、年龄和个体皮肤类型选择合适的抗衰老、保湿、抗氧化化妆品,应注意切勿选用含激素、汞、砷等成分的化妆品。

3. 头发保健　毛发健康与否直接影响皮肤健康,而且头发本身也是人(尤其女性)外在美的一个重要标志,因此保持头发健康非常重要。应保持头发清洁,每周洗头 2~3 次为宜,洗发剂选择应根据头发油腻程度,干性头发选用含蛋白洗发剂,油性头发选用弱碱性洗发剂,头屑较多时可选用含去屑成分(如吡啶硫铜锌)洗发剂,同时根据发质选用适宜护发素。

第二节　皮肤的美容

随着医学科学的发展及进步,目前已经有多种手段可以去除皮肤瑕疵、改善人类皮肤外观、延缓皮肤衰老,其中包括各种物理、化学和手术等治疗方法。如:注射美容技术、射频技术、化学剥脱技术、遮盖术、文刺术等。此外,各种激光、皮肤磨削术、皮肤外科等技术也可用于皮肤美容。

第三篇
皮肤科疾病护理常规

第十五章

病毒性皮肤病

第一节 单纯疱疹

单纯疱疹（herpes simplex）是由单纯疱疹病毒（herpes simplex virus，HSV）引起的病毒性皮肤病，通过飞沫或接触传染。临床以簇集性水疱为特征，有自限性，但易复发。

【病因及发病机制】

人类单纯疱疹病毒可分为 HSV-1 型和 HSV-2 型。HSV-1 型主要引起生殖器以外的皮肤黏膜及脑部感染，HSV-2 型主要引起生殖器部位或新生儿感染。大多数人初次感染为隐性感染，以后潜伏于局部感觉神经节细胞中，当受到某些诱发因素（如发热、感冒、紧张、劳累等）可使潜伏状态的病毒激活表现为疱疹复发。

【临床表现】

单纯疱疹临床上可分为原发型和复发型两种。

1. 原发型单纯疱疹　初次感染单纯疱疹病毒后，大部分人可不出现临床症状，少数人可出现倦怠、发热等全身症状和皮肤、黏膜上发生水疱。常见的临床类型有疱疹性龈口炎、唇疱疹、疱疹性湿疹及疱疹性角膜结膜炎。

2. 复发型单纯疱疹　某些诱因刺激如发热、受凉、情绪激动、劳累、日晒等可导致单纯疱疹复发，在同一部位有多次复发的倾向。好发于口周、鼻腔周围及外阴，表现为红斑、簇集状小丘疹和水疱，数天后水疱破溃形成糜烂，结痂而愈合，病程 1~2 周。有原位复发性特点。

【治疗原则】

治疗原则为缩短病程、防止继发细菌感染和全身播散、减少复发和传播机会。

1. 全身治疗　原发型可采用阿昔洛韦口服；重者，可用阿昔洛韦静脉滴注。复发型应在出现前驱症状或皮损出现 24 小时内开始治疗,频繁复发者可应用病毒抑制疗法。

2. 局部治疗　以收敛、干燥和防止继发感染为主要原则。可选用 3% 阿昔洛韦软膏、1% 喷昔洛韦乳膏或硫黄炉甘石洗剂;继发感染时可用夫西地酸乳膏、莫匹罗星软膏;对于疱疹性龈口炎患者应保持口腔清洁,并用 1∶1 000 苯扎溴铵溶液含漱。

【专科评估】

1. 健康史　单纯疱疹病毒分为单纯疱疹病毒Ⅰ型和单纯疱疹病毒Ⅱ型。Ⅰ型主要导致生殖器以外皮肤黏膜和器官感染,引起单纯疱疹;Ⅱ型主要导致生殖器部位皮肤黏膜感染,引起生殖器疱疹。人是单纯疱疹病毒唯一宿主,正常人群有 50% 以上为本病毒携带者。单纯疱疹病毒主要通过皮肤黏膜微小破损处感染人体。单纯疱疹病毒侵入皮肤黏膜后,先在局部增殖引起原发型单纯疱疹,以后沿神经末梢上行至三叉神经节和颈上神经节并长期潜伏。当各种诱发因素导致机体抵抗力下降时,潜伏的单纯疱疹病毒被激活而发生复发型单纯疱疹。

询问本病健康史主要内容是:有无导致机体抵抗力下降的诱发因素,如发热、感染、胃肠功能紊乱、月经、妊娠和情绪改变等。

2. 身体状况

(1) 原发型单纯疱疹:常见于儿童,约有 90% 的感染者为隐性感染。部分 1~5 岁儿童发生疱疹性龈口炎,在口腔、牙龈等部位出现成群小水疱,水疱破后形成浅表性、疼痛性小溃疡,易出血。可伴发热、淋巴结肿大等症状。病程约 2 周。

(2) 复发型单纯疱疹:多见于成人,皮疹好发于皮肤黏膜交界部位,如口鼻腔周围、外阴等处。发病初期局部有灼热、紧张感,随后出现红斑,并在红斑的基础上形成密集成群小水疱,疱壁薄,疱液清澈透明,破后形成糜烂、结痂,愈后可遗留暂时性色素沉着。病程 1~2 周,可自愈,但易在同一部位反复发作。

【常见护理诊断/问题】

1. 黏膜改变　与疾病好发部位有关。

2. 有感染的危险　与病变局部疱疹破溃有关。

3. 知识缺乏:缺乏对单纯疱疹疾病的认知和预后知识。

【护理措施】

1. 注意休息　多吃新鲜水果及蔬菜,避免精神紧张并治疗各种诱发因素。

2. 皮肤黏膜护理　保持皮肤清洁,保护创面,避免摩擦、搔抓、防止局部感染;皮疹结痂后让其自行脱落,不能强行剥除,避免引起出血、疼痛;对角膜结膜炎患者应加强眼睛护理,遵医嘱按时交替点滴抗病毒和抗生素眼药水;龈口炎患者保持口腔清洁,用1:1 000苯扎溴铵溶液含漱;生殖器疱疹有糜烂者,便后清洗,局部涂抹抗生素软膏,以防感染。

生殖器疱疹应积极治疗,禁止性接触,重视传染源的检查和治疗。积极治疗孕妇生殖器疱疹,妊娠早期应终止妊娠,晚期应在破水前剖宫产,以避免新生儿感染。女性生殖器疱疹应进行宫颈检查。

3. 用药护理　复发型疱疹应嘱患者尽可能在发疹后24h内及时用药,争取早期治疗以提高疗效。

4. 心理护理　由于本病在口周、鼻孔等暴露部位反复发作且伴有灼热感,常引起患者急躁或焦虑情绪。护理人员应关心同情患者。主动介绍本病的发生、诱因、预后等知识。告诉患者本病有自限性,解除思想负担,积极配合治疗。

5. 健康教育

(1) 寻找并避免各种诱发因素,如受凉、感冒、胃肠功能紊乱、感染病灶等。

(2) 注意营养摄入,加强体育锻炼,增强机体抵抗力。

(3) 注意劳逸结合,避免过度劳累,避免机体抵抗力下降。

(4) 在发疹24h内及早用药,以取得较好疗效。

第二节　带状疱疹

带状疱疹(herpes zoster)是由水痘-带状疱疹病毒(varicella-zoster virus,VZV)引起的以沿单侧周围神经分布的簇集性小水疱为特征的皮肤病,常伴有或遗留明显的神经痛。病愈后可获得较持久免疫。

【病因及发病机制】

由水痘-带状疱疹病毒(VZV)感染引起。病毒通过呼吸道黏膜进入人体,经过血行传播,在皮肤上出现水痘或呈现隐性感染状态,成为病毒携带者,此种病毒具嗜神经性,在侵入皮肤感觉神经末梢后可沿着神经移行到脊髓后根的神经节中,并潜伏在该处。如感冒、劳累、感染、肿瘤、免疫性疾病或者恶性肿瘤等机体细胞免疫功能低下时,病毒可再次被激活,沿周围神经纤维再移行到皮肤,诱发带状疱疹。在少数情况下,疱疹病毒可散布到脊髓前角细胞及内脏神经纤维,引起运动性神经麻痹,如面神经麻痹及胃肠道和泌尿道的症状。

【临床表现】

1. 典型表现　患者常先有轻度的前驱症状,如发热,乏力,全身不适,食欲缺乏,局部淋巴结肿大,及患处皮肤灼热,感觉过敏或神经痛等。好发部位依次为肋间神经、脑神经和腰骶神经支配区域(图 15-1)。典型皮损表现为红斑基础上出现簇集而不融合的粟粒至黄豆大小丘疹,继而变为水疱,疱液澄清,疱壁紧张,外周绕以红晕。皮损一般沿外周神经呈带状分布,多发生在身体一侧,一般不超过正中线。神经痛为本病特征之一,疼痛可出现在皮损之前,皮损发作之时或者皮损消退之后。疼痛一般呈阵发性、针刺样、烧灼样或感觉过敏。

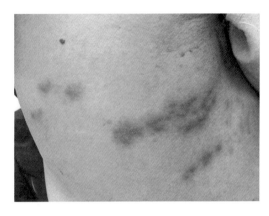

图 15-1　带状疱疹

2. 特殊表现

(1) 三叉神经带状疱疹:可侵犯三叉神经眼支、上颌支和下颌支。三叉神经中以眼支最常受累,多见于老年人,疼痛剧烈,可诱发角膜炎、角膜溃疡、结膜炎,严重的可导致失明。

(2) 耳带状疱疹:面神经及听神经受侵犯后,外耳道或鼓膜出现水疱,并可有耳鸣、耳聋、眩晕、恶心、眼球震颤及患侧面瘫,舌前 2/3 处味觉消失等症状。膝状神经节受累同时侵犯面神经的运动和感觉神经纤维时,可出现面瘫、耳痛和外耳道疱疹三联征又称 Ramsay-Hunt 综合征。

【治疗原则】

本病具有自限性,治疗原则为抗病毒、止痛、消炎、缩短病程及预防感染,减轻带状疱疹后遗神经痛。

1. 抗病毒　尽早使用核苷类抗病毒药物,可抑制病毒复制、促进皮损愈合、减轻疼痛。如阿昔洛韦、更昔洛韦等,口服或静脉使用。疗程一般在 2 周左右。

2. 止痛、营养神经　止痛药物可选用非甾体类抗炎药、三环类抗抑郁药等,必要时口服吗啡控释片或脊柱旁神经节封闭治疗。营养神经药可选用甲钴胺、腺苷钴胺、维生素 B_1 或者维生素 B_{12} 等。

3. 局部治疗　以干燥、消炎为主,疱疹未破时外搽炉甘石洗剂,每日数次,或阿昔洛韦软膏外搽。若疱疹已破溃,局部需酌情以 3% 硼酸溶液或臭氧水溶液湿敷,或外搽莫匹罗星软膏抗感染治疗。

4. 糖皮质激素　早期口服糖皮质激素对减轻炎症及疼痛,预防后遗神经痛发生有一定效果。年老体弱者或免疫力低下者不主张使用。

5. 物理治疗　局部红光照射,促进水疱干涸和结痂,缓解疼痛。

【专科评估】

1. 健康史 有无与水痘、带状疱疹患者密切接触史,既往是否发生过水痘、是否存在免疫力降低情况,如感染结核、恶性肿瘤,使用免疫抑制剂或过度劳累等。

2. 身体状况

(1) 前驱症状:疱疹出现前有无局部皮肤神经痛、皮肤感觉过敏或全身发热、食欲缺乏、睡眠障碍等。

(2) 皮损情况:出现红斑、丘疹与水疱的时间,皮损形态、类型、部位、大小、有无结痂、融合、溃疡及坏死等;神经痛与疱疹出现的时间关系。

(3) 评估患者疼痛部位、性质、发生时间,个体耐受程度等。

3. 心理 - 社会状况 剧烈的神经痛易使患者产生焦虑、烦躁、睡眠障碍等问题。

【常见护理诊断 / 问题 】

1. 急性疼痛 与病毒侵犯神经节及相应神经节段的皮肤有关。

2. 皮肤完整性受损 与带状疱疹侵犯局部皮肤,出现皮损等有关。

3. 潜在并发症:皮肤细菌感染。

【护理措施】

1. 一般护理

(1) 病室温湿度适宜,定时开窗通风,每日进行紫外线消毒,衣服宽大、柔软、勤换洗。

(2) 注意皮肤清洁,皮疹重者,不宜洗澡或擦浴。

(3) 剪短指甲,以免抓破皮疹引起感染。

(4) 饮食清淡易消化,忌鱼、虾、辛辣、刺激性食物,保证足够饮水,保持大便通畅。

2. 皮肤护理

(1) 保持皮肤清洁,防止继发感染,避免搔抓、挤压和冷热刺激等。

(2) 水疱未破者,局部外涂更昔洛韦软膏和炉甘石洗剂。

(3) 如有糜烂、渗出者,给予湿敷,湿敷时注意更换无菌纱布,不可重复使用,注意保暖。在湿敷后暴露局部,或进行红光照射等,促进干燥结痂,待干后涂抗生素软膏。有皮损坏死者,应早期清除坏死组织。

(4) 避免搔抓皮肤或撕剥病皮,应使痂自然脱落。

(5) 取健侧卧位,防止压破水疱致创面与衣服粘连,防止摩擦及继发感染。

(6) 观察皮疹发展情况,一旦发现有继发感染,应及时通知医生,遵医嘱尽快采取措施处理。

(7) 对症处理:①如合并眼部皮损,注意观察有无视力影响,角膜和结膜有无充血等;如有分泌物,可用消毒棉签拭去;遵医嘱使用抗病毒眼药,如阿昔洛韦滴眼液;避免用手揉眼及不洁物接触双眼。②如早期出现鼻尖、鼻侧小水疱,提示三叉神经眼支、鼻支受侵犯,应按时涂药,注意眼部护理,警惕发生角膜受损引起溃疡性角膜炎,导致失明。③如出现头痛、恶心、呕吐、惊厥、感觉障碍、共济失调等神经症状,提示有发生脑膜脑炎的可能,应引起高度重视。

3. 疼痛护理

(1) 操作时动作轻柔,尽量减少或避免操作给患者带来的疼痛和不适。

(2) 可采用放松疗法和局部按摩减轻疼痛。在疼痛部位周围做节律的环形按摩,按摩时力度要适中,逆时针与顺时针交替进行。另外,可应用分散注意力减轻疼痛、促进睡眠,鼓励参加文娱活动,坚持适当活动锻炼。

(3) 遵医嘱给予物理治疗。如局部冰敷、红光照射等。

(4) 必要时遵医嘱给予镇静、止痛及辅助营养神经的药物。对后遗神经痛者应予以重视,必要时可用镇静剂。

4. 健康教育

(1) 注意休息,遵医嘱按时服药、必要时局部使用外用药膏。

(2) 如发现有眼部、面部或肢体活动不利等要及时再次就诊。

(3) 服用止痛药物 2h 内应卧床,以免因头昏而发生意外。

(4) 避免用热水、肥皂水烫洗,勤剪指甲,防止抓挠,穿棉质宽松衣服。

(5) 保持精神愉快,避免劳累,减少情绪波动,防止本病发生。

(6) 可能会受到传染,因而要注意隔离,特别是抵抗力低下的人群和儿童。

【护理评价】

通过治疗与护理,患者是否:①自觉疼痛减轻,饮食及睡眠良好;②疱疹痊愈,无抓伤皮肤;③无并发症发生,或并发症已得到及时发现和处理。

 知识链接

带状疱疹后遗神经痛的相关研究

带状疱疹后遗神经痛是带状疱疹最常见并发症,为水痘 - 带状疱疹病毒激发免疫和 / 或炎症反应持续损伤周围和 / 或中枢神经元所致慢性复杂性神经病理性疼痛。带状疱疹后遗神经痛危险因素包括带状疱疹患者高龄、前驱症状重、急性期皮疹和疼痛重、免疫力低下、三叉神经眼支受累等。接种带状疱疹减毒活疫苗或重组亚单位疫苗可有效预防带状疱疹及带状疱疹后遗神经痛。带状疱疹后遗神经痛可持续数年,治疗困难。口服药如三环类抗抑郁药、抗惊厥药和阿片类,外用药如 5% 利多卡因和 8% 辣椒素,非药物治疗如微创介入疼痛治疗,或不同作用机制镇痛方法联用。

第三节 疣

疣(verruca,wart)是由人乳头瘤病毒(human papilloma virus,HPV)感染皮肤黏膜引起的良性赘生物,临床上常见的有寻常疣、扁平疣、跖疣和尖锐湿疣等。

【病因及发病机制】

本病传染源为患者和健康带病毒者,经直接或间接接触传播。HPV通过皮肤黏膜微小破损进入上皮细胞内(特别是基底层细胞)并复制、增殖,导致上皮细胞异常分化和增生,引起上皮良性赘生物。发病高峰为16~30岁,免疫功能低下或外伤者易患此病。

【临床表现】

一般潜伏期6周~2年。常见临床类型有寻常疣、跖疣、扁平疣和生殖器疣。

1. 寻常疣　好发于手背、手指、足和甲缘等处。典型皮损为黄豆大小或更大的灰褐色、棕色或皮色丘疹,表面粗糙,质地坚硬,可呈乳头瘤状增生。寻常疣可以自然消退,5年自然清除率可达90%。

2. 跖疣　发生于足底的寻常疣。皮损初起为细小发亮丘疹,渐增至黄豆大小或更大,因受压而形成淡黄或褐黄色胼胝样斑块或扁平丘疹,表面粗糙,界限清楚,边缘绕以稍高的角质环,去除角质层后,下方有疏松的角质软芯,可见毛细血管破裂出血而形成小黑点。患者可自觉疼痛,也可无任何症状。

3. 扁平疣　好发于青少年颜面、手背及前臂。皮损为米粒至黄豆大小的扁平隆起性丘疹,圆形或椭圆形,表面光滑、质硬、正常肤色或淡褐色,多骤然出现,数目较多且密集;搔抓后皮损可呈串珠状排列,即自体接种反应或Koebner现象。病程慢性,多可自行消退,少数患者可复发。

4. 生殖器疣　又称尖锐湿疣,详见尖锐湿疣章节。

【治疗原则】

主要采用物理治疗和外用药物治疗,系统药物治疗多用于皮损数目较多或久治不愈者。

1. 物理治疗　冷冻疗法、CO_2激光疗法、电灼疗法皆可选用,个别疣亦可手术切除。

2. 外用药物治疗　不宜采用物理治疗的患者,可根据不同情况选择外用药物治疗。常用药物包括:①0.05%~0.1%维A酸软膏,每天1~2次,适用于扁平疣;②氟尿嘧啶软膏,每天1~2次,可遗留色素沉着,故面部慎用;③5%咪喹莫特软膏,每周3次,扁平疣、寻常疣有一定疗效。

【常见护理诊断／问题】

1. 知识缺乏：缺乏疣相关治疗知识。

2. 皮肤完整性受损　与感染或破溃有关。

【护理措施】

1. 皮肤护理

(1) 寻常疣应避免摩擦和撞击，防止出血。

(2) 发生于面部、手背等暴露部位扁平疣，要避免使用腐蚀性方法。

(3) 跖疣患者宜穿舒适、透气鞋袜，在与疣相对应部位的鞋垫上挖一个略大于疣的洞，以减少对疣的挤压。

2. 用药护理

(1) 外用药使用时直接涂于疣体上，避免损伤正常皮肤。

(2) 面部慎用氟尿嘧啶软膏，避免发生色素沉着影响美观。

3. 冷冻疗法护理

(1) 冷冻前护理：治疗前详细询问病史，了解有无心脏疾患，以免治疗中发生意外。讲解冷冻疗法的基本知识和优点，减轻对疼痛和遗留瘢痕的恐惧。跖疣冷冻前先用热水浸泡，使其软化，以利于冰晶结成，提高疗效。

(2) 治疗时护理：指、跖端及肛周敏感区域冷冻时，若出现头晕、头痛、恶心、面色苍白、出汗、全身无力等症状，立即停止治疗，平卧保暖，严密观察生命体征，一般休息 10min 后可恢复。

(3) 冷冻后护理：冷冻后 5~10min 内局部可出现轻度水肿并伴烧灼痛，继之出现水疱或血疱。嘱患者不必恐慌，保持清洁干燥，不可自行刺破，防止引起感染遗留瘢痕、损容等并发症。水疱一般 1~2d 达到高峰，如范围不大，会自行吸收，继之结痂，半月余痂皮脱落。

护理人员应熟悉各种物理治疗方法，做好治疗前后护理。冷冻治疗前嘱用热水泡软疣体；激光、电灼后，保持局部干燥，尤其是手部伤口，不能沾水，伤口暴露 1 周以上，预防继发感染。应用腐蚀剂、激光、冷冻等治疗面部疣时，避免过大过深而遗留较大的永久性瘢痕。

4. 心理护理　本病皮疹常发生于面部、手部等暴露部位且久治难愈，患者易出现焦虑、急躁情绪。护理人员应做好解释工作，增强患者信心，告知本病具有一定的自限性，1~2 年内可自行消退，采用心理暗示，提高疗效。

5. 饮食护理　忌烟酒，忌食辛辣刺激性食物；多吃新鲜水果和蔬菜，以提供充足的维生素，保持大便通畅。

6. 健康教育

(1) 告诫患者到正规医院接受治疗,不能擅自乱用药物。

(2) 剪短指甲,防止因搔抓造成感染或自体接种使皮损增多。

(3) 加强体育锻炼,增强机体免疫功能。

(4) 注意个人卫生,防止外伤,做好自我保护。

第十六章

细菌性皮肤病

第一节 脓 疱 疮

脓疱疮（impetigo）俗称"黄水疮"，是一种常见的急性化脓性皮肤病。是由金黄色葡萄球菌和/或乙型溶血性链球菌引起的一种急性化脓性皮肤病。

【病因及发病机制】

病原菌主要为金黄色葡萄球菌，少数为乙型溶血性链球菌单独或两者混合感染。但是不同年代、不同地理位置，菌种分布存在很大差异。在我国，从20世纪90年代至今，脓疱疮的病原菌以金黄色葡萄球菌为主，乙型溶血性链球菌单独感染和混合感染接近5.0%。

脓疱疮通常经密切接触或自身接种传播，凝固酶阳性噬菌体Ⅱ组71型金葡菌可产生表皮剥脱毒素，引起毒血症及全身泛发性表皮松解坏死；抵抗力低下的患者，细菌可入血引起菌血症或败血症；少数患者可诱发肾炎或风湿热，主要与链球菌感染有关。

【临床表现】

1. 接触传染性脓疱疮（impetigo contagiosa） 又称寻常型脓疱疮，传染性强，常在幼儿园发生流行。可发生于任何部位，但以面部等暴露部位为多。皮损初起为红色斑点或小丘疹，迅速转变成脓疱，周围有明显的红晕、疱壁薄，易破溃、糜烂，脓液于干燥后形成蜜黄色厚痂，常因搔抓使相邻脓疱向周围扩散或融合。陈旧的痂一般于6~10d后脱落，不留瘢痕。病情严重者可有全身中毒症状伴淋巴结炎，甚至引起败血症或急性肾小球肾炎。

2. 深脓疱疮（ecthyma） 又称臁疮，主要由溶血性链球菌所致多累及营养不良的儿童及老人。好发于小腿或臀部。皮损初起为脓疱，渐向皮肤深部发展，表面有坏死和蛎壳状黑色厚痂，周围红肿明显，去除痂后可见边缘陡峭的碟状溃疡。患者自觉疼痛明显。病程 2~4 周或更长。

3. 大疱性脓疱疮（impetigo bullosa）　主要由噬菌体Ⅱ组 71 型金葡菌所致，多见于儿童，成人也可以发生，特别是 HIV 感染者。好发于面部、躯干或四肢。皮损初起为米粒大小水疱或脓疱，迅速变为大疱，疱液先清澈后浑浊，疱壁先紧张后松弛，直径 1cm 左右，疱内可见半月状积脓，疱周红晕不明显，疱壁薄，易破溃形成糜烂结痂，痂壳脱落后留有暂时性色素沉着（图 16-1）。

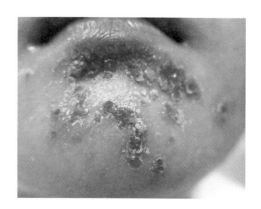

图 16-1　大疱性脓疱疮

【治疗原则】

处理原则包括加强消毒、注意隔离、减少传播。

1. 局部治疗　以杀菌、消炎、干燥为原则。脓疱未破者可用 10% 炉甘石洗剂；脓疱较大时抽取疱液，破溃者用 1∶5 000 高锰酸钾液或臭氧水溶液清洗湿敷，再外用莫匹罗星软膏或红霉素软膏等。

2. 全身治疗　皮损泛发、全身症状较重者及时应用抗生素治疗，宜选择对金葡菌敏感的头孢类抗生素，必要时依据药敏试验选择用药。

【常见护理诊断 / 问题】

1. 有传染的危险　与疾病本身具有传染性有关。

2. 有感染的危险　与搔抓有关。

3. 皮肤完整性受损　与脓疱破溃有关。

【护理措施】

1. 一般护理　患儿应单间隔离，对已污染的衣物及环境应及时消毒，以减少疾病传播。平时注意皮肤清洁卫生、及时治疗瘙痒性皮肤病和防止各种皮肤损伤，均有助于本病的预防。保持室内温度适宜、空气新鲜。定期用紫外线照射空气消毒。衣物和床单保持清洁、干爽，大小便后用温水清洗会阴及臀部，尿布洗后用开水烫洗消毒。做好消毒隔离，避免接触传染，护理时均应穿隔离衣、戴手套。污染敷料统一回收处理。

2. 皮肤护理　注意保护创面，避免摩擦和搔抓。脓疱未破，可用安尔碘消毒后用无菌剪刀或针头挑破疱壁吸干脓液及渗出液，剪除脓疱壁，再行换药，操作时注意无菌原则。小儿可戴连指手套，避免抓破患处引起感染或留下瘢痕。

3. 病情观察　注意患者有无水肿，监测尿常规的变化，警惕急性肾炎的发生。注意监测感染扩散引起的败血症、肺炎、脑膜炎等。

4. 健康教育　早发现，早就诊，早隔离，早治疗。患病期间不和他人密切接触、不共用洗浴用具等。使用过的毛巾等用物予以消毒。注意皮肤卫生，避免搔抓皮损，较小患儿应加强约束，以防感染。

第二节　丹　毒

丹毒（erysipelas）主要是由乙型溶血性链球菌感染引起的皮肤、皮下组织内淋巴管及其周围组织的急性细菌感染性皮肤病。

【病因及发病机制】

丹毒多由乙型溶血性链球菌侵入而致，主要累及淋巴管。其诱发因素主要有皮肤或黏膜擦伤或其他轻微外伤，也可由血行感染引起。常继发于鼻炎、口腔黏膜及牙齿感染病灶。足癣、小腿溃疡、瘙痒性皮肤病、接种、放射性损伤及皮肤皲裂或轻微摩擦、搔抓及轻微外伤均可诱发（图 16-2）。尤以不清洁的伤口更易感染。有些伤口可小至不易被发现，如面部丹毒可由鼻腔内被抓破的小伤口引起。复发性丹毒系由于细菌潜伏于淋巴管内，当机体抵抗力降低时，即可复发。

【临床表现】

1. 可有发热、寒战，体温达 39℃以上，全身中毒症状明显。

2. 丹毒起病急剧，皮损为片状鲜红水肿性红斑，迅速向周围扩大，境界清楚，严重时出现水疱或血疱，自觉疼痛，皮温升高，触痛明显。

3. 丹毒好发于足背、小腿、面部等处，多为单侧性。

4. 发生在小腿丹毒者，因高度肿胀，皮肤粗糙增厚，称为"象皮肿"。

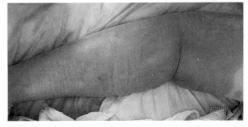

图 16-2　丹毒

5. 部分丹毒患者有淋巴结肿大、压痛。

6. 幼儿及年老体弱者可继发败血症，一般呈急性过程，少数丹毒患者可反复发作，形成慢性丹毒，遗留淋巴水肿。

【治疗原则】

1. 系统药物治疗　早期、足量、高效的抗生素治疗可减轻全身症状、控制炎症蔓延并防止复发。丹毒首选青霉素，青霉素过敏者可选用红霉素或喹诺酮类药物。

2. 外用药物治疗　可用 25%~50% 硫酸镁或臭氧水溶液湿敷,并外用抗生素软膏(如莫匹罗星软膏等)。

3. 病灶治疗　积极治疗局部病灶如足癣、鼻炎等,患肢应抬高。

4. 物理治疗　采用紫外线照射、音频电疗、超短波、红外线等有一定疗效。

5. 手术治疗　已化脓者应行手术切开排脓。

【专科评估】

1. 健康史　评估患者有无皮肤或黏膜的轻微损伤,是否有感染或足癣。

2. 身体状况

(1) 了解皮损局部界限是否清楚,有无红、肿、热、痛的特点。

(2) 辅助检查:血常规检查示白细胞和中性粒细胞显著升高。必要时可做细菌培养和药敏试验。

【常见护理诊断 / 问题】

1. 疼痛　与局部炎症有关。

2. 皮肤完整性受损　与皮肤出现红斑、皮疹、水疱、血疱,疱皮破裂及脱屑有关。

3. 焦虑 / 恐惧　与患者缺乏疾病知识、信心、局部疼痛有关。

4. 体温过高　与局部炎症及感染有关。

5. 生活自理能力缺陷　与面部丹毒所致视物困难、治疗要求患肢制动有关。

【护理措施】

1. 一般护理　病室内保持安静整洁,空气清新,经常通风,温湿度适宜。接触患者前后要洗手,适当的床边隔离。患者应卧床休息,丹毒发生于下肢时,用枕头将小腿垫高 30°~40° 角。头面部丹毒的患者应采取半卧位。疼痛严重时可遵医嘱给予必要的止痛剂以减轻患者痛苦。

2. 饮食护理　饮食宜清淡,进食高蛋白、高热量、高维生素食物,禁忌辛辣、荤腥、油腻油炸食品,多食新鲜蔬菜、水果,多饮水。

3. 发热护理　发热患者可遵医嘱给予物理降温,嘱其多饮水。

4. 局部皮肤护理　嘱患者着宽松柔软的内衣并保持局部清洁,皮肤感到瘙痒时,应避免抓破,造成再次感染,充分暴露患处,避免热源,避免碰撞,防止感染。局部用 50% 硫酸镁或臭氧水湿热敷治疗。

5. 心理护理　护士应耐心向患者讲解该病的相关知识及治疗中的注意事项,告知患者积极配合治疗的重要性,以此消除患者的顾虑,树立战胜疾病的信心。

6. 健康教育

(1) 提高洁肤护肤意识:勤洗澡,保持皮肤清洁、完整,避免抓挠。

（2）及时治疗皮肤病：容易发生皮肤皲裂者，一定注意在洗浴后，全身或局部涂抹保湿霜；患有皮肤干燥综合征者，应注意加强保湿、润肤。

（3）足癣、丹毒齐防治：应积极治疗足癣，彻底治疗足癣是避免丹毒复发最重要的措施。

（4）高发季节服预防药：丹毒在春秋季节发病率较高，季节交替时提前服用一些清热解湿药物，饮食以清淡为主。戒烟戒酒，保持良好习惯。

（5）积极锻炼身体：丹毒患者普遍抵抗力差，应加强体育锻炼，养成良好的生活习惯。

第三节　毛囊炎、疖和痈

毛囊炎（folliculitis）为毛囊发生的急性、亚急性或慢性炎症。疖（furuncle）为单个毛囊及其周围组织的化脓性感染，好发于毛囊及皮脂腺丰富的部位。痈（carbuncle）是相邻近的多个毛囊及周围组织的急性化脓性感染，也可由多个疖融合而成。

【病因及发病机制】

本组皮肤病多为凝固酶阳性金葡菌感染引起，偶可为表皮葡萄球菌、链球菌、假单胞菌属、大肠埃希氏菌属等单独或混合感染，也可由真菌性毛囊炎继发细菌感染所致。高温、多汗、搔抓、卫生习惯不良、全身慢性疾病、器官移植、长期应用糖皮质激素等为常见诱发因素。

【临床表现】

1. 毛囊炎　是局限于毛囊口的化脓性炎症。好发于头面部、颈部、臀部及外阴。皮损初期为红色毛囊丘疹，数天内中央出现脓疱，周围有红晕，脓疱干涸或破溃后形成黄痂，痂脱落后一般不留瘢痕（图16-3）。

2. 疖　是毛囊深部及周围组织的急性化脓性炎症。局部出现红、肿、热、痛的小结节，以后逐渐肿大，呈锥形隆起。数日后，结节中央因组织坏死而变软，有波动感，顶部出现黄白色点状脓栓；红、肿、痛范围扩大。数日后，脓栓脱落后有脓血和坏死组织排出，之后炎症逐渐消退而愈合。疖多为单发，若数目较多且反复发生、久经不愈，则称为疖病（图16-3）。

3. 痈　是多个相邻毛囊及毛囊周围炎症相互融合而形成的皮肤深部感染。好发于颈、背、臀和大腿等处。皮损初期为弥漫性、浸润性紫红色斑疹，表面紧张发亮，触痛明显，界限不清，迅速向四周及皮肤深部弥散，继而化脓、中心软化坏死、表面出现多个脓头即脓栓，脓栓脱落后留下多个带有脓性基底的深在性溃疡，外观如蜂窝状。可伴有局部淋巴结肿大和全身中毒症状。愈合缓慢，伴有瘢痕形成（图16-3）。

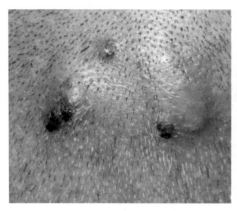

1. 疖

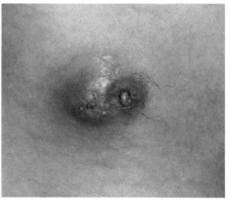

2. 痈

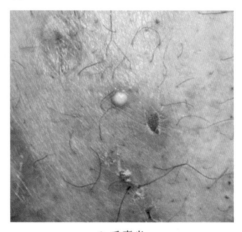

3. 毛囊炎

图 16-3　疖、痈、毛囊炎

【治疗原则】

1. 早期促使炎症消退　早期未破溃的炎症结节可用热敷、超短波照射等物理疗法,亦可局部外用 2% 碘酊、20% 鱼石脂软膏、亦可外用莫匹罗星软膏或夫西地酸乳膏。

2. 排脓　出现脓头时,可在其顶点涂苯酚;有波动感时,应及时切开排脓。未成熟的疖,勿挤压,以免引起感染扩散。

3. 抗菌药物治疗　全身症状明显、面部疖或并发急性淋巴管炎和淋巴结炎者,应静脉给予抗菌药物治疗。

【护理措施】

1. 控制感染

(1) 保持疖周围皮肤清洁,避免挤压未成熟的疖,尤其是危险三角区的疖,防止感染扩散。有波动时,应及早切开引流。

(2) 观察体温变化,注意患者有无寒战、高热、头痛、头晕、意识障碍等症状。注意观察有无白细胞计数升高等全身化脓性感染征象。

(3) 遵医嘱及早合理应用抗菌药物,协助行细菌培养和药物敏感试验。

(4) 注意休息,加强营养,鼓励进食高能量、高蛋白、丰富维生素饮食,提高机体抵抗力。高热患者给予物理或药物降温,鼓励患者多饮水。

2. 健康教育　注意个人卫生,保持皮肤清洁。暑天或炎热环境中生活工作,要勤洗澡,及时更换衣服。

第十七章

真菌性皮肤病

第一节　浅部真菌病

真菌病（mycosis）是由真菌引起的感染性疾病。真菌分为浅部真菌和深部真菌。浅部真菌主要指皮肤癣菌，特点是亲角质蛋白，侵犯人和动物的皮肤、毛发、甲板等引起的感染统称为皮肤癣菌病，简称癣。常见的有头癣、体癣、股癣、手癣、足癣、甲癣和花斑癣等。

【病因及发病机制】

1. 头癣　主要通过与癣病患者或患畜密切接触而传染，共用污染的理发工具、帽子、枕巾等物品也可间接传染。

2. 体癣　通过直接或间接接触传染，也可通过自身感染（手足甲癣等）而引起。

3. 手癣、足癣　主要通过接触传染，用手搔抓患癣部位或与患者共用鞋袜、手套、浴巾、脚盆等是主要传播途径。

4. 甲真菌病　多由手足癣直接传染，易感因素有遗传因素、系统性疾病（如糖尿病）、局部血液或淋巴液回流障碍、甲外伤或其他甲病等。

【临床表现】

1. 头癣　头癣多累及儿童，成人少见。根据致病菌和临床表现，可将头癣分为白癣、黑点癣、黄癣、脓癣四种类型。黄癣已罕见。

（1）白癣：见于学龄儿童。皮损初起为群集红色小丘疹，很快向四周扩大成圆形灰白色鳞屑斑，而后附近出现数片较小的相同皮损。病发于高出头皮2~4mm处折断，伴瘙痒，一般至青春期可自愈。本型不破坏毛囊，无永久性秃发和瘢痕。

（2）黑点癣：患处病发刚出头即折断，残根留在毛囊内，成黑点状。

（3）脓癣：皮损初起为成群的炎性毛囊丘疹，渐融合成隆起的炎性肿块，质地软,表面有蜂窝状排脓小孔,可挤出脓液。皮损处毛发松动,易拔出。常伴耳后、颈、枕部淋巴结肿大,轻度疼痛或压痛;继发细菌感染后可形成脓肿,亦可引起癣菌疹。本型可破坏毛囊,常引起永久性秃发和瘢痕。

2. 体癣和股癣

(1) 体癣:皮损初起为红色丘疹、丘疱疹或小水疱,继之形成边界清楚的有鳞屑的红色斑片,皮损中央趋于消退,形成境界清楚的环状或多环状,边缘可分布丘疹、丘疱疹和水疱,中央色素沉着。亲动物性皮肤癣菌引起的皮损炎症反应明显,可因长期搔抓刺激引起局部湿疹样改变或浸润肥厚呈苔藓样变。

(2) 股癣:好发于腹股沟及臀部,单侧或双侧发生。皮损基本与体癣相同,由于患处透气性差、潮湿、易摩擦,常使皮损炎症明显,瘙痒显著。

3. 手足癣 我国南方较北方多,夏秋季发病率高。多累及成年人,皮损多由一侧传播至对侧。

(1) 水疱鳞屑型:好发于指(趾)间、掌心,足趾及足侧。皮损初起为针尖大小的深在水疱,不易破溃,水疱散在或群集,可融合成多房性大疱,撕去疱壁露出蜂窝状基底及鲜红的糜烂面。水疱干涸后呈现领圈状或片状脱屑,皮损不断向周围蔓延,病情稳定时以脱屑为主。本型瘙痒明显。

(2) 角化过度型:好发于足跟及掌跖部。局部多干燥,皮损处角质增厚,表面粗糙脱屑,纹理加深,易发生皲裂、出血,皮损还可向足背蔓延。一般无瘙痒,有皲裂时疼痛。

(3) 浸渍糜烂型:好发于指(趾)缝,尤以第3、4和第4、5指(趾)间多见,表现为皮肤浸渍发白,表面松软易剥脱并露出潮红糜烂面甚至裂隙,有不同程度的瘙痒,继发细菌感染时有恶臭味。

4. 甲真菌病 初起为1~2个指(趾)甲受感染,以后可累及其他甲,甚至全部指(趾)甲。损害表现为甲变色,可有白色、黄色、灰色和褐色等,甲板混浊呈云雾状,失去光泽,甲板与甲床分离,甲前缘残缺不齐。

5. 真菌检查 取病发、痂皮、病灶边缘活动区的鳞屑做直接镜检,可见菌丝或孢子,也可做真菌培养确定致病菌,或做荧光检查。

【治疗原则】

1. 头癣 采用服药、搽药、洗头、剪发和消毒联合的综合治疗方法。

2. 体癣和股癣 以外用药物为主,皮损广泛或外用药疗效不佳者可考虑全身治疗。注意坚持用药2周以上或皮损消退后继续用药1~2周以免复发。腹股沟部位皮肤薄嫩,应选择刺激性小、浓度较低的外用药,并保持局部清洁干燥。

3. 手癣和足癣 以外用药为主,疗程1~2个月;角化过度型手足癣或外用药疗效不佳者可考虑全身治疗。

4. 甲真菌病　局部治疗与全身治疗联用以提高疗效。局部治疗常用于表浅和未累及甲根部的损害。全身治疗常采用伊曲康唑间歇冲击疗法或特比萘芬口服。

【常见护理诊断/问题】

1. 舒适受损　与皮肤瘙痒有关。

2. 急性疼痛　与足癣皮肤受侵犯,疱皮破损、糜烂面形成有关。

3. 潜在并发症:感染。

4. 知识缺乏:缺乏科学的癣病护理相关知识。

【护理措施】

1. 生活护理　居室应定时开窗通风,保持温湿度适宜,避免潮湿。保持皮肤清洁、干燥,治疗足部多汗。选择淋浴,最后洗双足;亦可用碱性香皂和流水清洗双足,洗后擦干。勤换鞋袜,毛巾和鞋袜等洗净后应置于通风处;浴室用品及衣物严格消毒,不与他人共用。

2. 用药护理　水疱糜烂皮损及疼痛,可先使用3%硼酸溶液、高锰酸钾溶液或臭氧水冷湿敷;再进行红光局部照射,干燥后再外用较温和的抗真菌水剂和霜剂。严禁撕扯疱皮以免引起疼痛和感染。鳞屑及角化过度皮损,可外用角质剥脱剂如水杨酸软膏、复方苯甲酸软膏等。重者可试用封包法,待角质层变薄后,再外用抗真菌霜剂。丘疹皮损可直接外用抗真菌药。外用药治疗期间,如局部出现红斑、水疱及瘙痒时,常为接触过敏,应立即停药,进行抗过敏处理。

3. 对症处理　头癣患者严格床边隔离,一个疗程后,全面消毒杀菌,更衣换帽,外用药治疗3个月时,查菌阴性者可接触隔离。体癣和股癣患者应注意个人卫生,内衣通风透气。手足、甲癣患者积极治疗,减少自身传染的机会。甲癣用药前,先用凡士林软膏涂于甲周保护正常皮肤,再用药水涂于甲表面。因药物不易进入甲板且甲生长缓慢,故应坚持用药。

4. 用药指导　可用滑石粉、抗真菌粉、20%~25%六水氯化铝液控制足部多汗。使用抗真菌药物若出现过敏或局部刺激,立即停用。外用药物避免接触眼睛。

5. 健康教育　向患者讲解本病基本知识及预防原则。注意个人卫生,保持皮肤干燥,并选用棉质内衣以利吸汗透气。不去不清洁的浴池、泳池;不在公共游泳池等处赤足行走。避免密切接触猫狗等动物,动物患癣后积极治疗。如已患有皮肤癣病,立即治疗,以免传染身体其他部位。

第二节 癣 菌 疹

癣菌疹(dermatophytid)原则上是一种变态反应性疾病,是由于原发真菌感染灶释放的真菌抗原经血流带至皮肤,在该处发生了抗原抗体反应从而引起的一种变态反应性损害(图 17-1)。其严重程度多与感染灶炎症成正比。

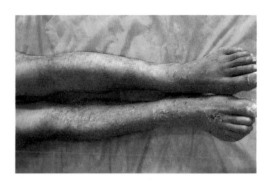

图 17-1 癣菌疹

【病因及发病机制】

皮肤癣菌感染人体后,如局部炎症反应强烈,其代谢产物可进入血液循环,并作为抗原刺激机体产生抗体或致敏淋巴细胞,导致超敏反应,出现多形性皮肤损害。用癣菌素作皮内试验,可出现风团样速发反应和结核菌素样迟发反应;动物实验发现癣菌疹的病理变化是血管内皮损伤和出血性炎症,与异型蛋白引起者类似。亲动物性皮肤癣菌比亲人性皮肤癣菌更易导致癣菌疹的发生。

【临床表现】

本病多见于夏秋季节,常发生于各种皮肤癣菌病急性炎症期,以浸渍糜烂型足癣和足癣继发细菌感染最多见。癣菌疹临床表现复杂,常见类型有:

1. 疱疹型 最多见。多对称性发生于掌心、指侧、手背、足底、足背等部位。皮损表现为米粒大小的丘疱疹、水疱,疱液清,壁厚,周围无红晕,严重时可出现大疱。自觉瘙痒和灼热。原发感染灶消退后,水疱可干涸、脱屑而消退,也可反复发作。

2. 湿疹样型 对称分布于足背、小腿或四肢。皮损为丘疹、红斑、渗出、糜烂。

3. 丹毒样型 分布于单侧或双侧下肢。皮损为轻度水肿性红斑,散在数片或融合成大片,类似于丹毒但无明显局部发热疼痛症状。

此外,还可表现为多形红斑、结节性红斑或荨麻疹样皮损。

【治疗原则】

首先应积极给予抗过敏治疗。系统药物以抗组胺药为主,局部可外用炉甘石洗剂或糖皮质激素霜剂,同时处理原发感染灶。

【护理措施】

1. 一般护理 患者在治疗的过程中,洗澡不要太勤,应每周洗浴 1~2 次,这样不仅可以去除厚积的鳞屑,清洁皮肤,而且可以改善微循环,促进新陈代谢。

2. 饮食护理 饮食以清淡为宜,多吃些新鲜蔬菜和水果。少饮刺激性饮料,如浓茶、咖啡、酒类等,因为这些饮料激惹汗腺的分泌与排出,给表皮真菌的易感性提供了有利的环境,戒烟酒。

第十八章

动物性皮肤病

第一节　疥　疮

疥疮（scabies）是由疥螨引起的接触传染性皮肤病。

【病因及发病机制】

主要由人型疥螨引起，通过直接接触传染，接触被污染的被褥、衣物等也可间接传染。疥螨在皮肤角质层内掘凿隧道引起机械性刺激、分泌毒液及排泄物刺激皮肤引起变态反应以及雌疥螨滞留在皮肤角质层内引起异物反应均可导致皮肤剧烈瘙痒。

【临床表现】

好发于皮肤薄嫩部位（如指缝、腕部、肘窝、腋窝、乳房下、脐周、下腹部、股内侧和外生殖器等）。皮损为米粒大小的丘疹、丘疱疹和灰白色或浅灰色线状隧道，丘疹为正常肤色或淡红色，反应剧烈者顶端可出现脓疱；男性患者可在阴囊、阴茎、龟头等部位出现直径 3~5mm 的疥疮结节。自觉剧烈瘙痒，晚间为甚。久病者常因搔抓而出现湿疹样变或继发脓皮病、淋巴结炎。本病多发生于冬季，病程长短不一，有的可迁延数月（图 18-1）。

本病以外用药物治疗为主。洗澡后，可用 10%~20% 硫黄软膏除头面部外涂布全身治疗；或选用 10%~25% 苯甲酸苄酯乳膏等。疥疮结节可外用糖皮质激素或焦油凝胶，也可皮损内注射泼尼松龙混悬液，如继发化脓性感染应同时抗感

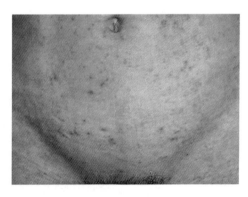

图 18-1　疥疮

染治疗。瘙痒严重者可于睡前口服镇静止痒药。

【专科评估】

1. 健康史　评估个人卫生状况,密切生活者是否发生过疥疮;是否与疥疮患者共用生活用品;是否饲养宠物及宠物患病情况。

2. 身体状况　皮肤薄嫩部位是否出现丘疹、丘疱疹和浅灰色线状隧道、抓痕等;局部有无继发改变或并发淋巴结炎;夜间皮损瘙痒有无影响睡眠。

3. 心理社会状况　评估患者是否剧烈的瘙痒及疾病的传染性而产生烦躁、焦虑情绪。

【常见护理诊断/问题】

1. 睡眠形态紊乱　与夜间皮损剧烈瘙痒有关。

2. 焦虑　与疾病反复发作、剧烈瘙痒、担心传染他人及疾病预后有关。

【护理措施】

1. 一般护理

(1) 注意个人卫生,患者用过的衣服及床上用品等煮沸消毒,或在阳光下充分暴晒,以杀灭疥虫及虫卵。

(2) 及时隔离患者,防止传染,家庭和集体宿舍中的患者同时治疗。

(3) 接触疥疮患者后,用肥皂和硫黄皂洗手,以免传染。

(4) 不可用力搔抓,避免因搔抓破溃引起继发感染。

(5) 向患者讲解疥疮的发病原因及治疗过程,告知晚间皮损瘙痒是本病特征之一,以减轻患者焦虑,促进睡眠。

2. 用药护理

(1) 1% γ-666 霜有较高杀螨作用,成人用量不超过 30g,24h 后温水洗去。该药容易被吸收,对婴儿和儿童有神经毒性,孕妇或哺乳妇女慎用。

(2) 搽药前先用温水洗澡,搽药时先将好发部位及损害密集处搽药 1 次,稍微用力涂搽以利于药物吸收。

(3) 用药期间不洗澡,不更衣,以保持药效。注意外用药物的刺激反应,及时调整药物配方浓度。

(4) 因疥虫疥卵发育为成虫需要 1 周的时间,故治愈后观察 1 周,未出现新的病情才为治愈。用药 2 周后发现新皮疹者,重复 1 个疗程。

3. 饮食护理　饮食宜清淡,忌猪头肉、羊肉、鹅肉、虾、蟹、芥菜等刺激物。

4. 健康教育

(1) 注意个人卫生,勤洗澡更衣。经常洗晒被褥,一般在 50℃水中浸泡10min 即可达到灭虫目的;不宜洗烫者,放置于阳光下暴晒 1~2d。

(2) 疥疮患者自觉遵守公共场所规定,不去公共泳池,以免传染他人。

(3) 患病期间禁止性生活,以防传播。

(4) 人与动物的疥虫可以互相传染,家里如有宠物发病,及时治疗。

【护理评价】

通过治疗与护理,患者是否:①瘙痒不适减轻,未抓伤皮肤;②焦虑程度减轻,掌握用药护理知识;③无并发症发生,或并发症得到及时发现和处理。

第二节　虫咬皮炎

虫咬皮炎(insect bite dermatitis)可由螨虫、蚊、蠓、臭虫、跳蚤、蜂等昆虫叮咬或毒汁刺激引起。共同特点是皮损处可见针尖大小咬痕(图 18-2),自觉瘙痒,严重程度与昆虫种类、数量和患者敏感性相关。

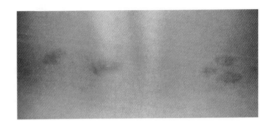

图 18-2　虫咬皮炎

【病因及发病机制】

1. 蚊　蚊以细长而锐利的喙刺入皮肤吸取血液。雄虫不吸血,雌虫吸血,在吸血的同时分泌含有抗凝物质的唾液,以防血液凝固并可能造成局部的皮肤过敏。

2. 蠓　雌蠓以刺吸式口器、禽、畜血液(雄蠓不吸血)。雌蠓不仅吸血损伤皮肤,而且是多种传染病的媒介。

3. 蜂　蜂的种类很多,常见的蜇人蜂有黄蜂、蜜蜂、蚁蜂、细腰蜂以及丸蜂等。蜂尾的毒刺和体尾的毒腺相通,蜂蜇人的时候毒刺刺入皮肤并将毒汁注入皮肤内。不同种类的蜂含有的毒汁成分不全相同,毒汁可引起皮肤的炎症反应甚至全身的变态反应。

【临床表现】

1. 蚊、蠓叮咬　可只出现针尖至针冒大小的红斑或瘀点,可无自觉症状;也可以表现为红斑、丘疹、风团,瘙痒剧烈;婴幼儿面部、手背或阴茎等部位被蚊叮咬后可出现血管性水肿。

2. 蜂蜇伤　皮肤被刺伤后患者立即有刺痛和灼痒感,随后局部出现红肿、风团或水疱甚至坏死。严重者可有畏寒、发热、头痛、头晕、恶心、心悸、烦躁、肺水肿、虚脱症状甚至休克,可于数小时或数日内死亡。

【治疗原则】

1. 去除病因　灭蚊、除虫,及时晾晒衣被,清洁居住环境。

2. 各种虫咬皮炎症状轻微者,局部外用糖皮质激素,口服抗组胺药物;皮损泛发、瘙痒严重者,可短期小剂量口服糖皮质激素。如局部继发感染,因及时给予抗感染。局部慢性皮损可用 2% 利多卡因稀释的 5mg/ml 确炎舒松悬液局部封闭。

3. 蜂蜇伤后应注意检查有无毒刺残留在皮肤内,若有则用镊子拔除并挤出毒液,局部用水冲洗,冰块冷湿敷。伴发过敏性休克者应积极抗休克治疗,皮下或肌内注射 0.1% 肾上腺素 0.5ml,必要时重复。胡蜂蜇伤者应使用弱酸类溶液外敷,再酌情口服或肌内注射抗组胺药。出现肌肉痉挛者可用 10% 葡萄糖酸钙 10ml 加入 5%~10% 葡萄糖溶液 10ml 内缓慢静注。可静脉补液以促进毒物的排出,同时注意维持水、电解质和酸碱平衡。

【常见护理诊断 / 问题】

1. 皮肤完整性受损　与皮肤被虫咬,出现皮损有关。

2. 潜在并发症:感染。

【护理措施】

1. 注意环境卫生,吃剩的甜味食物勿乱丢弃,夜间关好门窗、挂好蚊帐,熄灯睡觉,防止昆虫飞入。选用对人无害的杀虫喷雾喷洒等。注意清洗、消毒已接触过皮损的毛巾或衣服。

2. 大多数昆虫咬伤引起轻度肿痛,用清水或肥皂水清洗伤口,纱布覆盖。冷敷可减少肿胀,痒感等不适。伤口如有毒刺,用尖头镊子或针尖、刀片等小心从皮肤外的毒囊前顺势向后将毒刺挑出再行创面处理。

3. 户外活动尽量避免穿花色和鲜亮的衣服,勿涂搽香水、发胶。发现周围有蜂围绕时,切忌跑、动、打,先静止不动再慢慢退回,等蜂飞回去时赶快撤离。如遇蜂群,保持冷静,慢慢移动,避免拍打或快速移动。如无法逃离,就地趴下并用手抱住头部加以保护。

第十九章

皮炎和湿疹

第一节　接触性皮炎

接触性皮炎(contact dermatitis)是皮肤或黏膜单次或多次接触某些外源性物质后,在接触部位甚至以外的部位发生的急性或慢性炎症反应,表现为红斑、肿胀、丘疹、水疱甚至大疱。本病可根据病程分为急性、亚急性和慢性。

【病因及发病机制】

1. 原发性刺激物　指具有强烈刺激性(如强酸、强碱)或毒性的物质。

2. 接触性致敏物　通常为低分子的化学物质如染料、生漆等,以Ⅳ型变态反应居多。

【临床表现】

1. 皮损形态　形态相对单一,红斑、丘疹、水疱、坏死、溃疡。

2. 皮损部位　局限于接触部位,境界清。

3. 自觉症状　痒、烧灼、胀痛感。

4. 病程　自限性。

(1) 急性接触性皮炎:①皮损多限于接触部位,少数可蔓延或累及周边部位;②皮损:红斑,境界清楚,形态与接触物有关,其上有丘疹和丘疱疹,严重者红肿明显并出现水疱和大疱,内容清亮,破溃后呈糜烂面;③自觉瘙痒或灼痛,少数有全身症状,去除接触物后积极处理,一般 1~2 周内可痊愈,遗留暂时性色素沉着。

(2) 亚急性和慢性接触性皮炎:①接触物刺激性较弱或浓度较低;②皮损:轻度红斑、丘疹,境界不清;③长期反复接触可导致皮损轻度增生及苔藓样变。

【治疗原则】

处理原则包括寻找病因、迅速脱离接触物并积极对症处理。

1. 一般治疗

(1) 追查病因,避免再接触、清除刺激因子并告知患者以免今后再接触患病。

(2) 避免搔抓、摩擦、热水或肥皂水洗涤及其他刺激。摒除辛辣刺激食品,清理胃肠,保持大便通畅,避免精神过度紧张。

2. 全身治疗

(1) 抗组胺药:可选用苯海拉明等,可并用维生素 C 口服。

(2) 钙剂:可口服钙片或静脉注射 10% 葡萄糖酸钙。

(3) 肾上腺皮质激素:皮损广泛而严重时,可配合使用泼尼松口服或地塞米松静滴。

(4) 利尿剂:对伴发全身皮疹,水肿严重者利尿。

(5) 有感染者可酌情选用抗生素。

3. 局部治疗

(1) 急性期:红肿明显者外用炉甘石洗剂,渗出多时用 3% 硼酸溶液湿敷。

(2) 亚急性期:有少量渗出时外用糖皮质激素糊剂或氧化锌油。

(3) 无渗液时:用糖皮质激素霜剂。

(4) 有感染时:加用抗生素。

(5) 慢性期:一般选用具有抗炎作用的软膏。

【专科评估】

1. 健康史　引起接触性皮炎的物质有两类:一类是原发性刺激物,引起原发刺激性接触性皮炎;另一类是变应原性物质,引起超敏反应性接触性皮炎。

原发性刺激物对皮肤、黏膜有直接的刺激作用,原发刺激性接触性皮炎的发病特点是:①接触后立即发病,无个体差异;②皮疹发生部位与接触部位相似,皮疹严重程度与原发性刺激物的刺激性、浓度、接触时间等有关;③停止接触后皮疹多可消退。常见的原发性刺激物有强酸、强碱等。

变应原性物质刺激机体发生Ⅳ型超敏反应,超敏反应性接触性皮炎的发病特点是:①变应原性物质的刺激性小或无;②初次接触需经 4~20d 的潜伏期发病,再次接触经 24~48h 发病;③皮疹广泛、对称分布,有明显个体差异;④斑贴试验阳性。常见的变应原性物质有:①化学性物质(染料、外用药、化妆品、染发剂、塑料、橡胶等),是引起接触性皮炎的最常见原因;②动物性物质(动物毛皮、皮革制品、羽绒服等);③植物性物质(银杏、芒果、无花果等);④金属性物质。

询问健康史时注意询问有无原发性刺激物或变应原性物质接触史,工作及生活环境,接触物质后至发病时间及以往有无类似病史等内容。

2. 身体状况

(1) 皮疹程度:局部皮肤在接触某种物质后经一定潜伏期发病。轻者表现为水肿性红斑、丘疹、丘疱疹,严重者红肿明显,可有水疱,甚至大疱、偶尔发生组织坏死。大多有不同程度瘙痒、灼热或疼痛感。皮疹多局限于接触部位,分布范围与接触物形状相一致,境界清楚,少数可蔓延或累及周边部位。病程一般为1~2周。

(2) 辅助检查:①组织病理;②皮肤专科检查:皮损的分布部位、面积、外观形态、发生时间及周期评估等;③实验室检查。

【常见护理诊断/问题】

1. 舒适受损　与皮损瘙痒有关。

2. 皮肤完整性受损　与皮损破溃、肿胀有关。

3. 知识缺乏:缺乏接触物、致敏物及对本病基本知识的认知。

【护理措施】

1. 一般护理

(1) 患处禁止搔抓、摩擦和用热水烫洗。

(2) 尽量寻找病因并防止再接触,根据病史、工作环境及皮损形态去发现引起接触性皮炎的可疑物质,在急性皮炎痊愈2周后及慢性皮炎阶段可行斑贴试验。

(3) 将已明确的致敏物质在病历上做好记录与标记,避免再次使用。

2. 皮损、用药护理

(1) 去除病因:立即用大量流动清水冲洗接触部位。酸碱所致的皮炎,先用弱碱或弱酸湿敷,再行冲洗。染发所引起的皮炎,剪去毛发后用生理盐水湿敷或涂以植物油以清除痂皮后再行湿敷。避免热水、肥皂、搔抓等刺激。

(2) 急性接触性皮炎:急性期有渗液时用3%硼酸溶液或臭氧水冷湿敷,每次30~60min,有水疱时用无菌注射器抽吸干净,破损处注意无菌换药,防止感染;对大疱性损害应先抽吸疱液再冷湿敷;全身治疗视病情给予糖皮质激素和抗组胺药。

(3) 亚急性和慢性接触性皮炎:要慎重选择外用肾上腺皮质激素的剂型,以减少不良反应。如褶皱部位用霜剂,毛发区用洗剂或霜剂,慢性干燥、肥厚、角化的损害用软膏或硬膏。避免一切可能加重因素,如使用碱性小的香皂、保护性乳膏,避免皮肤干裂等。对一些皮肤干燥的亚急性接触性皮炎,仅使用肾上腺皮质激素常难以奏效,尚需加用一些富含水的霜剂或乳膏,以明显改善治疗效果。

3. 减轻瘙痒

(1) 遵医嘱给予抗组胺类药物。

(2) 防止搔抓,向患者说明搔抓可使皮损恶化、扩展、发生继发性感染并加重瘙痒的严重性;患部瘙痒时不要抓,可进行轻轻拍打;嘱患者指甲要剪短并保持清洁;夜间入睡时,患者可有无意识的搔抓,宜做以下处置;给患者戴手套,适当减少被褥与衣物,小儿宜戴手套或约束手臂,使手不能直接达到瘙痒部位。

(3) 排除诱发瘙痒的因素,室内宜干燥、凉爽,冬季病室内不宜过暖;调整患者衣着;患者内衣最好采用具有吸湿性和耐洗的棉制品;毛织品不宜直接接触皮肤;化纤织品易引起皮肤的过敏反应,不宜穿用;新衣应先洗去布浆后再穿用;经常洗涤衣物,保持衣着清洁。

(4) 避免诱发因素,避免过多地使用肥皂或频繁沐浴,防止皮肤干燥、瘙痒加重;防止过多出汗;必要时忌食醇类及辛辣等刺激性食品。

(5) 转移患者对瘙痒的注意力,可诱导其读书、观赏电视;不管患者陈述瘙痒的感受是轻或重,都应耐心倾听。

4. 饮食护理　饮食宜多样化,避免偏食,紧急刺激辛辣、海鲜等食物。摄入适量水、蛋白质、富含维生素 B 的谷类、稻类及维生素 C 含量丰富的水果等,以促进皮肤新陈代谢。

5. 心理护理　由于皮疹多发生在颜面等暴露部位,患者常出现急躁或忧虑情绪。护理人员应关心体贴患者,主动介绍有关疾病的预后和治疗方案,消除患者的顾虑,积极配合治疗。

6. 健康教育

(1) 讲解本病防治知识,尽可能避免接触易致敏刺激物。加强个人防护,如戴手套、穿防护服、戴口罩或外涂防晒霜。

(2) 本病治愈后尽量避免再次接触致敏原,以免复发。

(3) 不论接触何种物质导致过敏后,立即用清水反复冲洗,尽快就医。

(4) 对反复发作的接触性皮炎,则应尽量寻找致敏原因,加以去除,不要再接触。若已发病则应立即进行适当处理,避免搔抓、洗涤或乱用药物而使病情恶化。

(5) 饮食时忌食辛辣及油炸食物,特别是发病期。平时饮食宜清淡,忌食易引起过敏的食物,如海鲜等,多吃新鲜蔬菜或水果。

(6) 注意个人卫生,经常保持皮肤清洁干燥,勿与他人共用鞋袜或衣服,避免交叉感染。

(7) 眼睑、口唇、外阴等皮肤薄嫩处忌用高浓度或刺激性药物。

【护理评价】

通过治疗与护理,患者是否:①瘙痒减轻或消失;②患者找出发病原因,且能够避免接触;③能叙述预防措施。

第二节　湿　疹

湿疹(eczema)是由多种内外因素引起的一种具有明显渗出倾向的皮肤炎症反应,皮疹多样性,慢性期则局限而有浸润和肥厚,瘙痒剧烈,易复发。

【病因及发病机制】

湿疹是病因复杂的内外因素引起的一种迟发型变态反应性皮肤病。

1. 内在因素　主要与过敏体质、遗传有关。某些内在因素如慢性消化系统疾病、内分泌失调、食物等,可加重病情;精神紧张、过度劳累等可诱发病情。

2. 外在因素　包括食物、吸入物、生活环境、气候条件、动物毛皮、各种化学物质、各种外在刺激等。

【临床表现】

按皮疹表现分为急性、亚急性、慢性三期(图 19-1)。

(1) 急性湿疹:表现为多形性皮疹。常在红斑基础上有针尖至粟粒大小的丘疹、丘疱疹,严重时有小水疱,常融合成片,境界不清楚,皮损周边丘疱疹逐渐稀疏。自觉剧烈瘙痒,常因搔抓形成点状糜烂面,有明显的浆液性渗出。如果继发感染可形成脓液、脓疱、脓痂,附近浅表淋巴结肿大,也可伴发热等全身症状。皮疹可

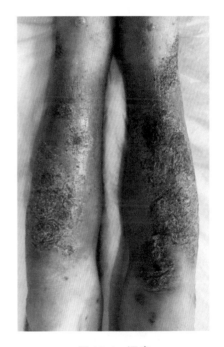

图 19-1　湿疹

发生于体表任何部位,常对称分布,多见于头面、耳后、手足、前臂、小腿等外露部位,严重者可泛发全身。

(2) 亚急性湿疹:急性湿疹发作后,红肿及渗出减轻,可有丘疹及少量丘疱疹,少许鳞屑及轻度浸润,进入亚急性阶段,有时可因再次暴露于致敏原、新的刺激或处理不当及过度搔抓又成急性发作或加重,也可经久不愈发展为慢性湿疹。

(3) 慢性湿疹:常由急性或亚急性湿疹迁延而成,亦可一开始即为慢性炎症。表现为暗红斑上有丘疹、抓痕及鳞屑,局部皮肤肥厚、表面粗糙,有不同程度苔藓样变、色素沉着及色素减退。病情时轻时重,病程数月或更久。好发部位有手、足、小腿、肘窝、股部、乳房、外阴及肛门等处,多对称发生,由于病变部

位不同,表现也有差异。

【治疗原则】

1. 系统治疗

(1) 抗组胺药:根据患者情况选择适当抗组胺药止痒抗炎。

(2) 抗生素:对于伴有广泛感染者建议系统应用抗生素 7~10d。

(3) 维生素 C、葡萄糖酸钙等有一定抗过敏作用,可以用于急性发作或瘙痒明显者。

(4) 糖皮质激素:一般不主张常规使用,但可用于病因明确、短期可以去除病因的患者。

(5) 免疫抑制剂:应当慎用,仅限于其他疗法无效、有糖皮质激素应用禁忌证的重症患者,或短期系统应用糖皮质激素病情得到明显缓解后、需减用或停用糖皮质激素时使用。

2. 局部治疗 是湿疹治疗的主要手段,应根据皮损分期选择合适的药物剂型。

急性期无水疱、糜烂、渗出时,建议使用炉甘石洗剂、糖皮质激素乳膏或凝胶;大量渗出时应选择冷湿敷,如 3% 硼酸溶液、臭氧水、0.1% 依沙吖啶溶液等;有糜烂但渗出不多时可用氧化锌油剂。

亚急性湿疹建议外用氧化锌糊剂、糖皮质激素乳膏。

慢性期皮损建议外用糖皮质激素乳膏、硬膏、乳剂或酊剂等,可合用保湿剂及角质疏松剂。

3. 物理治疗 窄谱 UVB 照射,对慢性顽固性湿疹具有较好疗效。

 知识链接

光子治疗在慢性湿疹治疗中的应用

近年来光子治疗作为一种物理疗法在临床广泛应用于慢性湿疹的治疗。光子中红光波长为 620~760mm,为自然界可见光谱中的一种光线,因它能引起人体视网膜感光为红色故而称红光。近年来,光子治疗开始在慢性湿疹的治疗中应用,它具有光化学作用,对人体组织的穿透深度可达 30mm,穿透性较强,其对机体的光化学作用能够促进细胞内的酶促反应和有氧呼吸功能,它能激活线粒体内的多种酶,加快细胞新陈代谢,增加细胞内糖原含量,同时促进蛋白质合成与 ATP 分解,使组织细胞的生长修复功能提高,另一方面,红光刺激能够增强白细胞的吞噬功能,提高机体组织的免疫力,同时降低炎症部位五羟色胺的含量,从而达到止痒和镇痛的作用。能有效缓解湿疹症状、渗出及皮损,同时安全性极高。

4. 中医中药疗法　中药提取物如复方甘草酸苷、雷公藤多苷等对某些患者有效。应注意中药也可导致严重不良反应，如过敏反应、肝、肾损害等。

【专科评估】

1. 健康史

(1) 患者的年龄、过敏史、病程长短。

(2) 相关因素：是否有药物、食物、物理化学刺激、微生物及寄生虫接触史，是否有其他内脏疾病史等。

(3) 饮食习惯：是否偏食，是否经常吃海鲜、辛辣食物等，是否经常大量饮用咖啡、酒、浓茶等。

(4) 神经精神因素：是否因工作紧张、精神压力大或过度疲劳导致湿疹的发作。

2. 身体状况

(1) 皮疹程度：①确定皮疹的位置及分布情况：四肢或躯干、暴露或遮盖部位、广泛性或局限性、对称性或单侧性、分隔性或融合性；②评估皮损为原发皮损或继发皮损；③皮疹是否有感染：如有无局部皮肤红肿热痛、渗液、有脓性分泌物等，有无体温过高、白细胞升高等全身感染征象；④皮疹是否疼痛及疼痛部位、性质、程度、发作时间、持续时间等；⑤皮疹是否有水肿、渗出，评估渗出的部位、量、性质；水肿的原因、部位、程度、性质。急性期较严重的水肿渗出是否影响活动；⑥痒疹的时间、程度、特点，痒疹是否在夜间明显，影响睡眠。

(2) 辅助检查：①组织病理；②皮肤专科检查：皮损的分布部位、面积、外观形态、发生时间及周期评估等；③实验室检查。

【常见护理诊断/问题】

1. 舒适受损　与湿疹剧烈瘙痒有关。

2. 潜在并发症：感染。

3. 睡眠形态紊乱　与瘙痒有关。

4. 恐惧/焦虑　与病情反复和急性期病情加重导致不良情绪有关。

【护理措施】

1. 一般护理

(1) 保持床单元清洁干燥，室内空气清新，温湿度适宜。

(2) 指导患者饮食应清淡，多吃水果，避免接触辛辣食物以及易引起湿疹的致敏原，如鱼、虾等。

(3) 内衣尽量避免使用化纤、丝、毛皮织品，内衣宜宽松、柔软。

(4) 协助患者寻找并去除可能发病的原因。

2. 皮肤护理

(1) 正确评估皮损：急性湿疹的皮疹呈多形性。常在红斑的基础上有针尖至粟粒大小的丘疹、丘疱疹,严重时有小水疱,常融合成片,境界不清楚,在损害外周丘疱疹逐渐稀疏。慢性湿疹皮疹为暗红斑上有丘疹、抓痕及鳞屑,局部皮肤肥厚、表面粗糙,有不同程度苔藓样变、色素沉着及色素减退。

(2) 保持皮肤清洁:勤洗患部,及时清除局部分泌物,避免接触刺激物或致敏物,创面忌涂化妆品,以防症状加重。

(3) 告之患者避免热水烫洗,肥皂及其他有害因子刺激、过度搔抓及不适当的外用药物治疗。

(4) 创面冷湿敷:用于糜烂渗出处,有毛发的部位应先剪除后再湿敷,用6~8层无菌纱布浸湿配好的湿敷液,不滴水为宜,放于创面,紧密贴合,每日湿敷2次,每次15~20min,湿敷后外涂糖皮质激素乳膏。注意创面湿敷面积不能太大,以防大量药物吸收引起中毒,特殊部位的湿敷应注意固定。

3. 用药护理 遵医嘱指导患者合理、及时用药,外用药物应注意浓度、剂型和应用部位。急性期无糜烂时,选用洗剂和粉剂;炎症较重出现渗出时选用湿敷;慢性期可选用软膏、乳膏或酊剂。

4. 瘙痒护理

(1) 保持室内温湿度适宜。夏季开空调时间不宜过长。

(2) 洗澡不宜过勤,洗浴后一定要涂搽护肤乳。

(3) 瘙痒时切忌反复搔抓,否则会使痒感加重。可以用湿毛巾湿敷瘙痒处,并在毛巾外拍打或用指腹垂直按压瘙痒处。

(4) 外用止痒药物时,膏剂只需涂抹薄薄一层即可,范围稍大于皮损,一天3~4次,以瘙痒严重时为主。

(5) 指导患者采取听音乐、看电视等感兴趣的活动以转移注意力,减轻痒感,避免下意识的搔抓皮肤,形成抓痕。

(6) 很多患者无法控制夜间睡眠中搔抓痒处,可于睡前临时给予止痒药物,如酮替芬、多塞平等,药物种类及药量根据患者个体差异而定。

5. 药浴疗法 遵医嘱给予中药药浴或淀粉浴,浴前认真评估患者,保持室温、水温,浴中严密观察患者有无不适。

(1) 药浴前评估:进入药浴室前由护士为患者测量生命体征,备齐防滑拖鞋、浴巾、毛巾、新病员服、浴袋、水杯、适量食物和水。浴前嘱患者适量进食,避免空腹或过饱后进行药浴。另外,有高血压、主动脉瘤、严重心脏病、传染病及有出血倾向、年老体弱、月经期的患者不宜泡浴。评估患者是否已了解药浴相关知识和注意事项,是否存在跌倒的危险。为其讲解防范措施并签署知情同意书。

(2) 药浴中严密观察:护理人员及时巡视浴室,观察患者精神状态及生命体征,采用开放式问候语与患者沟通,将备好的食物放在触手可及的地方,为患者提供饮用水,以备大汗时补充能量,防止虚脱。如发生头晕、胸闷、大汗等不适,应立即协助患者出浴,取舒适体位。为患者吸氧,测量生命体征及快速血糖监测,呼叫医生。如仍未好转,立即转移至病房进一步抢救。

(3) 药浴后连续性评估:出浴时嘱患者将体表的水珠擦拭干净后穿好病服离开病房,切忌忽然站立以防一过性低血压。再次评估生命体征。如患者浴后 12h 内发生不适,如瘙痒、干裂、疼痛、发红、皮损加重,应停止药浴,并评估是否为药物过敏所致。注意保暖,发生感冒应暂缓药浴。患者出院后仍需严格从饮食、心理、用药、生活上进行自我管理,定期复查。

6. 心理护理 湿疹患者由于病程较长,并易反复发作,易缺乏治疗信心;皮损部位暴露,易产生自卑心理。护理人员应与患者建立良好的护患关系,使患者放松心情,树立战胜疾病的信心。

7. 健康教育

(1) 避免热水烫洗、过度搔抓。

(2) 避免进食刺激性食物,如鱼、虾、浓茶、酒类等。

(3) 去除致敏原,避免再次接触,防止复发。

(4) 宜穿宽松柔软的棉质贴身内衣,避免直接接触化纤、皮毛等物品。

(5) 注意个人卫生,勤换洗衣服,保持皮肤清洁,忌用肥皂、热水烫洗,剪短指甲勿搔抓。头部皮损者应小心地剪去头发。

(6) 生活要规律,忌熬夜、过度劳累,注意锻炼身体,养成良好的生活习惯。

(7) 嘱患者必要时到医院复查,出现复发现象时应及早治疗,不要轻视或延误治疗。

【护理评价】

通过治疗与护理,患者是否:①瘙痒减轻或消失,正确、及时地用药;②继发感染得到预防和发现;③能复述发病原因和预防措施。

第三节 特应性皮炎

特应性皮炎(atopic dermatitis,AD)原称"异位性皮炎""遗传过敏性湿疹",是一种与遗传过敏素质有关,以瘙痒为特征的慢性复发性、炎症性皮肤病,表现为瘙痒、多形性皮损并有渗出倾向,患者或家属成员易患哮喘、过敏性鼻炎、荨麻疹、湿疹等疾病,患者对异种蛋白过敏,血清中 IgE 含量增高。

【病因及发病机制】

与遗传过敏体质有关,多数患者有家族性过敏疾病病史并常有免疫功能异常的表现。引起变态反应的致敏物中,较多见的为食物,如牛奶、蛋类、鱼虾等,加之消化不良或喂养过饱。其他为呼吸道吸入物及接触致敏原有关,如尘螨、花粉、真菌孢子、肥皂、羽毛及日光等。此外,精神紧张、搔抓、多汗、感染及气温变化等皆可使病情加重。

【临床表现】

特应性皮炎在不同的年龄阶段,具有不同的特点,通常分为三个阶段:婴儿期,儿童期,青年期及成人期(图 19-2)。

1. 婴儿期　亦称"婴儿湿疹"。通常发病在出生 2 个月以后。损害部位主要在额、面颊、耳廓、头皮及下颏部,四肢和躯干也可发生。初起为急性红斑,渐渐在红斑基础上出现针头大小的丘疹、丘疱疹及水疱,可密集成片,境界不清楚。皮疹呈多形性,瘙痒显著。抓破处可有渗出浆液及

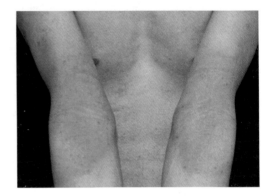

图 19-2　特应性皮炎

显露有多量渗液的鲜红糜烂面,渗液干后结痂,头皮部可呈黄色脂溢性结痂。病情时重时轻,某些食品或环境因素可使病情加重,一般常在 2 岁内痊愈。

2. 儿童期　多在婴儿期缓解 1~2 年后自 4 岁左右开始发病,少数自婴儿期延续发生。皮损常累及四肢伸侧或屈侧,常限于腘窝及肘窝等处,也可累及眼睑、颜面部。皮损渗出常比婴儿期为轻。丘疹暗红,渗出较轻,可有抓痕。久之,皮疹肥厚呈苔藓样变。

3. 青年期及成人期　指 12 岁以后青少年及成人阶段的遗传过敏性皮炎,可从儿童期发展而来或直接发生。皮损常为苔藓样变或呈急性或亚急性湿疹样损害,好发于肘窝、腘窝、四肢及躯干。

【治疗原则】

治疗基本上与湿疹相同,除抗过敏、止痒等治疗外,亦可用自血疗法、封闭疗法等。如能发现过敏原,亦可用脱敏疗法。严重患者也可短期使用糖皮质激素。外用药亦参照湿疹。

【常见护理诊断 / 问题】

1. 舒适受损　与疾病剧烈瘙痒有关。

2. 潜在并发症:感染。

3. 睡眠形态紊乱　与瘙痒有关。

4. 恐惧 / 焦虑　与疾病的反复和急性期病情的加重导致不良情绪有关。

【护理措施】

1. 皮肤护理　房间每日开窗通风,不种植花草,穿宽松棉质内衣,勤换衣

服。由于急性期皮肤敏感性高,应禁止用热水烫洗及紫外线照射,及时修剪指甲,防止搔抓及强力刺激皮肤。对剧烈瘙痒影响睡眠者,口服抗组胺药物,选用刺激性小的外用药物。而对于静止期及消退期的患者可适当减少沐浴及使用肥皂的次数,以免过多去除皮脂膜,沐浴完后立即涂搽保湿剂。

2. 病情观察　观察患者皮疹分布的部位、颜色、大小形状、皮损瘙痒程度以及面色、睡眠、二便,有无伴发哮喘、过敏性鼻炎等。

3. 用药护理　患者在全身用药时,告诉患者正确服药方法及可能出现的相关副作用。用药过程中,应定期检查血尿常规及肝肾功能。如口服激素,应在医生指导下减量停药。告知患者及家属正确涂搽外用药的方法,掌握涂搽外用药的力度,范围大小和均匀度等,涂药后稍作按摩。

局部使用类固醇药膏时,勿涂搽过厚,以免出现皮肤变薄、表皮血管扩张等不良反应。强效类固醇药膏禁用于面部、外生殖器、皮肤褶皱等处。皮损结痂,先用植物油清除患部皮肤表面污垢、痂皮,切勿强行撕扯。此外,冬天要注意保暖,防止受凉,避免使用诱发或加重病情的药物。

4. 饮食护理　指导患者进食适量蛋白、高热量、高维生素、低脂、低胆固醇易消化的饮食,如多食瘦肉、豆制品、新鲜蔬菜和水果等。同时还要注意:①戒烟;②不过量饮酒;③科学忌口,少吃牛羊肉、鱼虾蟹等食物;④忌食辛辣食物;⑤告知患者,忌饮食不能一概而论,存在个体差异,应在日常生活中逐渐体会,如摄入某种食物后皮损加重,则应加以控制或忌食。

5. 心理护理　随着医学模式的转变,特应性皮炎现在已被认为是典型的心身性皮肤病,心理健康状况越来越受到医患双方的关注。因此,护理人员针对患者心理状态和文化程度,因人而异地采取疏泄、劝导、解释、安慰等手段,建立良好的医患关系,同情患者,进行个体化、多样化的护理教育与指导。

6. 休息和活动指导　指导患者劳逸结合,生活有规律,保持二便通畅,保持良好的睡眠。可适当加强运动,避免强烈的阳光照射,增强抵抗力。避免外伤及上呼吸道感染。

7. 定期随访　凡患者治愈后,定期随访,指导患者注意避免精神紧张、过度疲劳、寒冷、饮酒和上呼吸道感染,对留有个别皮损者,要坚持继续搽药,以巩固疗效和减少复发。用药期间定期来医院复诊。使用偏方、不恰当使用激素及盲目要求根治,只会使病情恶化,加重经济负担,应以安全有效、长期控制病情为治疗目标。

8. 健康教育

(1) 尽量寻找并去除病因,避免衣服刺激和易致敏食物,注意适应气候和温度变化。必要时通过过敏原鉴定来寻找和排除过敏原。

(2) 加强体育锻炼,增强机体抵抗力。

（3）积极治疗哮喘、过敏性鼻炎等疾病。

（4）经常修剪指甲，避免搔抓，忌肥皂、热水烫洗，衣服应全棉、柔软，不宜过度保暖。

（5）避免与水痘、疱疹的患者接触，否则有可能使异位性皮炎加重。

第四节　自身敏感性皮炎

自身敏感性皮炎（autosensitization dermatitis）是由于患者对自身内部或皮肤组织所产生的某些物质发生过敏而引起，也可以发生于感染或外用药物刺激引起的变态反应。

【病因及发病机制】

本病病因尚不清楚。原有的湿疹样皮损处理不当、继发化脓性感染或受到机械性、理化性刺激，可使局部自身组织的蛋白与药物或细菌等结合形成抗原性物质，被吸收后引起过敏反应。

【临床表现】

原有的湿疹样皮损如果处理不当或继发化脓性感染，或受到理化刺激而加重，随后在病变附近或远离部位出现多数散在或群集的小丘疹、丘疱疹、水疱及脓疱，1~2周内可泛发全身。皮损多见于四肢，对称分布，可伴浅表淋巴结肿大，重症者可全身不适及发热。瘙痒剧烈的，继发皮损多随原发病灶的好转而好转（图19-3）。

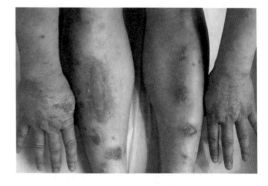

图19-3　自身敏感性皮炎

【治疗原则】

首先处理原发灶，可外用生理盐水或3%硼酸溶液湿敷，避免局部刺激；瘙痒明显者可口服抗组胺药，病情严重者可考虑使用糖皮质激素。继发皮损多随原发病灶的好转而好转。

【护理措施】

1. 一般护理

（1）要远离过敏原。因为过敏症状会永远存在，不可能根治，只能随时小心防范，避免接触有可能导致过敏的过敏原。

（2）贴身衣物要冲洗干净，残余在衣物、毛巾中的洗洁精可能刺激皮肤。

（3）注意休息，保证充足睡眠，避免过度劳累和精神过度紧张。

2. 皮肤护理

(1) 保持安静及适宜的温湿度,定期开窗通风、紫外线消毒。

(2) 严格按医嘱用药,详细交代用法、用量及注意事项。

(3) 皮损结痂,先用植物油清除患部皮肤表面污垢、痂皮,切勿强行撕扯。注意皮肤卫生,内衣应全棉,勤修剪指甲,避免搔抓及酸碱性物质刺激,避免热水烫洗。

(4) 保持皮肤清洁,防止皮肤感染。

(5) 要清楚了解自己所使用的护肤品和它们的用法。避免使用疗效强可能对皮肤产生刺激的物质。过度不当的使用强效清洁用品会破坏皮肤表层天然的保护组织。洗脸不要用药皂等皂性洗剂,最好使用乳剂或非皂性的肥皂,可以调节酸碱度,适应肌肤。磨砂膏去角质剂等产品更应该敬而远之。采用简单的洁肤爽肤润肤程序。

(6) 注意使用防晒产品。敏感性肌肤的皮层较薄,对紫外线防御能力低,容易老化,所以在搽上基础保养品作为隔离之后,再使用防晒霜,但防晒霜的成分也是易造成刺激的因素之一,因此最好不要直接涂搽在表皮上。

3. 饮食护理 给予高蛋白、富含维生素的清淡饮食,多食水果、蔬菜,忌海鲜、辛辣刺激食物。多饮水。

4. 健康教育

(1) 对可疑致敏物质尽量避免接触。

(2) 尽可能寻找诱发加重原因,积极治疗原发病灶。

(3) 尽可能避免局部外界不良刺激,如热水洗烫、剧烈搔抓及刺激性外用药物等,避免辛辣性食物,如辣椒、酒等。

(4) 加强锻炼,增强机体抵抗力。保持良好心情,生活规律。

(5) 避免穿着化纤及毛织类衣物直接接触皮肤,衣着要宽松。

第五节 淤积性皮炎

淤积性皮炎(stasis dermatitis)又名淤积性湿疹、静脉曲张性湿疹。是由静脉壁退化、静脉瓣功能不全、长期站立和深静脉内血栓形成等,导致静脉压增高、静脉的回流障碍与淤积,从而引起静脉炎,进而发生静脉周围炎和皮炎。呈急性、慢性或复发性,可伴有溃疡。

【病因及发病机制】

与下肢静脉曲张,血液回流障碍,组织缺氧水肿以及搔抓和摩擦有关。长期从事站立工作或多次妊娠造成下肢静脉曲张者易患本病。

【临床表现】

由于静脉曲张而致下肢静脉循环障碍，故多发生在小腿下 1/3 处。出现轻度水肿，休息后可消退，站立或行走时间长即又复出现。渐起红斑或褐红色斑片，有时可呈紫癜样斑片，呈圆形，约五分币大小，其上轻度糜烂和结痂等，边界较清楚，自觉瘙痒。日久皮肤渐粗糙、脱屑、增厚、皲裂，呈苔藓化样损害，甚至因进行性纤维化而呈瘢痕疙瘩样硬度。反复发作或加重，以冬季为甚。若发生外伤或感染则可形成经久不愈的溃疡，可继发于血栓性静脉炎后的静脉闭塞(图 19-4)。

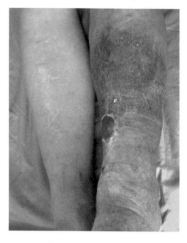

图 19-4　淤积性皮炎

【治疗原则】

1. 一般疗法　注意应尽早治疗，休息时抬高患肢，避免长久站立或重体力劳动。静脉曲张轻者可用弹力绷带包扎，重者可到外科做手术结扎或其他治疗。注意避免用手搔抓，避免受伤，应经常外用适当药物进行保护。

2. 全身疗法　局部有感染应当及早用抗生素控制，可选用青霉素、头孢菌素类或喹诺酮类药物。可口服抗组胺药止痒。

3. 局部疗法　按湿疹局部用药原则处理，若有溃疡伴感染时可外用莫匹罗星或外科换药，分泌物多时，可先用 0.1%~0.5% 依沙吖啶(雷夫诺尔)或臭氧水湿敷，待分泌物减少后再使用外用药物。

【常见护理诊断/问题】

1. 舒适的改变　与患肢肿胀有关。

2. 皮肤完整性受损　与疾病本身有关。

3. 知识缺乏：缺乏疾病相关知识。

【护理措施】

1. 一般护理　嘱患者避免过度活动或从事重体力劳动，多卧床休息，抬高患肢，保持在高于心脏水平，促进下肢静脉回流，以防止血液淤积在静脉和皮下。为防止下肢水肿，可以穿合适的弹力袜，有助于防止严重皮肤损害。

2. 生活护理　指导患者养成良好的排便习惯。习惯性便秘者，睡前饮白开水一杯或口服轻泻药，避免长时间蹲位。

3. 皮损护理　对新近发生的皮炎，可用有安抚作用的敷料，如浸水的纱布垫湿敷减轻症状，保持皮肤清洁，防止感染。每日用温水泡洗患肢 1~2 次，擦干后涂搽护肤霜保护。避免使用刺激性较强的碱性肥皂或沐浴液洗澡。修剪指甲,避免抓破皮肤。

4. 饮食护理　饮食应以清淡而富有营养为主。多吃蔬菜、水果、牛奶、甲鱼等富含多种氨基酸、维生素、蛋白质和易消化的滋补食品。少吃油腻过重的食物;少吃狗肉、羊肉等温补食物;少吃不带壳的海鲜、笋、芋等容易过敏的"发物";少吃含化学物质、防腐剂、添加剂的饮料和零食。忌食过酸、过辣、过咸等刺激物。

5. 健康教育

(1) 早期诊断,早期治疗,如从事长期站立或从事重体力劳动,尽量采取防护措施。

(2) 淤积性皮炎患者的皮肤容易受到刺激,抗生素霜、急救(麻醉)霜、酒精、羊毛脂或其他化学药品都不应使用,因为可能会加重病情。

第六节　嗜酸性粒细胞增多性皮炎

嗜酸性粒细胞增多性皮炎(hypereosinophiic dermatitis)是以外周血和骨髓中嗜酸性粒细胞增多,不伴系统性内脏损害,无肿瘤形成,无感染或过敏为特征。皮损表现为红斑、丘疹、结节,还可有泛发湿疹,浸润性红斑、痒疹样、荨麻疹样等多形皮疹。好发于四肢伸侧及躯干,病程慢性,自觉有剧烈瘙痒,一般健康状况良好,无全身症状。

【病因及发病机制】

嗜酸性粒细胞增多性皮炎可能为一种超敏和自身免疫反应,在免疫反应中,肥大细胞、嗜酸性粒细胞、中性粒细胞均能释放嗜酸性粒细胞趋化因子,补体碎片以及迟发型变态反应中淋巴细胞所产生的某些因子都能使嗜酸性粒细胞向组织中游走聚集,对抗原抗体复合物起吞噬作用,其发病机制与Ⅰ、Ⅲ、Ⅳ型变态反应有关。

【临床表现】

本病以中年男性多见,有皮疹者占27%~53%,皮疹一般分为两类。①荨麻疹和血管样水肿;②红斑、丘疹和结节,有水疱、溃疡、瘀点色素沉着、角化过度等。皮疹分布呈全身性,无好发部位,可分布于头面、躯干和四肢,或仅限于肢体的一部分。自觉瘙痒或剧痒,皮疹持续或缓解后复发。全身症状可有发热、疲倦、体重下降、水肿、关节肿痛、肌肉疼痛、肌无力等。病情加重时,可有呼吸系统、神经系统、心血管系统等受累(图19-5)。

【组织病理】

表皮点状角化不全,轻度棘层肥厚,海绵水肿。真皮血管周围有明显嗜酸性粒细胞、淋巴细胞和浆细胞浸润。血管内皮细胞增生,管腔闭塞。

【治疗原则】

1. 局部治疗 外用糖皮质激素软膏。

2. 内用药物

（1）具有抑制嗜酸性粒细胞的抗组胺药物。

（2）糖皮质激素。

（3）复方甘草酸苷类、维生素C、钙剂。

（4）免疫抑制剂，如雷公藤多苷、环孢素等。

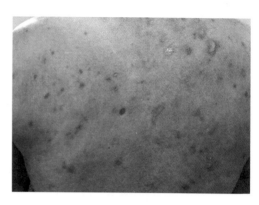

图 19-5 嗜酸性粒细胞增多性皮炎

（5）沙利度胺。

3. 物理治疗 臭氧水疗和窄谱 UVB 光疗。

📝 知识链接

中西医结合治疗嗜酸性粒细胞增多性皮炎

1. 方药如下：薏苡仁 30g，茯苓 30g，当归 15g，黄芪 40g，防风 15g，生地黄 15g，牡丹皮 15g，赤芍 15g，白茅根 30g，蒺藜 30g，白鲜皮 15g，珍珠母 30g，地龙 10g，僵蚕 10g，盐黄柏 15g。水煎温服，日一剂，分三次，药渣煎水药浴。

2. 地龙、黄芪、蒺藜均有抗过敏，阻止炎症释放等作用，在治疗本病过程中辨证选方且配合中药药浴，皮损消退较快，未引起脾胃损伤，在控制病情的同时缩短糖皮质激素使用周期、从而减少激素的副作用及停药后反复现象。随访半年，病情无反复，值得临床进一步研究。

【常见护理诊断 / 问题】

1. 瘙痒 与疾病本身有关。

2. 睡眠形态紊乱 与瘙痒有关。

3. 恐惧 / 焦虑 与疾病的反复和急性期病情的加重导致不良情绪有关。

【护理措施】

1. 心理护理 由于本病病程长、难治愈、易复发，患者往往非常痛苦。此时，医护人员要积极地向患者介绍疾病发生的原因、发展、治疗及预后，以清除其压抑情绪，使其对自己所患疾病有充分认识，减轻精神负担。同时，运用生物反馈放松疗法强调整体调节，通过患者自身的放松，可以使内环境稳定，促使自主神经-内分泌-免疫系统协调平衡,以解除患者的焦虑情绪,提高患者的生活质量。

2. 生活护理 强调避免搔抓皮肤,以免引起感染,瘙痒剧烈时,为其涂搽外用药,并通过听舒缓音乐或看电视等方式转移注意力,积极安抚患者。穿柔软、棉质衣裤,保持床单干燥、柔软、平整、清洁,保持室内恒温,注意保暖。

3. 饮食护理 指导患者多吃蔬菜水果,清淡饮食,忌食牛羊肉及辛辣刺激性食物,忌烟酒。

4. 瘙痒护理 瘙痒时禁止抓挠,避免抓破皮肤引起感染。可外用止痒膏涂抹,用手指轻轻按压瘙痒处皮肤以达到止痒的效果。

5. 皮肤护理 若皮损存在少许渗液,需用喷雾剂类壳聚糖长效抑菌敷料抑菌、保护创面,防止感染;红斑、丘疹处应用润肤霜、抗敏止痒霜1:1混合使用;部分皮损肥厚处,外用抗敏止痒霜和曲安奈德霜1:1混合使用。

6. 用药护理 激素治疗后不可减量或停药,否则会使疾病加重,反跳性复燃;观察患者有无精神异常,监测血压、体重、血糖;询问患者胃部有无饱胀感、食欲亢进、有无便血等消化系统症状,有无关节肌肉痛;定期复查血常规等生化指标。

7. 健康教育 严格按医嘱服药,不可自行停药或减量,同时定期门诊复查,积极锻炼身体,增强机体抵抗力,避免各种诱发因素,如:精神紧张、劳累等。

第二十章

荨麻疹类皮肤病

第一节 荨 麻 疹

荨麻疹（urticaria）俗称风疹块，是皮肤黏膜由于暂时性血管通透性增加而发生的局限性水肿。

【病因及发病机制】

荨麻疹的病因非常复杂，约 3/4 的患者找不到原因，特别是慢性荨麻疹。常见原因主要有：食物及食物添加剂；吸入物；感染；药物；物理因素如：机械刺激、冷热、日光等；昆虫叮咬；精神因素和内分泌改变；遗传因素等。

【临床表现】

基本损害为皮肤出现风团（图20-1）。常先有皮肤瘙痒，随即出现风团，呈鲜红色或苍白色、皮肤色，少数患者有水肿性红斑。风团的大小和形态不一，发作时间不定。风团逐渐蔓延，融合成片，由于真皮乳头水肿，可见表皮毛囊口向下凹陷。风团持续数分钟至数小时，少数可延长至数天后消退，不留痕迹。皮疹反复成批发生，以傍晚发作者多见。风团

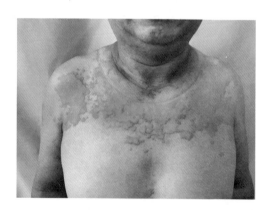

图 20-1 风团

常泛发，亦可局限。有时合并血管性水肿，偶尔风团表面形成大疱。

部分患者可伴有恶心、呕吐、头痛、头胀、腹痛、腹泻，严重患者还可有胸闷、不适、面色苍白、心率加速、脉搏细弱、血压下降、呼吸短促等全身症状。

疾病于短期内痊愈者，称为急性荨麻疹。若反复发作达每周至少两次并

连续 6 周以上者称为慢性荨麻疹。

【治疗原则】

1. 一般治疗　由于荨麻疹的原因各异,治疗效果也不一样。治疗具体措施如下:

(1) 去除病因:对每位患者都应力求找到引起发作的原因,并加以避免。如果是感染引起者,应积极治疗感染病灶。药物引起者应停用过敏药物;食物过敏引起者,找出过敏食物后,不要再吃这种食物。

(2) 避免诱发因素:如寒冷性荨麻疹应注意保暖,乙酰胆碱性荨麻疹减少运动、出汗及情绪波动,接触性荨麻疹减少接触的机会等。

2. 药物治疗　抗组胺类药物可以抑制肥大细胞脱颗粒、减少组胺释放,依据病情还可以选用糖皮质激素、免疫抑制剂等。

另外,降低血管通透性的药物,如维生素 C、钙剂等,常与抗组胺药合用。由感染因素引起者,可以选用适当的抗生素治疗。

【专科评估】

1. 健康史　询问患者是否有食物、药物过敏史,最近是否有感染或其他诱发因素等。

2. 身体状况

(1) 全身症状:患者是否有发热、寒战、瘙痒、呼吸困难等。

(2) 皮损情况:评估皮损出现的时间,皮损形态、类型、部位、大小等,是否反复发作。

【常见护理诊断/问题】

1. 潜在并发症:喉头水肿。

2. 舒适受损:皮肤出现瘙痒性风团　与疾病原因有关。

【护理措施】

1. 一般护理

(1) 了解患者生活、饮食、发病特点,积极帮助患者寻找过敏原,尽量减少对过敏原的接触。

(2) 保持室温 22~28℃,避免室温过低或过高。

(3) 嘱患者注意皮肤卫生,贴身勿穿毛织品及化纤内衣物,每周更换两次内衣,剪短指甲,避免搔抓皮损,以防抓破皮肤引起感染。

(4) 保持良好的休息环境和心理状态。

(5) 药物、食物、吸入物等多种因素都有可能引起荨麻疹的发作,告知患者如发现对某种药物、花粉过敏时,应立即停止用药或避免接触致敏原。

2. 皮肤护理　避免烈日暴晒。保持室内适宜的温湿度,空气清新。避免用力搔抓使皮肤破损造成的感染。保持皮肤完整、清洁、干燥。幼儿患者包手,夜间加以约束。通过看电视、聊天、看书、讲趣闻等分散注意力。避免用肥皂、热水洗澡;避免穿粗、硬、厚及化纤衣裤。避免冷热环境刺激、情绪激动及剧烈运动等。严密观察皮损发作时患者的自觉症状。有无发热、心慌、呼吸困难等症状。瘙痒严重者局部可涂搽止痒药或冷敷。

3. 饮食护理　饮食宜清淡、富营养、易消化,忌鱼虾及辛辣刺激食物,忌暴饮暴食和饮酒。

4. 病情观察　治疗期间,严密观察病情变化。多次反复发生皮疹、腹部疼痛和腹泻等提示病情反复。随时了解患者呼吸情况,如主诉咽部有异物感,提示患者有轻微的喉头水肿;如出现严重的憋气、呼吸困难等症状,提示有喉头水肿的危急状况。

5. 急救配合　对有消化道、呼吸道症状的患者,密切观察病情变化,做好急救准备。若发生喉头水肿,立即给予吸氧、建立静脉通路,准备气管切开包或气管插管等,积极配合医师进行急救。

6. 用药护理　注意观察抗组胺药物的疗效及副作用,劝阻服药的患者不要从事驾车、高空作业等。静脉注射钙剂时,动作要缓慢并防止外漏,如有外漏及时处理,防止组织坏死。若静脉中应用大剂量糖皮质激素,滴速不宜过快,否则易引起心慌、头昏等症状。

7. 心理护理　患者治疗过程中担心激素的不良反应,护理人员应积极的关心患者,正确宣传防病知识,告知患者荨麻疹是一种皮肤黏膜过敏性疾病,严重时会出现喉头水肿,导致呼吸困难,甚至威胁生命。因此,在该病急性期,遵医嘱合理服用糖皮质激素类药物,以起到控制病情的积极作用。同时讲解激素治疗的原理、方法以及用药的注意事项,列举治疗成功的典型案例,解除患者的顾虑,积极配合治疗。

8. 健康教育

(1) 注意发病前的服药史、饮食、感染、精神因素及吸入物(花粉、羽毛、油漆等)等情况,其中可能与发病有关的尽量避免。

(2) 注意个人卫生,修剪指甲,避免搔抓,宜选用宽松柔软的棉质内衣。

(3) 勿用热水及肥皂水烫洗皮肤。

(4) 按医嘱服药,不可自行停药,抗组胺药有镇静作用,服药后不应从事登高、开车等工作。

(5) 患者如有气促、喉头水肿或吞咽困难应立即就诊。

(6) 避免接触易引起过敏的物质,建议 3 个月至半年复查一次致敏原,以确定致敏物质。

【护理评价】

通过治疗与护理,患者是否:①瘙痒减轻或消失,能够正确、及时用药;②相关并发症得到发现并处理;③能避免相关诱发因素。

第二节　血管性水肿

血管性水肿(angioedema)又称"巨大荨麻疹",是一种发生于皮下疏松组织或黏膜的局限性水肿,分获得性和遗传性,后者罕见(图 20-2)。

【病因及发病机制】

两种血管性水肿的发病机制有明显不同。获得性血管性水肿常发生在有过敏素质的个体,药物(如卡托普利)、食物、粉尘、吸入物及日光、冷热等物理因素为最常见的诱因。

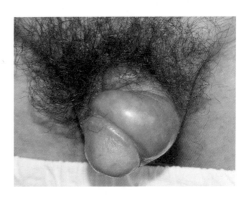

图 20-2　血管性水肿

【临床表现】

1. 获得性血管性水肿　常见于皮肤比较松弛的部位如眼睑、口唇及外阴,亦可见于非松弛部位皮肤如手足肢端。皮损为局限性肿胀,边界不清,呈肤色和淡红色,表面光亮触之有弹性感。多为单发,偶见多发。痒感不明显,偶有轻度肿胀不适。一般持续数小时至数天,消退后不留痕迹,但也可在同一部位反复发作。常并发荨麻疹;伴喉头水肿可造成呼吸困难,甚至窒息死亡;消化道受累时可有腹痛、腹泻等表现。

2. 遗传性血管性水肿　多数患者在儿童或少年期开始发作,往往反复发作至中年甚至终生,但中年后发作的频率与严重程度会减轻。外伤或感染可诱发本病。主要发生在 3 个部位:①皮下组织:常累及面部、手部、上肢、下肢、生殖器,皮损为局限性、非凹陷性皮下水肿,常为单发,自觉不痒,需 1~5d 消退;②腹腔脏器:如胃、肠道、膀胱,发病时表现类似急腹症,一般 12~24h 消失;③上呼吸道:发病可致喉头水肿。

【治疗原则】

1. 去除病因　发作期避免进食动物蛋白、饮品、酒类及半成品食物,勿接触花粉、灰尘、动物皮毛、香水等。清淡饮食,避免接触易致敏药物。

2. 系统药物治疗　首选第二代抗组胺药物,如氯雷他定或西替利嗪。对严重病例可联合苯海拉明,20mg/ 次,肌内注射,1 次 /d。

3. 糖皮质激素　如皮损水肿明显,广泛,成人可采用地塞米松 5~10mg/ 次,或甲泼尼龙 40~60mg/ 次,静脉滴注,1 次 /d,能快速控制病情,消除皮损。

4. 肾上腺素　出现呼吸困难时使用,成人采用肾上腺素 0.5~1ml 皮下或肌内注射,必要时可重复使用,冠心病、高血压患者慎用。同时给予地塞米松 10mg 静脉注射,后续甲泼尼龙 60mg,静脉滴注维持,及氨茶碱静脉滴注。治疗无效且危及生命时可以采用气管切开术急救。参照荨麻疹护理措施。

第二十一章

物理性皮肤病

第一节 多形性日光疹

多形性日光疹(polymorphous light eruption)是一种特发性、间歇性反复发作的、以多形皮损为特征的最常见光感性皮肤病。

【病因及与发病机制】

病因目前尚不清楚。目前一般认为由日光诱发的迟发型超敏反应介导,且致病光谱较宽,UVA、UVB 和可见光均可。其发生也可能与遗传、内分泌、微量元素、代谢异常等有关。

【临床表现】

发病与季节有关,一般春夏季加重,秋冬季节减轻。多见于中青年女性,好发于曝光部位(如面部、颈后、颈前 V 形区、手背和前臂伸侧),而头发及衣物遮盖部位多不累及。常在日晒 1 日内自觉瘙痒,数日后出现皮损。皮损形态多样,常见有小丘疹、丘疱疹,也可表现为水肿性红斑、大丘疹或斑块,但对每一位患者而言,皮损常以单一形态为主。患者自觉瘙痒显著,一般全身症状轻微,但易反复发作,病程长短不一。

【治疗原则】

应避免暴晒,外出时应使用遮光剂;易感者也可在发病季节前,让皮肤适当地逐渐增加日晒或者进行预防性光疗以提高皮肤对光线的耐受力。

1. 外用药物 以外用糖皮质激素制剂为主,通常采用超强效或强效制剂,数日使皮损消退。

2. 系统药物 可口服氯喹或羟氯喹,烟酰胺、β- 胡萝卜素对部分患者有效;严重者可口服糖皮质激素和硫唑嘌呤。

【专科评估】

1. 健康史 了解患者有无接受光敏性物质或药物病史;既往身体状况是

否有类似病变发生;有无季节性变化及易反复发作。

2. 身体状况 在暴露部位有多形性皮肤损害,如红斑、丘疹、水疱等,且常以一种皮损为主,非暴露部位无皮损发生。

【常见护理诊断 / 问题】

1. 自我形象紊乱 与暴露部位皮疹有关。

2. 焦虑 / 恐惧 与病情反复发作有关。

3. 知识缺乏:缺乏遮光剂相关知识。

【护理措施】

1. 生活护理 嘱患者尽量避免在光线强烈时外出,外出使用遮阳伞,穿长袖衣裤,戴具有防晒系数的遮阳帽,多云和阴天同样有紫外线照射,也需注意防护。对重度光敏者而言,极少量光线甚至用于室内照明的日光灯也会引发皮疹。所以,要告知患者尽可能减少任何接触光线的机会。急性发作期只能留在室内,远离窗户,用遮光效果好的窗帘。室内照明使用白炽灯,避免使用任何发散紫外线的仪器,如灭蚊器等。

2. 指导合理用药 根据患者病情轻重、反复发作的状况和皮损情况,指导患者合理选用内服、外用药物。

3. 饮食护理 饮食以促进机体代谢功能的高热量、高维生素、易消化饮食为主。忌食刺激性食物,避免使用光敏性食物,如泥鳅、油菜、萝卜叶、芹菜、无花果、菠菜、木耳等。告知患者避免使用光敏性药物,如磺胺类、四环素类、氯丙嗪、异丙嗪、呋塞米、口服避孕药等。

4. 健康教育

(1) 遮光剂使用宣教:指导患者根据自身致病光谱选择合适的遮光剂。防晒系数的选择要适当,不能盲目选择高系数遮光剂。因为防护系数越高对皮肤刺激性越大。遮光剂应该在外出前 2h 涂抹于面部、手背、颈部、双上肢等所有暴露部位。涂搽要均匀,有一定的厚度,以免影响防护效果。在外出时,做到每 2h 补用遮光剂一次。

(2) 避免光敏物,增强对光线耐受力:寻找致敏原,避免接触致敏物质,建议患者在出院后通过锻炼逐渐增强对光线耐受能力。具体方法:在发病季节前 2~3 个月开始,每日在日光下停留一定的时间,开始为几分钟,逐渐延长停留时间直至逐渐耐受日光照射,从而减少发病次数。

(3) 指导患者正确选择抗组胺药,避免氯苯那敏、异丙嗪等光敏药物。

第二节 手足皲裂

手足皲裂是指由各种原因引起的手足部皮肤干裂,既可以是一种独立的疾病,也可以是某些皮肤病的伴随表现。

【病因及发病机制】

由于掌跖部位皮肤角质层较厚且无皮脂腺,皮肤容易干燥,加上各种因素(如洗涤剂、摩擦、外伤、酸、碱、某些皮肤病等)使角质层变硬变脆,使局部皮肤牵拉超过正常延伸限度时即可致病。

【临床表现】

1. 季节 手足皲裂好发于冬季。

2. 受累人群 多累及成年手工劳动者、户外工作者的掌跖或经常受摩擦、牵拉的部位。

3. 皮损特点 皮损多沿皮纹方向发生。根据裂隙深浅程度可分为三度:Ⅰ度仅达表皮,无出血、疼痛等症状;Ⅱ度达真皮浅层而轻度疼痛,但不引起出血;Ⅲ度由表皮深入真皮、皮下组织,常引起出血和疼痛。

4. 自觉症状 无任何感觉到刺痛、触痛或灼痛,但一般不痒。

【治疗原则】

应尽量避免各种影响因素,减少直接接触洗涤剂。应经常外用有滋润作用的防护霜。可外用 10%~20% 尿素霜、水杨酸和维 A 酸软膏;严重者先用热水浸泡患处,再用刀片将增厚角质层削薄,然后外用愈裂贴膏。

【常见护理诊断/问题】

1. 疼痛 与皮肤皲裂有关。

2. 舒适受损 与皮肤皲裂、感知度下降有关。

【护理措施】

1. 冬季进行户外体力劳动时,应注意手和足部防寒保暖,如戴棉质手套,穿保暖性能好的鞋子,经常使用温水泡洗,外搽一些油脂性护肤品,保持皮肤水分,以免发生冻疮、手足癣而加剧手足皲裂。正确使用护肤品使肌肤保持湿润继而防止皲裂。

2. 注意合理膳食,手足皲裂患者应在干燥寒冷季节多吃油脂、糖类、含维生素 A 丰富的食物。

3. 晚上搽药后最好穿上或戴上透气性好的棉质袜子或手套,以免弄脏被套、床单。对严重的手足皲裂患者可先用热水加醋浸泡患处约 15min 后,再用小刀刮薄增厚的角质层,然后搽药。双手予以按摩,改善末梢循环、促使汗腺和皮脂腺分泌、保持皮肤润滑。

第二十二章

瘙痒性皮肤病

第一节 瘙 痒 症

瘙痒症（pruritus）是一种仅有皮肤瘙痒而无原发性皮肤损害的皮肤病症状。

【病因及发病机制】

1. 全身性瘙痒症最常见的因素是皮肤干燥，其他如神经精神因素（如各种神经功能障碍或器质性病变及情绪紧张、焦虑、恐惧等）、系统性疾病（如糖尿病、尿毒症、胆汁性肝硬化、甲状腺功能亢进或减退、糖尿病、恶性肿瘤等）、妊娠、药物或食物、气候改变、工作和居住环境、生活习惯（如肥皂、清洁护肤化妆品）、贴身穿着的衣物等均可以引起全身性瘙痒。

2. 局限性瘙痒症的病因有时与全身性瘙痒相同，如糖尿病，肛门瘙痒症多与蛲虫病、痔核、肛瘘等有关。女阴瘙痒症多与白带、阴道滴虫病、阴道真菌病、淋病及宫颈癌有关。阴囊瘙痒症常与局部皮温高、多汗、摩擦、真菌感染有关。瘙痒的发生主要是由化学介质如组胺、P 物质、激肽等的释放所引起。

【临床表现】

1. 全身性瘙痒症　多见于成人，瘙痒常从一处开始，逐渐扩展到全身。常为阵发性，尤以夜间为重，严重者呈持续性瘙痒伴阵发性加剧，饮酒、咖啡、茶、情绪变化、辛辣饮食刺激、机械性搔抓、甚至某种暗示都能促使瘙痒发作和加重。常继发抓痕、血痂、色素沉着，甚至出现湿疹样变、苔藓样变以及淋巴管炎和淋巴结炎。

（1）老年性瘙痒症：多发于老年人，常以躯干最痒，多因皮脂腺功能减退、皮肤干燥等因素所致，加之过度热水烫洗等因素诱发。一般无原发性皮损出现，仅有瘙痒症状。情绪波动、温度变化、衣物摩擦等刺激可引起瘙痒发作或加重。搔抓可引起继发性皮损，包括条状抓痕、血痂、色素沉着或减退，日久可呈湿疹样变和苔藓样变,还可继发各种皮肤感染如毛囊炎、疖、淋巴结炎等。女性患者可能是绝经后综合征的一种表现。

(2) 冬季瘙痒症:多见于成年人,儿童也可发病。多发生于秋末和冬季气温急剧变化时,患者常在进入温暖的室内或睡前脱衣时,便开始瘙痒。

(3) 夏季瘙痒症:常以湿热为诱因而引起瘙痒,夏日汗液增多可使瘙痒加重。

2. 局限性瘙痒症

(1) 肛门瘙痒症:多见于中年男性,患蛲虫病的儿童也可患病。瘙痒一般局限于肛门及其周围皮肤,有时可蔓延至会阴和阴囊。因经常搔抓致使肛门皮肤肥厚,亦可呈苔藓样变或湿疹样变等继发性损害。

(2) 阴囊瘙痒症:瘙痒主要局限于阴囊,有时也可累及阴茎、会阴和肛门。由于不断搔抓,引起苔藓样变、湿疹样变及继发感染等。

(3) 女阴瘙痒症:瘙痒常发生于大、小阴唇。因不断搔抓,阴唇部常有皮肤肥厚及浸渍,阴蒂及阴道黏膜可有红肿及糜烂。

【治疗原则】

寻找病因,避免发病是防治的关键。避免采用搔抓、摩擦及热水烫洗等方法止痒。生活应规律,衣着松软,不要沐浴过勤。避免饮酒、喝浓茶及食用辣椒、胡椒及芥末等辛辣刺激食品。精神紧张及情绪不安的患者应注意休息,改变不良的生活环境。

1. 外用治疗　以保湿、滋润、止痒为主,使用刺激性小的制剂。

(1) 使用低 pH 的清洁剂和润滑剂。

(2) 外用抗组胺剂和外用糖皮质激素。

(3) 免疫抑制剂。

2. 系统治疗

(1) 抗组胺药、钙剂、维生素 C、硫代硫酸钠及镇静催眠等药物,可根据病情选择使用。

(2) 全身性瘙痒症可用盐酸普鲁卡因静脉封闭。

(3) 沙利度胺(反应停)治疗炎症性皮肤病。

(4) 阿片受体拮抗剂纳洛酮治疗胆汁性瘙痒和尿毒症性瘙痒有效。

3. 物理治疗　UVB 光疗对炎症性皮肤病及尿毒症、原发性胆汁淤积等系统疾病引起的瘙痒有效。

【专科评估】

1. 健康史　了解患者有无顽固性的瘙痒;详细询问现病史和既往史,以及用药史、过敏史等。

2. 身体状况

(1) 有无全身性瘙痒,或瘙痒局限于身体某一部位。

（2）评估有无原发皮疹以及条索状抓痕、表皮剥脱和血痂;是否伴有苔藓样变、湿疹样变、色素沉着等继发性损害;有无脓疱疮、毛囊炎、疖病、淋巴管炎等继发感染。

（3）全身症状是否存在因瘙痒剧烈,严重影响睡眠;有无头晕、精神抑郁及食欲缺乏等神经衰弱的症状。

【常见护理诊断/问题】

1. 瘙痒　与疾病本身有关。

2. 睡眠形态紊乱　与瘙痒有关。

3. 知识缺乏:缺乏皮肤屏障护理相关知识。

【护理措施】

1. 皮肤护理　老年人的生理性皮脂缺乏,皮肤干燥缺水,加上秋冬季节空气干燥,若过频洗澡或洗澡水过烫,用碱性大的肥皂用力摩擦等,都会加重皮肤的干燥状态。因此,秋冬季洗澡次数一般每周 2 次为宜,水温 40~50℃ 为佳,选择中性护肤浴液或只用清水洗澡,不要过于用力搓澡,洗澡完毕,擦干身体后涂搽无刺激性的石蜡油或凡士林护肤。皮肤瘙痒较严重者使用不含酒精的止痒水 50ml+ 甘油 50ml 协助患者涂搽全身皮肤,可以起到止痒并增加皮肤的滋润度。保持床单位整洁,避免皮屑等污染物对皮肤的刺激;尿失禁者要及时更换尿布并每次更换尿布时先用温水擦洗皮肤,必要时可留置导尿管,以减少尿液对皮肤的刺激。

2. 调节环境　冬季气候干燥、寒冷,有条件者在病房内安置暖气,同时运用加湿器,使室内温度维持在 18~20℃,相对湿度 50%~60% 为宜,开窗通风时避免让患者直吹冷风;春季因病房内潮湿可用除湿器除湿,并做好空气消毒和物体表面消毒,减少真菌的生长,以防诱发和加重皮肤瘙痒。

3. 注意衣物选择　化纤类、毛类或混纺类质地的毛巾、袜子、内衣裤等以及一些含有甲醛的粗劣质衣服,对皮肤均有刺激。因此,应尽量选择纯棉衣物,穿着宽松柔软,床单位用物也以棉质为佳,同时衣物洗涤时,不可用消毒液浸泡,宜用中性洗涤剂,清水充分冲洗后太阳直接晒干,或用干衣机烘干,使衣物起到物理消毒的作用。

4. 饮食护理　老年人消化、吸收功能差,营养摄入不足,机体抵抗力下降而易致病。因此,宜适量进食易消化的优质蛋白,如蛋类、奶类、瘦肉类等;适量的脂肪摄入也不可忽视,许多老年人因担心血脂高而忌食脂肪,以素食为主,其实这对健康也是不利的,适量脂肪摄入,能产生热量,抵御寒冷,并能使皮肤得到滋润,同时还有利于维生素 A、维生素 E 的吸收;多进食新鲜蔬菜和水果,可补充维生素 C、维生素 B 和维生素 E;适量饮水,补充体内水分;这些均起到预防皮肤干燥,减慢皮肤老化的作用。少食刺激性食物如烟、酒、浓茶、咖啡、葱、蒜、辣椒等,忌食易致敏的食物如虾、蟹、鱼等,以减少对皮肤的刺激或过敏,防止皮肤瘙痒症的发生或症状加重。

5. 指甲的护理 做好患者的指甲护理,是防止患者抓伤皮肤、避免感染的重要环节。每周修剪指甲 1 次,每次剪完要将指甲研磨至平滑,有菱角或粗糙的指甲更容易抓伤皮肤。对不合作的患者可戴不分指棉手套,或适当给予手部约束,以减少皮肤抓、挠伤引起的感染。

6. 用药护理 皮肤瘙痒症的治疗,常用内外合治的方法。因此,除按时用药外,还要掌握外用药涂搽的方法。外用药宜选择含激素的软膏制剂,利于药物长时间黏附在皮肤上和滋润皮肤,并且能达到一定的疗效,一般早晚各涂 1 次,若当天洗澡,则在穿衣前全身涂药 1 次,若被尿液浸湿,则要用温水清洗后再涂药;涂药时护士应戴无菌手套,将药膏挤在双手上均匀涂于患者身上,注意患者的保暖,每天观察用药效果及反应,并做好记录后再交班。皮肤瘙痒合并感染时,宜用水剂药物外涂。

7. 心理护理 鼓励患者积极参加老年人健身操或看电视、听音乐、聊天等,保持愉快的心情,转移对“痒”的注意力,防止精神因素加重瘙痒;教会患者一些转移瘙痒的技巧,如呼吸松弛法——有节律的呼吸松弛训练;皮肤拍打法——轻轻地拍打皮肤,刺激皮肤止痒等,以减少对皮肤的搔抓。

8. 健康教育

(1)针对原发疾病进行治疗:不少内脏疾病、神经系统障碍、内分泌障碍如糖尿病等均可引起皮肤瘙痒,对此需要进行积极治疗。

(2)过敏体质者慎用护肤品。

(3)调节饮食:应忌酒,少吃辣,刺激性食物、海鲜食品;宜清淡少油。多吃富含维生素 A 的食物。

(4)尽量不用手搔抓,选择棉质宽松的衣物,保持室内温湿度适宜。

第二节 慢性单纯性苔藓

慢性单纯性苔藓(lichen simplex chronicus)即神经性皮炎,是一种常见的以阵发性剧痒和皮肤苔藓样变为特征的慢性炎症性皮肤神经功能障碍性皮肤病。

【病因及发病机制】

本病病因尚不清楚,一般认为与大脑皮质兴奋和抑制功能失调有关。可能与神经精神因素(如精神紧张、思虑过度、忧郁、劳累、睡眠不佳等)、胃肠道功能障碍、内分泌失调、饮食(如饮酒、进食辛辣食物和鱼虾等)、局部刺激(如硬质衣领、毛织品、化学物质感染病灶、汗水浸渍)等诸多内外因素有关。搔抓及慢性摩擦可能是主要的诱因或加重因素,病程中形成"瘙痒—搔抓—瘙痒"恶性循环可造成本病发展并导致皮肤苔藓样变。

【临床表现】

依其受累范围大小,本病可分为局限性和播散性。

1. 局限性　本病多见于中青年。好发与颈部、双肘伸侧、腰底部、股内侧、女阴、阴囊和肛周区等易搔抓部位,多局限于一处或两侧对称分布。基本皮损为针头至米粒大小的多角形扁平丘疹,淡红、淡褐色或正常肤色,质地较为坚实而有光泽,表面可覆有少量糠秕状鳞屑,久之皮损渐融合扩大,形成苔藓样变,直径可达 2~6cm 或更大,皮损边缘可见散在扁平丘疹,境界清楚,可为圆形、类圆形或不规则形(图 22-1)。

2. 播散性　好发于成年及老年人。皮损广泛分布于眼睑、头皮、躯干、四肢等处,多呈苔藓样变,皮损及其周围常见抓痕和血痂,也可因外用药不当而产生接触性皮炎或者继发感染。自觉阵发性瘙痒,常与局部刺激、精神烦躁有关,夜间明显。本病病程慢性,常年不愈或反复发作。可与慢性湿疹鉴别(表 22-1)。

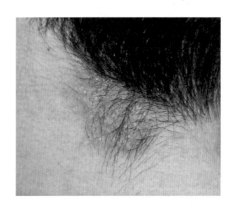

图 22-1　局限性慢性单纯性苔藓

表 22-1　慢性湿疹与慢性单纯性苔藓的鉴别

	慢性湿疹	慢性单纯性苔藓
病史	由急性湿疹发展而来,有反复发作的亚急性史,急性期先有皮损后有痒感	多先有痒感,搔抓后出现皮损
病因	各种内外因素	神经精神因素为主
好发部位	任何部位	颈项、肘膝关节伸侧、腰骶部
皮损特点	圆锥状,米粒大小灰褐色丘疹,融合成片,浸润肥厚,有色素沉着	多角形扁平丘疹,密集成片,呈苔藓样变,边缘见扁平发亮丘疹
演变	可急性发作,有渗出倾向	慢性,干燥

【治疗原则】

避免搔抓、摩擦等各种刺激,辅以心理治疗,阻断"瘙痒—搔抓—瘙痒"恶性循环。

1. 外用药物治疗 应根据皮损类型、部位等,合理选用药物种类(如止痒剂、焦油类或糖皮质激素)和剂型。皮损泛发者可选用药浴、矿泉浴、紫外线治疗等。

2. 系统药物治疗 可口服用抗组胺药、钙剂、维生素 C,配合应用谷维素、维生素 B_1、B_{12}、复合维生素 B 等。如影响睡眠者于睡前加用镇静安眠类药物(如地西泮或多塞平等),严重者可用普鲁卡因静脉封闭,皮损泛发者口服雷公藤多苷片。

【专科评估】

1. 健康史 了解患者发病年龄,有无紧张情绪、焦虑、胃肠功能障碍以及感染性病灶等。

2. 身体状况

(1) 有无自觉阵发瘙痒,夜间尤其加重。

(2) 评估皮损是否位于慢性单纯性苔藓好发部位,如颈项、肘、腰骶、眼睑、股侧、腘窝、小腿及前臂等处。

(3) 皮损有无暗褐色皮纹加深和皮嵴隆起,似皮革样的典型苔藓样变的斑片,境界是否清楚。

【常见护理诊断/问题】

1. 瘙痒 与疾病本身有关。

2. 睡眠形态紊乱 与瘙痒有关。

3. 焦虑 与疾病反复发作有关。

【护理措施】

1. 一般护理 指导患者保持健康规律的饮食习惯,禁食烟酒、浓茶、咖啡等,避免食用辛辣刺激性食物。

2. 心理护理 耐心细致地做好患者思想工作,使患者解除精神负担、减轻忧虑,树立治疗疾病的信心。

3. 病情观察 注意观察患者情绪变化及睡眠情况;皮肤损害等症状有无减轻。

4. 用药护理 局部外用糖皮质激素药物治疗时,注意用药后局部皮肤反应。待症状缓解后,遵医嘱及时调整给药浓度,适时减少给药次数,掌握外用激素药物减量方法。掌握封包治疗适应证,夏季多汗季节不宜采用封包治疗。

5. 健康教育

(1) 教育患者养成良好的生活习惯,不要反复搔抓、摩擦患处,避免日晒、禁用热水烫洗患处,以防不良刺激使病情加重。

(2) 注意饮食和衣着,避免不良刺激对机体的伤害。

第三节　痒　疹

痒疹(prurigo)是一组以风团样丘疹、结节、奇痒为特征的炎症性皮肤病。

【病因及发病机制】

病因不明,多数学者认为与超敏反应有关,也可能与神经精神因素、遗传过敏体质有关,虫咬、食物或药物过敏、病灶感染、胃肠道功能紊乱及内分泌障碍等也常诱发。

【临床表现】

1. 急性痒疹

(1) 急性单纯性痒疹:即丘疹性荨麻疹,与昆虫叮咬及其某些食物有关。多累及儿童及青少年,易于春夏秋温暖季节发病。好发于腰背、腹、臀、小腿等部位。皮损为红色风团样丘疹,直径1~2cm,圆形或椭圆形,中央常有水疱,多群集或条状分布,很少融合,瘙痒及反复搔抓可继发感染。红斑和水疱可在短期内消退,丘疹消退慢,1~2周后逐渐消退,可反复发生。

(2) 成人痒疹:又称暂时性或一过性痒疹。多见于中青年,以30岁以上女性多见。发病前常有疲乏、头痛、失眠及胃肠功能失调等全身症状。好发于躯干及四肢伸侧,肘、膝部不明显,也可累及头皮、面部、臀部。皮损表现为小米至绿豆大小、淡红或肤色,多发性坚实圆形和顶部略扁平的丘疹,散在分布,亦可聚集成簇,但不融合。瘙痒剧烈,搔抓后出现风团样皮损及丘疱疹,反复搔抓可出现苔藓样变、色素沉着。病程慢性迁延。

2. 慢性痒疹

(1) 小儿痒疹:又称Hebra痒疹或早发性痒疹,多发于3岁以前儿童,特别是1岁左右者。好发于四肢伸侧。基本皮损为绿豆大小风团样丘疹,继而转变为肤色或淡红色硬质丘疹。瘙痒剧烈,搔抓后皮肤常有抓伤、血痂,久之可出现皮肤苔藓样变、湿疹样变、化脓感染及腹股沟淋巴结肿大。

(2) 结节性痒疹:好发于四肢,又称疣状固定性荨麻疹或结节性苔藓。为疣状结节性损害,好发于四肢,尤以小腿伸侧多见。皮损初起为水肿性红色坚实丘疹,很快呈黄豆或更大的半球状结节,顶部角化明显,可呈疣状增生,暗褐色,常散在分布,数个到上百个,或偶见密集成群,触之有坚实感。瘙痒剧烈,常难以忍受。消退后遗留色素沉着和瘢痕,也可因搔抓致苔藓样变(图22-2)。

【治疗原则】

去除各种致病因素(如虫咬、局部刺激、相关疾病等),劝诫患者避免搔抓、烫洗等刺激。

1. 外用药物治疗 以止痒、消炎为主，也可应用糖皮质激素和角质剥脱剂，封包可增强疗效，结节性皮损可用糖皮质激素皮损内注射。

2. 系统药物治疗 可口服抗组胺药和普鲁卡因静脉封闭，有神经精神因素的患者可适当应用镇静催眠类药物；皮损广泛和瘙痒难以忍受者，可短期系统使用小剂量糖皮质激素（如泼尼松 30~40mg/d 口服）；也可用维 A 酸类药物、免疫抑制剂等。

3. 物理治疗 淀粉浴或臭氧水疗可使瘙痒减轻；结节性痒疹可液氮冷冻，激光治疗，放射性核素贴敷或 X 线放射治疗；UVB光疗或 PUVA 疗法对顽固性皮损常有效。

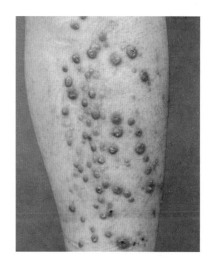

图 22-2 结节性痒疹

【专科评估】

1. 健康史 询问患者有无过敏性病史，如花粉症、过敏性鼻炎、哮喘、荨麻疹等。有无胃肠功能紊乱、营养不良、慢性感染、精神因素等。

2. 皮损评估

(1) 好发部位是否为四肢，以小腿伸侧多见，亦可发生于背部。

(2) 皮疹表现是否为暗红或暗褐色，表面粗糙，触之坚硬；黄豆至蚕豆大小，数目不定，散在或集簇状分布，互不融合；可见表皮剥脱和血痂，结节周围皮肤有色素沉着。

【常见护理诊断/问题】

1. 瘙痒 与疾病本身有关。

2. 睡眠形态紊乱 与瘙痒有关。

【护理措施】

1. 一般护理 指导患者养成良好的饮食习惯，禁食辛辣刺激性食物，膳食营养合理。

2. 病情观察 注意患者有无腹泻、便秘等消化道症状，因内脏损害可能为本病的病因，一经发现应及时给予对症处理。

3. 心理护理 本病治疗较为困难，首先应对患者作好耐心细致地解释工作，加强沟通和交流，使患者树立信心，积极配合治疗。

4. 用药护理 正确指导患者用药，避免滥用外用药物。仔细观察患者用药后皮肤反应，根据病情变化及时调整用药剂量及浓度。

5. 健康教育

（1）嘱患者剪短指甲并保持指甲清洁，避免摩擦、搔抓刺激患处，防止继发损害及皮肤继发感染。

（2）教育患者养成良好卫生习惯，保持被褥清洁、柔软，穿棉质宽松内衣，避免毛织物、化纤织品直接与皮肤接触。

（3）指导患者改善居住环境，避免昆虫叮咬，居室保持干燥、通风。

第二十三章

红斑鳞屑性皮肤病

第一节　寻常型银屑病

银屑病(psoriasis)俗称为牛皮癣,是一种慢性复发性炎症性皮肤病,特征性损害为红色丘疹或斑块上覆有多层银白色鳞屑。皮肤损害的形态学变异较大,可表现为斑疹、环状斑块、红皮病、脓疱等。

【病因及发病机制】

1. 环境　长期生活在气候比较干燥或是寒冷的地方。

2. 遗传　有 15%~30% 的患者有家族发病史。

3. 疾病　长期免疫功能或内分泌异常。有报道 10%~20% 的银屑病患者常伴有急性上呼吸道感染病史。

4. 损害　皮肤各种损伤,感染可诱发。

【临床表现】

绝大多数局部银屑病患者除了脱屑外很少有其他症状,只是皮肤外观不断出现一圈带有鳞屑的红斑,一些斑块可保持拇指甲大小,而另一些可不断长得更大。不到 10% 的患者可表现为脓疱型、红皮病型和关节病型。脓疱型的和红皮病型银屑病常常伴随着高热症状,而关节型银屑病常常出现关节症状。

寻常型银屑病(psoriasis vulgaris):最常见。初起时为针头至绿豆大小的淡红色或鲜红色丘疹或斑丘疹,境界清楚,表面覆有干燥的多层银白色鳞屑,呈云母状,周围绕以红晕,基底浸润明显。皮疹逐渐增多、扩大或融合成斑块,鳞屑增厚,容易刮除,刮除后露出一层淡红色发亮半透明膜,称为薄膜现象。刮除薄膜即见点状出血现象,称为 Auspitz 征(图 23-1)。

本病病程长,可持续数年至数十年,其间病情可反复发作。一般分为 3 期:①进行期:为急性发作阶段,新皮损不断出现,原有皮损不断扩大,皮损浸润炎症显著,周围有红晕,鳞屑较厚,针刺、外伤或涂搽性质强烈药物时,可在受刺激部位诱发与原发疾病性质相同的新的皮损,称为"同形反应",亦称 Koebner 征。②稳定期:炎症减轻。无新发皮损,病情处于稳定状态。③退行期:皮损逐渐消退。颜色变浅,皮损消退后,遗留色素减退斑或色素沉着斑。

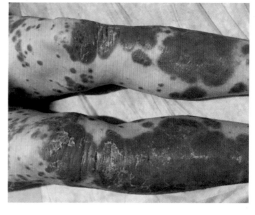

图 23-1　寻常型银屑病

【组织病理学】

银屑病病理生理的一个重要特点是表皮基底层角质形成细胞增殖加速,有丝分裂周期缩短为 37.5h,表皮更替时间缩短为 3~4d。因此,寻常型银屑病表现为角化过度伴角化不全,角化不全区可见 Munro 微脓肿,颗粒层明显减少或消失,棘层增厚,表皮突整齐向下延伸,真皮乳头上方棘层变薄,毛细血管扩张、延伸并迂曲,周围可见淋巴细胞、中性粒细胞等浸润。红皮病型银屑病的病理变化主要为真皮浅层血管扩张充血更明显,与寻常型银屑病相似。脓疱型银屑病表现为 Kogoj 微脓肿。

【治疗原则】

本病治疗只能达到改善临床症状及延长缓解期的目的,不能防止复发。选择治疗方案应权衡利弊,禁用刺激性强的外用药,及可导致严重不良反应的药物(如系统使用糖皮质激素等),以免使病情加重或向其他类型转化。应做到针对不同病因类型、病期给予相应治疗,同时应重视心理治疗。避免上呼吸道感染、劳累、精神紧张等诱发或加重因素。轻型银屑病患者应以局部治疗为主或同时辅以物理治疗等。

1. 外用药物治疗　外用糖皮质激素霜剂或软膏有明显疗效,应注意其不良反应,大面积长期应用强效或超强效制剂可引起全身不良反应,停药后甚至可诱发脓疱型或红皮病型银屑病,维 A 酸霜剂常用浓度为 0.025%~0.1%;维生素 D 衍生物如卡泊三醇也有较好疗效,但不宜用于面部及皮肤皱褶部;也可选用各种角质促成剂如焦油制剂、蒽林软、10%~15% 喜树碱软膏等。

2. 物理治疗　如光化学疗法(PUVA)、UVB 光疗(特别是窄波 UVB)、浴疗等均可适当应用。

3. 中医治疗　根据临床辨证,给予清热凉血、活血化瘀等中药。

【专科评估】

1. 健康史

(1) 一般情况：评估患者年龄、病程长短，起病缓急、程度及持续时间，有无感染、精神紧张和应激事件、外伤、手术、妊娠、吸烟及某些药物作用等。

(2) 家族史：有无遗传因素影响，家庭中有无银屑病家族史患者。

(3) 既往史：既往有无类似皮肤病史，药物过敏史。

2. 身体状况

(1) 主要症状：评估红斑、鳞屑，分布部位、皮损特征、大小、数目及其演变过程：进行期、静止期或退行期；有无皮损瘙痒、有无发热、关节肿胀、疼痛、饮食、精神及睡眠情况。

(2) 组织病理：表皮明显增厚伴角化不全，角质层内或下见 Munro 小脓肿，颗粒层变薄或消失，乳头部毛细血管扩张或扭曲，管壁增厚，真皮上部血管周围炎性细胞浸润，乳头部水肿并向上延长。

(3) 皮肤专科检查：皮损分布的部位、面积、外观形态评估等。

3. 心理 - 社会状况　具体病因不明，病程长，且一般不能彻底根治，易复发，给患者生活、工作、等方面造成巨大影响，常出现焦虑、恐惧、厌世、悲观、失落、自卑、愤怒等负性情绪。

【常见护理诊断 / 问题】

1. 舒适受损　与银屑病导致皮肤出现鳞屑性红斑有关。

2. 睡眠形态紊乱　与银屑病导致局部皮肤痛痒有关。

3. 自我形象紊乱　与银屑病导致指甲变形、局部皮肤出现鳞屑性红斑有关。

4. 焦虑 / 恐惧　与皮损反复发作或治疗效果不佳有关。

5. 知识缺乏：缺乏银屑病相关知识。

【护理措施】

1. 一般护理

(1) 及时清扫皮屑，保持床铺清洁平整，增加舒适感，避免机械性摩擦引起不适，选择宽松的棉质衣服，室内空气清新流通，定期消毒。

(2) 头部皮损较重者建议剃发，以便药物治疗。除急性进行期外，可使用碱性弱的肥皂洗澡，急性期避免日光照射，阳光强烈时外出打伞。

(3) 告知患者修剪指甲，避免搔抓皮肤，如瘙痒剧烈，用指腹轻轻按压皮肤，避免抓破引起继发感染。夜间瘙痒加重，睡前加服抗组胺药，并涂抹止痒外用药，减少睡眠障碍。为避免搔抓，必要时夜间戴手套。

2. 心理护理　近年国内外研究表明，银屑病属于心身性疾病的范畴，银屑病发生、发展、治疗结果与复发情况除与患者自身状况有关外，也与患者的情绪、心情密切相关,心理因素是该疾病症状发作的重要因素。所以,做好患者的心理护理尤为重要。首先,在患者入院时进行心理评估,初发患者对疾病缺乏认识,恐惧心理严重。再次复发者除对疾病担忧外,在经济上也有顾虑且担心拖累家人,出现心理焦虑。这种存在于银屑病患者中的感觉,已经成为疾病带给患者继发性的压力源,对患者造成重大影响。护士做好沟通交流,了解每个患者及家属的文化风俗背景、受教育程度、自信心等情况,以便提供个体化健康教育;同时请家属积极参与疾病的治疗和预防,有利于提高患者的治疗信心,使其身心处于最佳状态,接受治疗和护理;患者病情好转即将出院时,常表现为既高兴又担心,担心出院后病情复发,害怕出院后家人、朋友疏远,护理人员与患者交谈时,要有同情心,在安慰的同时,给予科学的解释和鼓励,使患者正确认识疾病,消除其紧张与不安的情绪。

3. 药浴护理 药浴是皮肤科常见的辅助治疗方法。药浴时温度一般36~37℃,冬季38~40℃或者自我感觉温度为宜,药浴时间为每次20~30min,药浴前先进行清洁洗浴,但切勿使用肥皂清洗;药浴时注意保暖,避免受风寒,注意防滑;药浴中若出现头晕、胸闷、全身不适等反应,应立即停止药浴;若是全身浴,药水用量应维持在胸部以下,药液无法浸没的地方可用毛巾擦拭;药浴完毕一般勿用清水冲洗身体,可用干毛巾擦干汗液及药液。要是结束后多有疲乏的感觉,应稍作休息,出浴时切忌突然站立,以防直立性低血压;空腹或饱餐后不宜泡药浴,高血压、主动脉瘤、严重心脏病、传染病及有出血倾向、年老体弱及妇女月经期、孕妇一般不宜泡药浴。

4. 光疗的护理

(1) 光疗前准备:UVB 照射前,应评估患者情况,认真调试照射剂量,保持温湿度适宜,详细询问患者是否存在紫外线敏感等禁忌证。全身照射前做好防护。患者在照射时均佩戴紫外线护目镜,面部用防护面罩遮挡。患者穿三角内裤遮挡会阴或生殖器。男性患者生殖器严密遮盖,并签署知情同意书。护士根据皮损大小、形状进行修剪内衣,使患者皮损部位充分显露,而正常皮肤得以屏蔽。

(2) 光疗时护理:全身照射时患者站立在治疗舱内,双足踏在指示踏板上,双手握住舱内扶手。由于照射距离的改变可明显影响光的强度,故治疗时严格保持恒定距离是十分重要的。治疗过程中根据患者需要开启舱内风扇,以免大面积辐射使患者憋闷不适。

(3) 光疗后护理:UVB 照射治疗后可引起皮肤干燥、红斑及瘙痒,皮肤瘙痒、干燥严重者,给予外用润肤霜止痒。患者出现皮肤色素沉着,停止治疗1个月后皮肤色泽均逐渐恢复正常。建立患者治疗档案,包括治疗时间、照射剂量、皮肤变化及不良反应的发生、处理,以及累计照射剂量等均应详细记录,并于每次照射前照相存档,用以进行治疗前后的疗效对照。当日治疗结束后,嘱患者避免日光照射,外出做好防护措施,如搽防晒霜、戴帽子及墨镜等。

5. 饮食护理 给予低脂、高热量、高蛋白、高维生素饮食,如肉、蛋、豆制品及新鲜蔬菜等以防止疾病的长期消耗。忌食海鲜、辛辣刺激性食物,忌饮酒。

6. 健康教育

(1) 认知指导:银屑病患者的心理痛苦比身体上皮损痛苦要大得多,他们非常希望医生能有"灵丹妙药",治愈银屑病。这表明患者存在严重的心理负担,并对银屑病缺乏全面地了解,从而容易有病乱投医,滥用药,结果使病情愈发加重。因此,在临床工作中要实施新医学模式观点,多加解释,教育患者正确认识疾病,去除盲目性;鼓励他们解除精神顾虑、增强战胜疾病的信心。

(2) 合理饮食,均衡营养:银屑病患者在患病期间应该注意调整饮食结构,多食用含高蛋白、高维生素 C、低脂肪食品。尽量不吃牛、羊、狗等会加重病情的肉类食物。

(3) 加强护理,及时诊治:患者平时要做好防寒保暖的工作,避免呼吸道感染,如若病情加重,应及时到医院就诊,针对病因,对症下药,及时调整治疗方案。

(4) 坚持治疗,避免中断:一些患者因为这样或那样的事,难以每天坚持涂搽药物,因此治疗效果不理想。患者应保持良好的心态,积极主动地配合治疗。

(5) 保持心情舒畅,有乐观、豁达的精神、坚强战胜疾病的信心。

(6) 注意个人卫生,保持皮肤清洁。本病不具有传染性,告知患者及家属不必过度紧张,正确对待疾病,积极治疗。

 知识链接

银屑病生物制剂治疗的相关研究

银屑病是一种免疫性疾病。银屑病皮损及外周血中活化 $CD4^+$、$CD8^+T$ 细胞的发现,表明 T 细胞参与了银屑病的发病;靶向性 T 细胞药物治疗银屑病的研究也说明 T 细胞在银屑病发病机制中有重要作用。近年来,传统药物治疗银屑病的疗效不高、不良反应大,而生物制剂表现出显著的疗效和较好的安全性。靶向性生物制剂能阻断 T 细胞活化及其相关细胞因子的产生,在治疗中、重度银屑病方面疗效显著。

【护理评价】

通过治疗与护理,患者是否:①瘙痒感减轻;②睡眠良好;③能正确面对自身形象的改变;④焦虑减轻或消除;⑤能复述本病的基本知识、治疗方法、注意事项等。

第二节　玫　瑰　糠　疹

玫瑰糠疹(pityriasis rosea)是一种以覆有糠状鳞屑的玫瑰色斑疹、斑丘疹为典型皮损的炎症性、自限性丘疹鳞屑性皮肤病。

【病因及发病机制】

病因不明,目前有感染、药物、自身免疫、遗传性过敏各种学说,其中以病毒感染的可能性最大。

玫瑰糠疹的发生与季节性明显相关,春秋好发,可有前驱症状和上呼吸道感染史,典型的疾病过程倾向于终生免疫,且有群集发病的现象,均支持本病与病毒感染相关的假说。

【临床表现】

本病多累及中青年,春秋季多见。初起皮损为孤立的玫瑰色淡红斑,椭圆形或环状损害,直径可迅速扩大至2~3cm,边界清楚,上覆细小鳞屑,称为前驱斑或母斑,常发生于躯干和四肢近端。1~2周内皮损逐渐增多扩大,状同母斑,直径0.2~1cm,常呈椭圆形,边缘覆圈状游离缘向内的细薄鳞屑,长轴与皮纹平行。常伴不同程度的瘙痒。本病有自限性,病程一般为6~8周,也有数月甚至数年不愈者,但预后一般不复发(图23-2)。

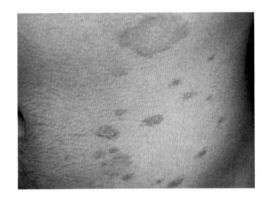

图23-2　玫瑰糠疹

【治疗原则】

本病自限性,治疗目的主要是减轻症状和缩短病程。局部可外用炉甘石洗剂和糖皮质激素。瘙痒明显者可口服抗组胺药物,病情严重或病程较长者可酌情口服泼尼松30~60mg/d。照射UVB能促进皮损消退,缩短病程。

【专科评估】

1. 健康史　询问患者有无细菌、病毒或寄生虫感染。

2. 身体状况　躯干和四肢近端有无圆形、卵圆形红斑,其长轴与肋骨和皮肤纹理方向一致;皮损表面是否覆盖细薄糠状鳞屑;皮损是否对称以及有无自觉症状。

【常见护理诊断/问题】

1. 瘙痒　与疾病本身有关。

2. 睡眠形态紊乱 与瘙痒有关。

【护理措施】

1. 一般护理

（1）指导患者合理饮食，多饮水，注意休息。

（2）无症状者一般不使用外用药，禁用刺激性强的药物。

（3）皮疹分布广泛时，应避免或尽量减少洗浴。洗浴时避免水温过高，勿用强碱性浴皂，以减少对皮疹的刺激。

2. 光疗护理 见银屑病的光疗护理。

3. 加强锻炼 教育患者加强体育锻炼增强体质，提高机体抵抗力。

第三节 扁 平 苔 藓

扁平苔藓（lichen planus，LP）是一种特发性炎症性皮肤病，典型皮损为多角形紫红色扁平丘疹，好发于四肢屈侧，黏膜常受累，病程慢性。

【病因及发病机制】

病因尚不清楚，免疫（主要为细胞免疫）、遗传、病毒感染（丙型肝炎病毒）、神经精神因素、某些药物等可能与本病的发生及加重有关，部分患者合并自身免疫性疾病（如白癜风、桥本氏甲状腺炎、溃疡性结肠炎、结缔组织病、移植物抗宿主反应及恶性肿瘤等。）越来越多的证据表明扁平苔藓是 T 细胞介导的针对基底细胞的自身免疫。

【临床表现】

多见于中年人，好发于四肢屈侧，也可全身泛发。典型皮损为紫红色或紫蓝色多角形扁平丘疹，粟粒至绿豆大小或更大，多角形或圆形，境界清楚，表面有蜡样薄膜，可见白色光泽小点或细浅的白色网状条纹（Wickham 纹），为特征性皮损。皮损可密集成片或融合成斑块，急性期时可出现同形反应。常伴瘙痒。可累及口腔颊黏膜，呈白色网状条纹，可融合、增大及出现糜烂。头皮损害可造成永久性脱发，甲受累可引起甲板增厚或变薄，出现纵嵴、纵沟和甲翼状胬肉，还可因进行性萎缩引起脱甲。病程呈慢性经过，大部分患者 1~2 年内可自行消退，遗留淡褐色斑（图 23-3）。

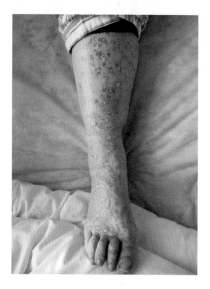

图 23-3 扁平苔藓

本病临床上又可分为多种亚型,如急性泛发性扁平苔藓,慢性局限性扁平苔藓,色素型扁平苔藓、肥厚型扁平苔藓及大疱型扁平苔藓等。

【组织病理学】

具有特征性。表现为表皮角化过度,颗粒层楔形增厚,棘层不规则增厚,表皮突呈锯齿状,基底细胞液化变性,真皮上部淋巴细胞呈带状浸润,真皮乳头层可见胶样小体及噬黑素细胞。

【治疗原则】

目前尚无有效治疗方法,多采用综合治疗。

1. 外用药物治疗　可用糖皮质激素软膏、0.1% 维 A 酸乳膏等,亦可应用局部封闭治疗。糜烂性口腔损害可用利多卡因漱口以缓解症状。

2. 系统药物治疗　抗组胺药,可用于严重瘙痒患者。肥厚型或皮损泛发者可口服糖皮质激素(泼尼松 40~60mg/d)和维 A 酸类药物(如阿维 A 胶囊),皮损减轻后逐渐减量;对糖皮质激素不敏感和顽固患者,可应用氯喹、羟氯喹或氨苯砜(50mg/d,连用 3 个月),也可酌情选用免疫抑制剂和免疫调制剂。甲硝唑或灰黄霉素亦可尝试,但须注意监测其不良反应。生物制剂如 TNF-α 抑制剂和 T 细胞调节剂(如阿法西普)可用来治疗顽固性扁平苔藓。

3. 物理治疗　可采用 PUVA 治疗或窄谱 UVB 治疗。

【专科评估】

1. 健康史　询问患者有无自身免疫障碍、感染、内分泌紊乱等因素,家族中有无同类患者。

2. 皮损状况　本病好发于四肢,典型改变为紫红色和紫蓝色多角形扁平丘疹、境界清楚、有蜡样光泽。

【常见护理诊断 / 问题】

1. 自我形象受损　与疾病引起脱发有关。

2. 瘙痒　与疾病本身有关。

【护理措施】

1. 口腔护理　有口腔糜烂、溃疡者,指导患者多漱口清洁口腔,并给予流质饮食。

2. 皮肤护理　对于局部皮损肥厚用液氮冷冻者,观察皮损处有无破溃、渗血、渗液,如渗出液增多,局部用碘酒、乙醇消毒,外涂利福平涂膜剂,每日 3 次,保持创面干燥、防止感染。

3. 用药护理　了解使用免疫抑制剂的患者有无胃肠道反应,必要时给予维生素 B$_6$ 或甲氧氯普胺止吐。避免使用诱发本病的药物。

4. 饮食护理　指导患者低盐、高蛋白、高热量、高维生素饮食,忌食刺激性食物。

5. 心理护理 由于本病与精神因素有一定的关系,长期瘙痒导致患者精神紧张、焦虑。了解患者特点及兴趣爱好,鼓励患者多参加集体活动,多听音乐,使患者分散注意力,心情愉快,情绪稳定,减轻瘙痒感。

6. 健康教育

(1) 教育患者尽量避免抓、搓和肥皂热水烫洗,减少不良刺激。

(2) 光线性扁平苔藓注意使用避光剂,外出穿长袖衣服、戴遮阳帽或涂防晒霜。

第二十四章

结缔组织病

第一节 红斑狼疮

红斑狼疮(lupus erythematosus,LE)是一种典型的自身免疫性结缔组织病,多见于 15~40 岁的女性。

【病因及发病机制】

病因尚未完全明了,目前认为与下列因素有关:

1. 遗传因素。

2. 性激素 本病多见于育龄期女性,妊娠可诱发或加重 SLE。

3. 环境因素及其他 紫外线照射可改变皮肤组织中的 DNA 化学结构,增加其免疫原性,从而激发或加重 LE;某些药物可诱发药物性红斑狼疮;某些感染也可诱发或加重本病。

【临床表现】

以系统性红斑狼疮多见,早期表现多种多样,初发时可因单个器官受累而误诊。发热、关节痛和面部蝶形红斑是本病最常见的早期症状,有时血液系统受累和肾炎也可成为本病的首发症状。

1. 关节肌肉 95% 患者有关节疼痛,伴或不伴受累关节肿胀,可有肌痛,但肌无力不明显。易侵犯指(趾)、膝、腕关节,症状常在疾病活动期加重,受累关节不发生畸形。

2. 皮肤黏膜 约 90% 患者有皮损,有诊断意义的皮损包括:①面颊和鼻梁部水肿性的蝶形红斑,日晒后常加重;②四肢远端和甲周、指(趾)末端的紫红色斑疹、瘀点、毛细血管扩张和指尖点状萎缩等血管样损害;③额部发迹毛发干燥、参差不齐、细碎易断;④DLE 皮损,见于 10%~15% 患者,男性较多见;⑤口、鼻黏膜溃疡。

3. 血液系统 可有白细胞减少、溶血性贫血、血小板减少。

4. 肾脏　约 75% SLE 患者有肾脏受累,是患者早年死亡的主要原因。肾脏受累表现为肾炎和肾病综合征,尿检出现轻重不一的蛋白、红细胞、管型,临床亦可出现水肿、高血压,随着病情发展,后期可出现肾功能不全甚至尿毒症,可导致死亡。

5. 心血管系统　以心包炎最常见,可出现少量心包积液,超声心动图检查有助于诊断。

【组织病理】

SLE 的组织病理变化有基底细胞液化变性、真皮浅层水肿、胶原纤维间黏蛋白沉积及小血管血管炎改变如:红细胞外渗、管壁纤维蛋白沉积等。

【治疗原则】

1. 抗疟药、非甾体类抗炎药　对全身症状轻微、仅有皮损、关节痛者可使用抗疟药、非甾体类抗炎药,不用或少用糖皮质激素。

2. 糖皮质激素　是治疗 SLE 的主要药物。依据病情轻重给予泼尼松 0.5~2mg/(kg·d),根据临床和实验室指标改善逐渐减量至维持,长期维持治疗数年甚至更长,并应依病情变化及时调整剂量。重症狼疮性肾炎、狼疮性脑病可采用大剂量糖皮质激素冲击疗法,以尽快控制病情。

3. 免疫抑制剂　对单用糖皮质激素疗效较差或有禁忌证者,常合并使用免疫抑制剂。

4. 静脉注射人血丙种免疫球蛋白　对合并溶血性贫血、血小板减少及糖皮质激素疗效不满意者可考虑使用。

5. 生物制剂。

【常见护理诊断/问题】

1. 皮肤完整性受损　与疾病所致血管炎性反应等因素有关。

2. 疼痛:慢性关节疼痛　与自身免疫反应有关。

3. 口腔黏膜受损　与自身免疫反应、长期使用激素等因素有关。

4. 潜在并发症:慢性肾衰竭。

5. 焦虑/恐惧　与病情反复发作、迁延不愈、面容损毁及多脏器功能损害等有关。

【护理措施】

1. 皮疹护理　系统性红斑狼疮患者常有日光过敏,特别是有狼疮疹的患者更易因日光照射而诱发狼疮活动,对于此类患者应严格避免日光照射,特别是夏季时户外活动应尽量减少,必须户外活动时要穿长衣、长裤、打伞或戴宽檐帽,主要是减少紫外线对皮肤的照射。

2. 化妆品的应用　对于颜面等部位有狼疮疹的患者尽量避免使用化妆品,特别是更换新的化妆品,因此时皮肤处于敏感期,易出现化妆品过敏,告知患者避免使用染发剂,避免接触农药及某些装饰材料,以免导致疾病复发或加重。

3. 用药指导　目前,全世界对系统性红斑狼疮最重要、最常见的治疗方法是糖皮质激素加免疫抑制剂治疗。长期服用激素的患者应密切观察有无高血糖、高血压、电解质紊乱、消化道溃疡、骨质疏松等不良反应的发生。嘱患者按时、按量服用激素类药物,胃黏膜保护剂应当在饭前服用,以达到保护胃黏膜的作用。叮嘱患者按时服用钾、钙剂以及抗真菌的药物,预防或减轻激素的不良反应。

第二节　皮　肌　炎

皮肌炎(dermatomyositis)是一种主要累及皮肤及横纹肌的自身免疫性疾病,以亚急性和慢性发病为主。通常包括皮肤、肌肉两方面病变,也可表现为单一病变。

【病因及发病机制】

尚不明确,可能与以下因素有关:

1. 自身免疫　部分患者体内可检测到多种肌炎特异性自身抗体。

2. 感染　儿童皮肌炎患者发病前常有上呼吸道感染病史。

3. 肿瘤　本病可合并恶性肿瘤,常见的有鼻咽癌、乳腺癌、卵巢癌、肺癌、胃癌等,肿瘤得到有效治疗后,皮肌炎症状可缓解;肿瘤复发则皮肌炎症状常加重。

4. 遗传因素。

【临床表现】

1. 皮肤表现

(1) 眼睑紫红色斑:以双上眼睑为中心的水肿性紫红色斑片,可累及面颊和头皮,具有很高的诊断特异性。

(2) Gottron 丘疹:指关节、掌指关节伸侧的扁平紫红色丘疹,多对称分布,表面附着糠状鳞屑,约见于1/3的患者。

(3) 皮肤异色症:部分患者面、颈、躯干部在红斑鳞屑基础上逐渐出现褐色色素沉着、点状色素脱失、点状角化、轻度皮肤萎缩、毛细血管扩张等,称为皮肤异色症或异色性皮肌炎。

2. 肌炎表现　主要累及横纹肌,亦可累及平滑肌,表现为受累肌群无力、疼痛和压痛。最常侵犯四肢近端肌群、肩胛带肌群、颈部和咽喉部肌群,出现相应临床表现:如举手、抬手、上楼、下蹲、吞咽困难及声音嘶哑等,严重时可累及呼吸肌和心肌,出现呼吸困难、心悸、心律不齐甚至心力衰竭。急性期由于肌肉炎症、变性,受累肌群还可出现肿胀、自发痛和压痛。少数严重患者可卧床不起,自主运动完全丧失。仅有肌肉症状而无皮肤表现的称多发性肌炎。

3. 伴发恶性肿瘤 约20%成人患者合并恶性肿瘤,40岁以上者发生率更高。各种恶性肿瘤均可发生,如鼻咽癌、肺癌、肝癌、膀胱癌、淋巴癌,女性患者还可合并乳腺癌、卵巢癌。恶性肿瘤可发生在皮肌炎之前或之后,也可与皮肌炎同时发现。部分患者恶性肿瘤控制后皮肌炎亦好转。

患者可有不规则发热、消瘦、贫血、肝脾淋巴结肿大、末梢神经炎,少数患者出现雷诺现象,关节肿胀疼痛似风湿或类风湿关节炎,常并发间质性肺炎、肺纤维化导致肺通气功能低下,肾脏损害少见。

恶性肿瘤、心肺受累是患者死亡的主要原因。

【实验室检查】

1. 血清肌酶 95%以上患者急性期有肌酸激酶(CK)、醛缩酶(ALD)、乳酸脱氢酶(LDH)、门冬氨酸氨基转移酶(AST)、丙氨酸氨基转移酶(ALT)升高,其中CK和ALD特异性较高,LDH升高持续时间较长;肌酶升高可早于肌炎,有效治疗后逐渐下降。

2. 肌电图 应取疼痛和压痛明显的受累肌肉进行检查,表现为肌源性损害而非神经源性损害。

【组织病理】

皮肤病理变化无特异性,可有表皮萎缩、基底细胞液化变性、血管和附属器周围淋巴细胞浸润等。肌肉基本病理变化为肌纤维变性和间质血管周围炎性病变,可见肌纤维肿胀、横纹消失、断裂、透明变性、颗粒和空泡变性,间质血管周围淋巴细胞浸润;晚期有肌肉纤维化和萎缩。

【治疗原则】

1. 一般治疗 急性期应卧床休息,避免日晒,注意保暖,预防感染,加强营养,积极排查恶性肿瘤;慢性期加强功能锻炼。

2. 糖皮质激素 选用不含氟的激素,剂量取决于病情严重程度。

3. 免疫抑制剂 可与激素合用或单独使用,如环磷酰胺等。

【专科评估】

1. 健康史 询问患者是否有感染史、用药史,是否患有恶性肿瘤。

2. 评估患者肌功能分级 定期检查肌功能,利于判断病情及疗效。

3. 身体状况

(1) 评估患者自身免疫的临床表现,如关节炎、雷诺现象、血沉增快等。

(2) 评估患者的皮肤表现:皮损部位、形状、发病时间等。

(3) 评估患者的肌肉表现:是否有肌无力、肌痛、僵硬、吞咽困难或呼吸困难等表现。

(4) 评估全身症状:是否有发热、全身不适、关节痛、食欲下降、睡眠障碍等。

4. 心理 - 社会因素　本病呈进行性,很少能自行缓解,机体功能逐渐降低、患者产生恐惧和焦虑的心理,不利于治疗和护理的配合。

【常见护理诊断 / 问题】

1. 躯体移动障碍　与疾病使肌肉受损害有关。

2. 疼痛　与疾病引起肌炎有关。

3. 焦虑 / 恐惧　与疾病进行性加重有关。

【护理措施】

1. 一般护理

(1) 使用糖皮质激素及免疫抑制剂期间,患者应安排单间,限制探视及陪侍人员,并限制患者间相互接触,避免交叉感染。急性期肌肉肿胀、疼痛明显时,绝对卧床休息,缓解期再酌情安排活动。注意保护皮肤,避免日晒及冷热刺激。

(2) 病室定时通风,紫外线消毒空气,保持安静、温湿度适宜。墙面、地面及用物等应消毒擦拭。医护人员操作前后要洗手,严格无菌操作。

(3) 定时测量生命体征,注意患者肌肉受损情况,评估患者有无疼痛、呼吸困难、心率和节律异常、便秘等,及时给予对症处理。遵医嘱定时监测血常规、肝肾功能等,以了解药物的作用及副作用情况。

(4) 评估患者饮食睡眠情况。指导患者选择营养丰富、清淡易消化、高蛋白、高维生素饮食。进食困难者给予进食帮助,吞咽困难者可鼻饲饮食。多吃水果蔬菜,戒烟戒酒,避免辛辣刺激性食物,保持二便通畅,保证良好睡眠。

2. 皮肤护理

(1) 首先要告知患者避免皮肤刺激如日晒、冷热刺激等。

(2) 要注意皮肤清洁,温水洗浴,选择偏酸性或中性的浴液和皂类,避免使用化妆品。

(3) 急性期皮损表现为红肿、水疱时,外用炉甘石洗剂;有渗出时用 3% 硼酸液冷湿敷,并注意保暖,避免受凉。

3. 心理护理　评估患者心理状况,倾听患者主诉,了解患者的经济状况,针对具体问题给予指导。帮助家庭、单位等社会支持系统给予患者支持,告知患者皮肌炎的相关知识,树立信心,以利于患者积极配合。口咽部肌肉受累,言语不能者,应采用非语言交流。

第三节　硬　皮　病

硬皮病(scleroderma)是一种以皮肤局部或广泛变硬和内脏胶原纤维进行性硬化为特征的结缔组织病,本病呈慢性经过,既可仅累及皮肤,也可同时累及皮肤和内脏。

【病因及发病机制】

目前病因不明,系统性硬皮病主要的发病学说有自身免疫学说、血管学说和胶原合成异常学说,局限性硬皮病可能与外伤或感染有关。

【临床表现】

本病多发于 20~50 岁的中青年,女性发病率约为男性的 3 倍。按累及范围可分为局限性硬皮病和系统性硬皮病。

1. 局限性硬皮病　病变主要局限于皮肤,早期损害只限于肢体远端或手指以及面部的皮肤,内脏一般不受累,预后较好。

2. 系统性硬皮病　有广泛分布的皮肤硬化和多器官受累。肺部病变是本病的主要死因。系统性硬皮病预后不定,其中弥漫性硬皮病多数预后不良。

(1)前驱症状:多数患者有雷诺现象、关节痛、神经痛、不规则发热、食欲减退、体重下降等前驱症状。

(2)皮肤症状:病变自手足和面部开始,逐渐扩展至前臂、躯干上部等处,呈对称性。局部先发生红斑肿胀,压之无凹陷,继之皮肤坚实发亮,灰黄色似蜡样,可有色素异常和毛细血管扩张。晚期皮肤硬化减轻,犹如一层皮肤紧贴于骨面。皮肤因与皮下组织粘连而用手指不能提起褶皱。面部表情丧失呈假面具样,鼻尖似鹰嘴,口唇变薄且收缩呈放射状沟纹,口裂狭小。

(3)系统病变:指关节活动受限可呈爪状手,肘、膝关节可屈曲挛缩。胸部皮肤受累可影响呼吸运动。晚期患者还可出现黏膜损害、食管远端运动障碍、肺纤维化、肺动脉高压、心肌纤维化及肾脏损害等症状。

【组织病理】

病变初期真皮血管周围以淋巴细胞为主的轻度浸润,真皮内间质水肿;逐渐血管周围淋巴细胞浸润消退,真皮中下层胶原纤维肿胀;进而发展至血管内膜增生、管壁增厚、管腔变窄甚至闭塞,胶原纤维均质化,胶原纤维增生肥厚、弹力纤维减少,增生的胶原纤维可达汗腺,取代其周围的脂肪组织,致小汗腺处于增厚的真皮内而非正常的真皮与皮下组织交界处,毛囊、皮脂腺、汗腺明显减少甚至消失,皮肤钙沉着时可见相关变化。内脏损害主要表现为间质纤维化和血管壁增厚,管腔变窄甚至闭塞。

【治疗原则】

1. 局限性硬皮病　早期患者可外用糖皮质激素,亦可皮损内注射;线状硬皮病特别是跨过关节者应注意关节活动,配合各种理疗以预防关节挛缩、活动受限。

2. 系统性硬皮病

(1)糖皮质激素:仅用于疾病早期病情进展较快、皮肤肿胀明显伴有关节、肌肉症状时,一般用泼尼松 20~45mg/d,病情控制后递减停用,无须长期维持。

(2) 抗硬化治疗:D- 青霉胺、秋水仙碱。

(3) 血管痉挛治疗:钙通道阻滞剂、α 受体阻滞剂、血管扩张剂。

(4) 抗凝或降低血液黏稠度:低分子右旋糖酐、阿司匹林、双嘧达莫。

【护理措施】

1. 皮损护理

(1) 预防皮肤感染:硬皮病患者由于末梢血液循环差,故肢端易并发感染,且感染不易控制。应嘱患者注意个人卫生,不要用手去抠鼻子。常给患者修剪指甲,以免抓破皮肤。注意保护肢端和关节突出部位,避免外伤。

(2) 硬化皮损的护理:可外涂多磺酸黏多糖乳膏,改善皮肤硬化症状。护理操作时禁止拖、拉、推等动作。每日观察患者皮肤弹性的变化。告知患者日常生活中宜穿棉质、柔软、保暖性强的宽松衣物。手足以棉手套、厚棉袜保护,以防受寒冷刺激而加重雷诺现象。洗澡水温度要适宜,温度过低易引起血管痉挛,加重关节僵硬;温度过高则造成组织充血水肿加重,影响血液循环。

2. 饮食护理　饮食护理尤为重要,以保证机体必要的营养供给。宜少量多餐,应给予清淡可口、易消化、高蛋白、高热量、高维生素饮食。临床护理中,应警惕反流性食管炎的发生,嘱患者避免进食过饱,休息时适当抬高头部。一旦主诉吞咽困难时,应予半流食,片状药物需研成粉末用水冲服。

3. 病情观察　入院后加强疾病知识宣教,指导患者对自身躯体症状进行有效观察。由于硬皮病常累及心肺肾等脏器,告知患者留意不适症状非常重要。如出现胸闷、心慌、心律不齐等提示可能有心脏损害;腹泻或便秘提示可能有胃肠功能损害;吞咽不畅有食管受损的可能;蛋白尿有肾脏受损的可能。一旦出现不适症状应及时报告医生。

4. 功能锻炼　为防止肌肉萎缩和关节坚硬屈曲,应协助患者加强肢体、关节功能锻炼,如屈伸肘、双臂、双膝及抬腿等活动。在病情允许的情况下鼓励患者经常下床走动。对于双手关节僵硬的部位应予以按摩、热浴等物理治疗。功能锻炼的强度与幅度应循序渐进,并注意保障患者安全。

5. 健康教育　嘱患者加强营养,增强机体抵抗力,预防感冒。保证休息,避免劳累,可在病情允许的情况下做一些力所能及的活动,防止关节变形和肌肉萎缩。注意保暖,坚持按摩肢体。注意个人卫生,防止外伤,如有外伤及时处理。定期门诊复查,按医嘱坚持服药,勿随意减少或停用激素,并嘱患者注意观察激素的副作用。

第二十五章

血管性皮肤病

第一节　过敏性紫癜

过敏性紫癜(anaphylactoid purpura)又称亨-许紫癜,是一种侵犯皮肤和其他器官细小动脉和毛细血管的过敏性血管炎,常伴腹痛、关节痛和肾损害,但血小板不减少。

【病因及发病机制】

可能与链球菌感染、病毒感染、药物、食物、虫咬等有关,发生机制是由于抗原与抗体结合形成免疫复合物在血管壁沉积,激活补体,导致毛细血管和小血管壁及其周围产生炎症,使血管壁通透性增高,从而产生各种临床表现。

【临床表现】

过敏性紫癜根据受累部位和程度可分为单纯型、关节型、腹型和肾型紫癜4类(图25-1):

(1)单纯型紫癜:最早的皮肤表现为小而分散的瘀点,一般在一天以内变为皮肤可触及性出血性紫癜。典型皮疹为对称性,好发于四肢伸侧及臀部,也可累及躯干和面部。受压部位损害多而重,尤以双下肢的多数疏散的针尖至黄豆大小的瘀点,可融

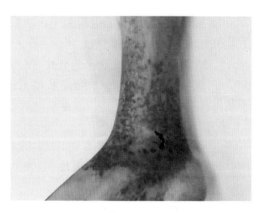

图 25-1　过敏性紫癜

合成大片瘀斑,亦可发生红斑、斑丘疹、水疱和风团样损害,甚至血疱、坏死、溃疡。

(2)关节型紫癜:又称风湿性紫癜,关节痛为常见的症状。发生率约占

75% 左右。开始为弥漫性手臂及小腿疼痛,多数关节可被侵犯,多见于膝关节和踝关节,甚至可发展为关节炎,表现为关节周围肿胀,少数有关节积液,关节炎可在几周内不引起关节变形而消退。

(3) 腹型紫癜:又称胃肠型紫癜,可发生于本病任何阶段,在儿童中较为常见,表现为心绞痛、呕吐、出血或肠麻痹或肠套叠,甚至循环肠穿孔。90% 小儿在病程中出现,成人约 50%,以突发的痉挛性腹痛为特点,压痛较轻,无反跳痛和肌紧张,多在皮疹之后发作,随皮疹增多而加重。腹痛无固定性,常位于脐周,也可向腹部其他部位发散,常伴恶心、呕吐、腹泻和黏液性便,重者有呕血、便血、肠梗阻等急腹症征象,偶有肠穿孔。

(4) 肾型紫癜:累及肾脏的发生率占 30%~90%。大部分患者症状较轻,表现为轻度的蛋白尿和血尿,偶有肉眼血尿。儿童有肉眼血尿者远期预后较好,少数可进展为肾小球病变,1% 进展为终末期肾病,成人患者肾脏受累比儿童多见。

【组织病理】

真皮浅层毛细血管和细小血管的内皮细胞肿胀,管壁有纤维蛋白沉积、变性和坏死,血管及其周围有中性粒细胞浸润及红细胞外渗,严重者还可出现管腔闭塞。

【治疗原则】

1. 抗炎、调节免疫 静脉滴注复方甘草酸甘注射液。

2. 改善毛细血管壁渗透压和脆性 静脉滴注维生素 C 注射液,葡萄糖酸钙注射液。

3. 抗过敏、止痒 抗组胺类 H_1 受体拮抗剂枸地氯雷他定胶囊、膜稳定剂酮替芬分散片及 H_2 受体拮抗剂法莫替丁胶囊。止痒可外用炉甘石洗剂。

4. 减少外渗 口服双嘧达莫片、维生素 E 胶丸及芦丁片。

5. 腹型、肾型 需给予糖皮质激素或联合细胞毒药物,疼痛明显时可给予非甾体类抗炎药。

【专科评估】

1. 健康史 评估患者发病年龄;既往药物、特殊食物服用史,或手术、外伤、感染史,尤其是上呼吸道感染;是否有过度劳累;了解患者居住环境,有寒冷刺激等,以便了解病因。

2. 身体状况 询问并观察患者皮损出现的时间、部位、心态、并发症及进展情况等。询问并检查患者有无胃肠道症状、有无肾损害、关节情况。

3. 心理 - 社会因素 由于病情易反复、病程长,以全身性瘀点、瘀斑为表现,还可累及胃肠道、关节、肾脏等,以及治疗期间长期大量应用糖皮质激素,可能出现的药物副作用,容易使患者对疾病及治疗产生焦虑不安、紧张、悲观、失望等心理。

【常见护理诊断／问题】

1. 有受伤的危险：出血　　与血管壁的通透性和脆性增加有关。

2. 疼痛：腹痛、关节痛　　与局部过敏性血管炎性病变有关。

3. 潜在并发症：慢性肾炎、肾病综合征、慢性肾衰竭。

4. 知识缺乏：缺乏疾病相关知识。

【护理措施】

1. 皮损护理　　皮肤症状常为此病的首发症状。紫癜多见于下肢及臀部，大小不等，呈对称性分批出现。紫癜偶有痒感，应保持皮肤清洁，防擦伤、抓伤；如有破溃应及时处理，防止出血和感染。下肢紫癜患者，将患肢抬高，卧床休息，避免下地活动。

2. 腹痛护理　　注意评估患者疼痛的部位、性质、严重程度及持续时间，有无恶心、呕吐、腹泻、便血等伴随症状，同时注意腹部体征并及时报告和处理。

3. 关节肿痛护理　　观察患者关节肿胀及疼痛情况，保持关节的功能位置；转移注意力减轻疼痛；按医嘱使用糖皮质激素，以缓解关节疼痛和接触痉挛性腹痛；注意观察激素用药的副作用。

4. 饮食护理　　给予高营养、易消化饮食，避免食用动物蛋白，怀疑引起致病食物也应避免食用。有肠道出血倾向者给予无渣半流质或流质饮食。呕吐严重及便血者，应暂禁食。肾型过敏性紫癜，尿蛋白 >++ 时应同时给予低盐饮食。严重腹型紫癜，应禁食，给予止血、补液等治疗，再按以上方法逐渐添加辅食。

5. 实验室检查　　观察尿色、尿量，定时做尿便常规检查，若有血尿和蛋白尿，提示紫癜性肾炎，按肾炎护理。

6. 心理护理　　过敏性紫癜病程长、反复发作，常给患者及家属带来焦虑和不安。应根据具体情况予以解释，帮助患者及家属树立战胜疾病的信心。并应做好出院指导，使家属能有效观察患者病情、合理调配饮食、督促患者按时服药、遵医嘱定期复查。

7. 健康教育

（1）注意休息，避免劳累，出院前 3 个月避免剧烈运动，3~6 个月可适当锻炼。

（2）注意保暖，防止感冒。

（3）避免情绪波动，防止昆虫叮咬。

（4）尽量避免接触各种可能的过敏原。

（5）控制和预防感染，在有明确感染或感染灶时选用敏感的抗生素，但应避免盲目地预防性使用抗生素。

（6）注意饮食，禁食生葱、生蒜、辣椒、酒类等刺激性食品；肉类、海鲜、鸡蛋、牛奶等高动物蛋白食品；饮料、小食品等方便食品。

（7）定期复查尿常规，3个月内，每周复查1~2次；3~6个月每2周复查一次；6~12个月每月复查一次。

【护理评价】

通过治疗与护理，患者是否：①皮肤无新发紫癜，皮损好转或痊愈；②腹型紫癜者，腹痛减轻，可进少量流食逐渐过渡到软食；关节疼痛者，症状缓解；③无并发症发生，或并发症已得到及时发现和处理。

第二节　变应性皮肤血管炎

变应性皮肤血管炎（allergic cutaneous vasculitis）是一种主要累及真皮浅层小血管及毛细血管的炎症性皮肤病，其特征为下肢以紫癜、溃疡、坏死和结节为主的多形性皮损（图25-2）。

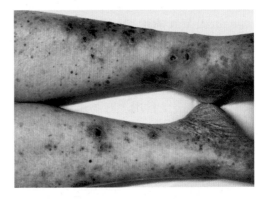

图25-2　变应性皮肤血管炎

【病因及发病机制】

病因不明，可能的致病因子有感染、药物、肿瘤、化学物质等。发病机制亦与Ⅲ型变态反应有关。

【临床表现】

1. 多见于中青年，女性多于男性。

2. 好发部位　下肢和臀部，尤以小腿多见，可发展至双大腿、臀部，甚至全身各处，具有对称性。

3. 皮损形态　呈多形性，可表现为红斑、丘疹、紫癜、水疱、血疱、糜烂、坏死、溃疡等；但以紫癜、溃疡、坏死和结节为主要特征，皮损消退处留有色素沉着或萎缩性瘢痕。

4. 全身症状　可伴有低至中度发热、乏力及关节疼痛等症状；自觉轻度瘙痒或烧灼感，部分有疼痛。

5. 预后　病程较长，易迁延反复至数月或数年，个别可累及肾、胃肠道、肺及中枢神经系统，出现相应表现，称为"系统性变应性血管炎"。

【组织病理】

与过敏性紫癜相似，但有血栓形成特别是中性粒细胞浸润和核破碎的程度更重。

【治疗原则】

1. 急性期应卧床休息,寻找和去除病因,避免各种诱发因素。

2. 药物治疗 口服或静脉输注维生素 C;根据病情可选用雷公藤多苷等。严重者或伴有系统损害者需加用糖皮质激素。对感染者应同时给予抗生素治疗。

3. 局部疗法 根据皮损表现对症处理。

【专科评估】

1. 健康史 是否患过皮肤血管类疾病。

2. 身体状况

(1) 全身症状:发病是否有感染、肌肉和关节疼痛、中度发热等症状。

(2) 皮损情况:评估皮损出现的时间,皮损形态、类型、部位、大小等,是否反复发作。

(3) 是否累及肾、胃肠道、肺及中枢系统等。

【常见护理诊断 / 问题】

1. 疼痛 与皮损破溃、糜烂有关。

2. 潜在并发症:感染。

3. 焦虑 与疾病病程长,迁延反复发作有关。

【护理措施】

1. 一般护理 保持床单元干燥、平整、柔软;急性期要卧床休息,抬高患肢,防止局部受压,采用保护性体位,减轻疼痛。患者要避免劳累、撞伤、砸伤及冻伤;鞋袜要宽松;要保暖防寒。保持患肢清洁卫生,避免刺激损害皮肤。

2. 皮损护理

(1) 注意密切观察皮损新发及消退情况;对于糜烂、溃疡及坏死的皮损,可给予硼酸或臭氧水局部湿敷;每日 2 次,每次 20min;皮损面积较大时,可给予臭氧水疗,起到杀菌、消毒、止痒、收敛的作用。

(2) 坏死、糜烂严重者,给予换药,清除坏死痂皮,以利于新的肉芽组织生长。每次换药前先用生理盐水清洗干净,然后再涂药膏,注意不要用酒精清洗。

(3) 患者长时间卧床,容易形成压疮。嘱患者多翻身,患肢要经常变换体位,活动膝及踝关节,受压部位可用滑石粉按摩或用生理盐水清洁局部,可预防压疮的发生。

3. 用药护理 用糖皮质激素及免疫抑制剂者,要注意药物副作用,必要时监测血压、血糖、记 24h 出入量,观察有无腹胀、黑便等症状;同时要定时监测肝肾功能和血常规等化验指标,及时告知患者。

4. 饮食护理　多食新鲜蔬菜、水果、适量的蛋和肉,低脂肪、低热量为宜。

5. 心理护理　由于血管炎的症状让患者容易失去治疗的信心,所以要多多鼓励患者,树立战胜病魔的信心,要有乐观精神,心情要舒畅,生活要有规律,解除思想负担,积极配合治疗,争取使病情早日治愈。

6. 加强肢体功能的锻炼　坚持适当活动,促进下肢血液循环,防止关节挛缩、肌肉萎缩;若患血栓性静脉炎,抬高床尾 15cm,局部热敷,压迫刺激腓肠肌,加速回心血量,可减少下肢的肿胀。

第三节　结节性红斑

结节性红斑(erythema nodosum)是发生于皮下脂肪的炎症性疾病,典型表现为小腿伸侧的红色结节和斑块(图 25-3)。

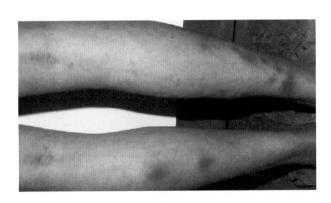

图 25-3　结节性红斑

【病因及发病机制】

1. 病因未明　一般认为因细菌、病毒、真菌感染、结核或药物等所致的血管迟发性过敏反应。

2. 亦可见于某些免疫异常性疾病,如结节病、溃疡性结肠炎及白塞病等。

【临床表现】

1. 多为青中年女性,好发于春秋季节。

2. 前驱症状　发热,关节酸痛、肌痛、乏力等。

3. 皮损特点　好发于小腿伸侧,亦可发生于大腿和上肢,为红色结节,直径 1~5cm,数个至数十个;对称性散在分布,不融合;皮损局部皮温升高,数天后变平。

4. 预后　一般 3~6 周自行消退,不留痕迹,但可再发。部分患者持久不退,持续 1~2 年不破溃,称为"慢性结节性红斑"。

【组织病理】

脂肪小叶间隔内水肿,红细胞外渗,血管周围中性粒细胞、淋巴细胞浸润;晚期还可见到由噬脂细胞和异物巨细胞构成的肉芽肿。

【治疗原则】

1. 一般治疗　寻找病因,急性期卧床休息,抬高患肢。

2. 抗生素　有上呼吸道感染或发热显著者,可用敏感抗生素。

3. 非激素类抗炎药　对原因不明的尤为适用,常用吲哚美辛、阿司匹林等内服,可以起到对症治疗。

4. 重症者可给予糖皮质激素。

5. 物理疗法　红光局部照射,每日 2 次。

【专科评估】

1. 健康史　发病前是否有感染史或服药史。

2. 身体状况

(1) 全身症状:是否出现过上呼吸道感染,关节疼痛,乏力,中度发热等前驱症状。

(2) 皮损情况:评估皮损出现的时间、部位,有无压痛,是否有对称性、局部皮温升高等表现。

【常见护理诊断 / 问题】

1. 疼痛　与皮损疼痛,关节疼痛有关。

2. 知识缺乏:缺乏结节性红斑的相关知识。

【护理措施】

1. 一般护理　急性期要卧床休息,抬高患肢,以促进血液回流,减轻疼痛。

2. 皮肤护理　观察结节的消退情况,是否有溃疡出现,疼痛是否减轻。红光局部照射,每日 2 次,可以消毒杀菌,促进血液循环,减轻疼痛。

3. 用药护理　用糖皮质激素及免疫抑制剂者,要密切观察药物副作用,定时监测相关化验指标。

4. 本病部分患者与结核杆菌有关,PPD 试验强阳性,必要时,遵医嘱给患者做 PPD 试验,做好标记,告知患者避免搔抓、清洗此部位,72h 后查看试验结果,并告知患者,做好解释工作。

5. 健康教育

(1) 积极寻找致病因素,避免使用可疑过敏药物。

(2) 出院后,注意休息,少走动,避免长时间站立,平时应避免受寒和强体力劳动,以防复发。

（3）病情痊愈后，可适当锻炼，增强体质，避免上呼吸道感染。出院 1~2 周后复查。

第四节　白　塞　病

白塞病（Behcet disease）又称白塞综合征或眼、口、生殖器综合征，是一种以血管炎为病理基础的多系统疾病。口腔、眼、生殖器和皮肤为本病的好发部位，也可同时出现内脏与神经系统病变，常反复发作，大多数患者预后良好。

【病因及发病机制】

病因不明，考虑与以下因素有关：

1. 遗传因素　家族有遗传倾向。

2. 环境因素　包括微生物感染、地理、种族等。

【临床表现】

本病好发于 20~30 岁人群，儿童与老人少见，男性多于女性。

1. 口腔溃疡　复发性疼痛性口腔溃疡，每年至少发作 3 次，是诊断必备条件，且多数为首发症状。口腔溃疡多发生于舌、颊黏膜、牙龈、扁桃体甚至咽、喉部位，境界清楚，中心为黄色坏死性基底，愈后多不留瘢痕，间隔数天或数月后再发。

2. 复发性外阴溃疡　与口腔溃疡基本相似。常见部位为女性患者的大小阴唇，其次为阴道，男性患者的阴囊和阴茎。

3. 皮肤病变　有结节性红斑、假性毛囊炎、痤疮样毛囊炎、浅表栓塞性静脉炎等。

4. 眼炎　最常见眼部病变部位是葡萄膜炎。表现为畏光、流泪、疼痛、视力下降等。

5. 系统症状　消化道因多发溃疡而出现腹痛症状，重者有肠出血、肠穿孔等。神经系统可出现脑膜炎、颅内高压和周围神经病变等。关节痛，以膝关节受累为多见。

【组织病理】

基本病变为血管炎，大小血管均可累及，早期类似白细胞破碎性血管炎，晚期为以淋巴细胞浸润为主的血管炎。

【治疗原则】

本病目前尚无公认的有效根治办法，多种药物均有效，但停药后大多易复发。治疗目的在于控制现有症状，防止重要脏器损害，减缓疾病进展。

1. 急性活动期，应卧床休息；发作期应注意预防复发。全身治疗，要积极去除感染病灶。

2. 皮肤黏膜及关节病变发生率高,但危害不重,以缓解症状、减轻痛苦为主。

3. 积极治疗眼部病变,防止失明,除局部用药外,多主张用激素及免疫抑制剂。

【专科评估】

1. 健康史　家族里是否有人患过此病。

2. 身体状况

(1) 全身症状:患病前是否发生过感染,是否有反复发作的口、眼、生殖器损害等。

(2) 皮肤损害:发生率为 60%~80%,皮损类型多样,常见有结节性红斑样、毛囊炎样,针刺反应阳性。

(3) 其他系统表现:是否有关节痛,是否累及消化道、周围神经与中枢神经系统等。

【常见护理诊断/问题】

1. 疼痛　与皮肤损害,关节肿痛有关。

2. 焦虑/恐惧　与疾病反复发作,迁延不愈有关。

3. 潜在并发症:有感染、出血的危险。

【护理措施】

1. 本病易发生针刺反应,应减少穿刺次数,可使用静脉留置针,加强针眼处消毒,避免感染;静脉穿刺时,直接从静脉上方或侧方入血管,能降低针刺反应,易于保护血管。

2. 每日 2 次口腔护理,动作轻柔;可用生理盐水 500ml+ 利多卡因 10ml+ 地塞米松 5ml 混合液漱口,每日 4 次,减轻疼痛。同时,观察溃疡面的大小、颜色,有无渗出,避免进食温度高、硬、刺激性食物。

3. 每日 2 次眼部护理,先用消毒棉签清除分泌物,然后用生理盐水清洗,再滴眼药水,睡前涂眼药膏,防止眼部粘连而影响视力。

4. 每日用温开水清洗患处,保持局部清洁;然后外搽莫匹罗星软膏,每日 2~3 次;溃疡期禁止性生活,避免骑自行车或长时间步行。

5. 用清水清洗皮肤,避免用肥皂等刺激性用品。注意保持床铺干燥、平整,穿宽松棉质衣服,保持皮肤清洁,预防感染。加强体温检测,每 4h 测量体温一次,高于 38.5℃时,给予冰块物理降温。

6. 本病需要糖皮质激素、免疫抑制剂等药物治疗,用药过程中密切观察患者有无出现消化道出血、血压血糖紊乱、电解质紊乱等药物副作用,同时要定期监测肝肾功能和血常规。

7. 本病可累及全身多系统,出现多种临床表现。可表现为头痛、恶心、腹胀、腹痛等,还可引起心脏损害。密切观察,及早发现,做好对症处理。

8. 健康教育

(1) 有眼部损害者,出院后避免光线刺激,少看电视、电脑,夏天外出应戴墨镜。

(2) 定期复查,病情稳定后,每 3~6 个月复查一次血尿常规及肝肾功能等。

第五节 色素性紫癜性皮肤病

色素性紫癜性皮肤病(pigmented purpuric dermatoses)是一组红细胞外渗所致的疾病,临床特征为多发性针尖大小、压之不褪色的紫红色斑点,呈慢性过程(图 25-4)。

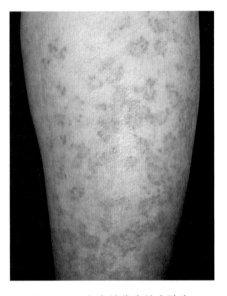

【病因及发病机制】

病因不明,与毛细血管壁病变有关;重力和静脉压升高是重要的局部诱发因素。

发病机制不明,毛细血管镜观察到末梢毛细血管呈动脉瘤样扩张并继发性破裂导致紫癜,浸润细胞主要是 T 细胞和朗格汉斯细胞,可能系Ⅳ型变态反应。

图 25-4 色素性紫癜性皮肤病

【临床表现】

1. 进行性色素性紫癜性皮肤病 常对称发生于成年男性胫前区。皮损初起为群集性针尖大红色斑点,后密集分布并逐渐向外扩展,中心部转变为棕褐色,但新皮损不断发生,散在旧皮损内或其边缘。常无自觉症状,有时可伴轻度瘙痒。病程慢性,持续数年后可自行缓解。

2. 毛细血管扩张性环状紫癜 常对称发生于女性小腿;初起为紫红色环状斑疹,直径 1~3mm,边缘毛细血管扩张明显,出现点状、针尖大红色瘀点,继之皮损中部逐渐消退呈轻度萎缩,周边扩大呈环状或半环状,颜色转为棕褐色或黄褐色;反复迁延数年。有三个明显的发展阶段:毛细血管扩张、色素沉着和皮肤萎缩。

3. 色素性紫癜性苔藓样皮炎 常对称发生于 40~60 岁男性胫前区,亦可累及大腿、躯干及上肢;皮损为细小铁锈色苔藓样丘疹,融合成境界不清的斑片或斑块,伴紫癜样损害。有不同程度瘙痒,病程慢性,持续数月至数年。

4. 瘙痒性紫癜　春秋季好发,多见于成年男性;紫癜始于踝关节周围,几周内发展至整个下肢、躯干甚至全身,衣服摩擦处更为明显。典型表现为片状橘红色紫癜样皮损,有融合倾向,上覆少量鳞屑;瘙痒剧烈。多于 3~6 个月内自行消退,但可复发。

【组织病理】

各型组织病理相似,表现为真皮毛细血管内皮细胞肿胀;血管周围红细胞外渗,含铁血黄素沉着,淋巴细胞浸润。

【治疗原则】

1. 外用药　局部可外用糖皮质激素类霜剂或软膏。

2. 系统用药　维生素 C 注射液,葡萄糖酸钙注射液等;静脉注射丹参等活血药物可能有效。

3. 口服　瘙痒时可口服西替利嗪或枸地氯雷他定胶囊等。

4. 糖皮质激素　短期内见效,但易复发。

5. 物理治疗　窄谱 UVB 照射患处,隔日一次。

【专科评估】

1. 健康史　发病前是否剧烈运动;有无食物、药物过敏史;是否用过磺胺类、阿司匹林等药物,可能诱发此病。

2. 皮损情况　评估皮损的形态、大小、颜色、发生的部位;压之是否褪色。

3. 评估患者瘙痒的程度,个体耐受程度。

【常见护理诊断/问题】

1. 睡眠形态紊乱　与皮损反复发作,瘙痒有关。

2. 焦虑　与疾病病程长,迁延反复发作有关。

3. 知识缺乏:缺乏疾病的相关知识。

【护理措施】

1. 一般护理　保持床单元干燥、平整、柔软;急性期要卧床休息,抬高患肢,防止局部受压,避免长时间站立。

2. 皮肤护理

(1) 注意密切观察皮损新发及消退情况,皮损的形态、部位、颜色;是否蔓延到身体其他部位,是否反复发作。

(2) 评估患者瘙痒的程度及个体耐受程度,必要时遵医嘱给予患者抗组胺药止痒。

(3) 使用窄谱 UVB 照射,红斑剂量具有良好的消炎作用,使局部血管扩张,促进血液循环。但是,在照射时,注意保护好眼睛和生殖器部位,记录好患者每次照射剂量,注意观察患者照射后反应。

3. 用药护理

（1）用糖皮质激素及免疫抑制剂者，要注意药物副作用，同时要定时监测肝肾功能和血常规等化验指标，及时告知患者。

（2）静脉用药者，因患者血管易发生破裂导致紫癜，要密切观察患者输液部位，防止液体外渗，必要时经常更换输液部位。

（3）口服抗组胺药患者，注意药物副作用，会有嗜睡、困倦等不良反应，因此服药后避免一个人外出，禁止开车等户外危险活动。

4. 心理护理　同情安慰患者，给患者讲解疾病相关知识，给予心理疏导，分散注意力，以减轻焦虑，利于疾病恢复。

5. 健康教育

（1）注意观察并寻找诱发因素，尽量避免接触。

（2）出院后，注意休息，避免长时间站立，平时应避免受寒和强体力劳动，可穿弹力袜，预防复发。

（3）定期复查。

第六节　急性发热性嗜中性皮病

急性发热性嗜中性皮病（acute febrile neutrophilic dermatosis）又称 Sweet 病，以四肢、颈面部突然出现疼痛性红色结节或斑块伴发热和外周血中性粒细胞增多为临床特征（图 25-5）。

【病因及发病机制】

1. 病因尚不明确，50% 的患者与潜在疾病相关。

（1）感染：患者于发病前可有上呼吸道感染，如咽炎、扁桃体炎等。

（2）药物：如粒细胞集落刺激因子、米诺环素、卡马西平等。

（3）肿瘤：部分患者与肿瘤（特别是白血病）有关。

（4）与其他疾病伴发：如白塞病、结节性红斑等。

2. 本病的发病机制可能是机体对细菌等抗原物质产生的超敏反应。

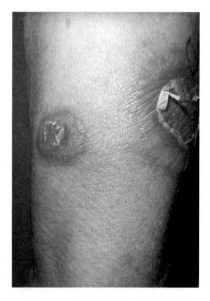

图 25-5　急性发热性嗜中性皮病

【临床表现】

1. 好发于中年女性,夏季多见。

2. 好发部位　好发于四肢及颈面部,亦可累及躯干及口腔黏膜;可两侧分布,但不对称。

3. 皮损表现　起初为红色浸润性斑块或结节,渐扩大增多,颜色变深,表面可因呈粗颗粒或乳头状而形似水疱,部分患者可出现针尖大小或更小水疱或脓疱,针刺反应可阳性。皮损经 1~2 个月后可自行消退,但易复发。

4. 口腔黏膜损害　表现为浅糜烂和溃疡,自觉疼痛和触痛,伴有血液系统恶性肿瘤的患者有更高的黏膜损害发生率。

5. 其他表现　部分患者可出现发热、关节痛、眼结膜炎及肾脏损害表现等。

【组织病理】

真皮浅层显著水肿,血管周围或真皮浅层有较密中性粒细胞为主的浸润,可见核破碎;晚期皮损的浸润细胞掺杂淋巴细胞及组织细胞。

【治疗原则】

1. 轻型患者以口服维生素 C 及中等剂量糖皮质激素为主,碘化钾和秋水仙碱也有效。

2. 重症患者或伴有其他脏器损害者,静脉给予中等至大剂量糖皮质激素为主,如泼尼松 0.5mg/(kg·d),以有效控制发热为剂量标准;同时注意对症治疗。

【专科评估】

1. 健康史　是否有上呼吸道感染史,是否伴有潜在的血液系统或内脏肿瘤病史。

2. 身体状况

(1) 前驱症状:发热、肌痛及大关节游走性疼痛。

(2) 皮损情况:评估皮损的类型、大小、颜色、发生的部位;是否有水疱或脓疱等情况。

(3) 黏膜情况:是否有眼结膜充血,口腔黏膜糜烂、溃疡等。

【常见护理诊断 / 问题】

1. 体温升高　与疾病本身的发生发展有关。

2. 疼痛　与皮损出现,口腔黏膜溃疡等有关。

3. 知识缺乏:缺乏疾病的相关知识。

【护理措施】

1. 一般护理　保持床单元干燥、平整、柔软;急性期要卧床休息,抬高患肢,防止局部受压,避免长时间行走、站立。

2. 皮肤黏膜护理

（1）注意密切观察皮损的形态、部位、颜色；是否有水疱或脓疱；是否累及口腔及眼部黏膜。

（2）累及口腔黏膜者，给予每日 2 次口腔护理，动作轻柔；每日可用生理盐水 500ml+ 利多卡因 10ml+ 地塞米松 5ml 混合液含漱口，每日 4 次，减轻疼痛。

（3）累及眼部者：眼科会诊后，遵医嘱给予滴眼药水或涂眼药膏；避免眼睛失明。

3. 用药护理

（1）使用糖皮质激素及免疫抑制剂，要注意药物副作用，同时要定时监测肝肾功能和血常规等化验指标，及时告知患者。

（2）密切关注患者的实验室检查结果，如：白细胞、中性粒细胞比例；感染严重者，积极配合医师给予患者抗感染治疗；严格无菌操作，避免感染加重。

4. 发热护理　高热时，可使机体丧失大量水分，鼓励患者多饮水；给予冰块物理降温，经常更换冰块部位，避免冻伤；但有皮肤损害的患者禁止用酒精擦浴；每 4h 测量一次体温；密切观察患者体温变化。

5. 心理护理　积极帮助患者寻找病因，给患者讲解疾病相关知识；给予心理疏导，分散注意力，以减轻焦虑，利于疾病恢复。

6. 健康教育

（1）注意观察并寻找诱发因素，尽量避免接触。

（2）出院后，注意休息，避免长时间站立，平时应避免受寒和强体力劳动。

（3）长期口服激素者，注意定时复查肝肾功能。

【护理评价】

通过治疗与护理，患者是否：①皮疹基本好转，无其他不适；②体温在正常范围内；③无并发症发生，或并发症已得到及时发现和处理。

第二十六章

皮肤附属器疾病

第一节　寻　常　痤　疮

寻常痤疮(acne vulgaris)是一种毛囊皮脂腺的慢性炎症性疾病,具有一定的损容性。各年龄段人群均可患病,但以青少年发病率为高。

【病因及发病机制】

痤疮的发病主要与雄激素及皮脂增加、毛囊皮脂腺开口过度角化、痤疮短棒菌苗感染及继发炎症反应等四大原因有关,部分患者的发生还与遗传、免疫、内分泌障碍、情绪及饮食等因素有关。

【临床表现】

皮损好发于面部、颊部,其次是胸部、背部及肩部,多为对称性分布,常伴有皮脂溢出。多发于15~30岁的青年男女。

初发损害为与毛囊一致的圆锥形丘疹,如白头粉刺及黑头粉刺,皮损加重后可形成炎性丘疹,顶端有小脓疱,继续发展可形成大小不等暗红色结节或囊肿,挤压时有波动感,经久不愈可化脓形成脓肿,破溃后常形成窦道和瘢痕。本病一般无自觉症状,炎症明显时可有疼痛。痤疮病程慢性,时轻时重,部分患者至中年期病情逐渐缓解,但可遗留或多或少的色素沉着、肥厚性或萎缩性瘢痕。

【治疗原则】

治疗原则为去脂、溶解角质、杀菌、消炎及调节激素水平。

1. 一般治疗　应注意用清水洗脸,禁用手挤压及搔抓粉刺,在泌油高峰尚未得到控制之前,原则上不应使用油类化妆品。应尽可能避免辛辣刺激食物,控制脂肪和糖类食品,多吃新鲜蔬菜、水果和富含维生素的食物。此外,劳逸结合,纠正便秘。

2. 外用药物治疗　轻者仅以外用药物治疗即可。如维A酸类、过氧苯甲酰、抗生素等。

3. 系统药物治疗　如抗生素、异维 A 酸、抗雄激素药、糖皮质激素等。

4. 光疗　联合应用红蓝光照射。

【专科评估】

1. 健康史

(1) 家族史：询问患者家族内有无类似患者及直系亲属皮肤状况。

(2) 既往饮食习惯：是否大量摄入糖类和脂肪，而维生素 A、锌摄入不足。

(3) 有无接触某些化学物品，如矿物油、碘、氯、溴、锂等；是否应用某些药物如异烟肼、糖皮质激素等。

(4) 患者生活习惯、皮脂分泌情况，女性患者痤疮与月经周期的关系。

2. 身体状况　评估患者痤疮的分级、有无白黑头粉刺、炎症性丘疹、脓疱、色素沉着，瘢痕等。体液免疫中血清 IgG 水平有无增高。组织病理检查有无毛囊、皮脂腺的慢性炎症等。

3. 心理 - 社会状况　评估患者有无紧张、焦虑、自卑等心理。

【常见护理诊断 / 问题】

1. 皮肤完整性受损　与痤疮引起皮损有关。

2. 焦虑 / 恐惧　与皮肤损害及担忧预后有关。

3. 知识缺乏：缺乏痤疮相关知识的认知。

【护理措施】

1. 一般护理

(1) 养成规律的生活习惯，注意劳逸结合，保持心情愉快及充足睡眠。

(2) 保持面部清洁，防治感染发生。不要用刺激性强的肥皂。

(3) 禁止使用糖皮质激素类外用药物及含砷、碘、溴剂药物，防止引起痤疮样药疹。

2. 心理护理　发病人群多为青少年，面部为主要发病部位。向患者讲明痤疮的性质、原因及治疗的长期性，帮助其正确认识疾病及克服悲观失望的心理和急于求成的急躁情绪，达到最佳的身心状态。

3. 饮食护理

(1) 应慎食、忌食的食品：高脂肪食品、高糖类食品、刺激性食物。

(2) 有利于痤疮恢复的食品：维生素 A 有利于上皮细胞增生，富含锌元素的食品能控制皮脂分泌和减轻细胞脱落与角化作用。在选择适当饮食的同时，保持大便通畅，适量运动，多吃粗纤维食物，多饮水有利于汗腺的排泄通畅，并可促进炎症消退。

4. 皮肤护理

(1) 局部清洁：用温水、中性或酸性皂清洗，去除皮肤表面油脂、皮屑和细菌的混合物,破坏细菌的生长环境,洗后按照皮肤纹理按摩皮肤,促进血液循环。

(2) 护肤品的应用:不宜选用含有激素成分的护肤品,易刺激皮脂腺分泌而诱发痤疮;不宜选用油脂类化妆品以防加重油腻;不宜化妆,防止因化妆品堵塞毛孔而使皮脂腺分泌受阻引起毛囊炎。

(3) 严禁用手挤压,防止因破溃加重皮肤感染而影响愈合,形成色素沉着甚至瘢痕。特别是面部危险三角区的丘疹挤压后可引起颅内感染而危及生命。

5. 健康教育

(1) 讲解本病防治基本知识,保持生活规律、睡眠充足、情绪稳定,避免精神紧张、情绪激动。

(2) 避免机械性刺激,如不正确的挤、抠。

(3) 调节胃肠功能,保持大便通畅,饮食有节制,多食蔬菜水果,限制高糖高脂饮食,尽量少吃或不吃辛辣刺激性食物。

(4) 加强公众宣教,增加患者就诊率,通过正确的治疗及皮肤护理方法,可明显改善病情和减少复发,预防痤疮瘢痕等后遗症。

【护理评价】

通过治疗与护理,患者是否:①痤疮症状早期得到控制;②焦虑程度减轻或消失;③能复述痤疮相关知识。

第二节　脂溢性皮炎

脂溢性皮炎(seborrheic dermatitis)又称脂溢性湿疹,系发生于头面及胸背等皮脂溢出较多部位的一种慢性炎症性皮肤病。

【病因及发病机制】

尚未清楚。研究发现与马拉色菌等的定植与感染有关。精神、饮食、维生素 B 族缺乏、嗜酒等因素均可不同程度地影响本病的发生和发展。

【临床表现】

本病可发生于各年龄段。好发于皮脂溢出部位,以头、面、胸及背部等多处多见。皮损初起为毛囊性丘疹,渐扩大融合成暗红或黄红色斑,被覆油腻鳞屑或痂,可出现渗出、结痂和糜烂并呈湿疹样表现。严重者皮损泛发全身,皮肤呈弥漫性潮红和显著脱屑,称为脂溢性红皮病。伴有不同程度瘙痒。本病呈慢性经过,可反复发作。

【治疗原则】

1. 一般治疗　保证生活规律,睡眠充足,调节饮食,限制多脂及多糖饮食,多吃水果、蔬菜,忌食酒及辛辣刺激性食物。避免各种机械性刺激,少用热水、碱性大的肥皂洗浴。

2. 外用药物治疗　原则为去脂、消炎、杀菌、止痒,常用含抗真菌药的混合制剂(如复方咪康唑霜、复方益康唑霜);外用钙调磷酸酶抑制剂可用于严重患者或低强度糖皮质激素治疗无效者;少量渗出、糜烂部位可用 1% 雷凡诺尔锌氧油、氧化锌油或糊剂,头部皮损可用含酮康唑的洗发水,2 次 / 周。

3. 系统药物治疗　瘙痒剧烈时可予以止痒镇静剂;可补充维生素 B 或锌剂;有真菌感染或泛发性损害可用抗真菌药;有细菌感染用抗生素;范围较大、炎症明显,甚至有红皮病倾向且无禁忌证时,可短期小剂量使用泼尼松。

【专科评估】

1. 健康史　了解患者有无长期食用辛辣刺激性食物,长期饮酒史。有无精神紧张,失眠等因素。

2. 皮损状况　在皮脂溢出部位,如头皮、面部、肩背部等处,初为毛囊性红色丘疹,逐渐发展融合成大小不等的暗红或黄红色斑片,境界清楚,被覆油腻性鳞屑或痂皮。

【常见护理诊断 / 问题】

1. 皮肤完整性受损　与疾病好发部位有关。

2. 瘙痒　与疾病本身有关。

【护理措施】

1. 一般护理

(1) 保持生活规律,睡眠充足。

(2) 指导患者避免局部过冷、过热刺激,不用刺激性强的肥皂洗涤,避免搔抓。

(3) 饮食宜清淡,多吃水果蔬菜,避免多糖、多脂饮食,忌酒、辛辣等刺激性食物,保持大便通畅。

2. 用药护理

(1) 指导患者掌握正确用药方法,从小浓度、小面积使用,注意观察,如发现不良反应立即停药。

(2) 保持局部清洁,对少量渗出、糜烂皮损禁用粉剂、软膏等。

(3) 禁用高效肾上腺皮质激素。

3. 心理护理　由于脂溢性皮炎病程较长,患者常有急躁、悲观、抑郁等各种不良心理状态,所以对患者要在心理上或精神上给予支持,介绍疾病相关知识,使其保持稳定情绪和乐观态度,积极配合治疗。

4. 健康教育

(1) 指导患者局部及全身用药。

（2）注意个人卫生,保持皮肤清洁。

（3）生活要有规律,避免食用刺激性食物。

（4）避免各种外界刺激和搔抓。

（5）保持充足睡眠,避免精神刺激,保持乐观情绪。

第二十七章

性传播疾病

第一节　梅　　毒

梅毒（syphilis）是由梅毒螺旋体（treponema pallidum，TP）引起的一种慢性传染病，主要通过性接触和血液传播。本病危害性极大，可侵犯全身各组织器官或通过胎盘传播引起死产、流产、早产和胎传梅毒。

【病因及发病机制】

TP又称苍白螺旋体，其表面的黏多糖酶可能与其致病性有关。TP对皮肤、主动脉、眼、胎盘、脐带等富含黏多糖的组织有较高的亲和力，可借其黏多糖酶吸附到上述组织细胞表面，分解黏多糖造成组织血管塌陷、血供受阻，继而导致管腔闭塞性动脉内膜炎、动脉周围炎，出现坏死、溃疡等病变。

传播途径：梅毒唯一传染源是梅毒患者，常见传播途径有性接触传染、垂直传播、其他途径（冷藏3d以内的梅毒患者血液仍具有传染性，输入此种血液可发生感染；少数患者可经医源性途径、接吻、握手、哺乳或接触污染衣物、用具而感染）。

【临床表现】

（一）获得性梅毒（图27-1）

1. 一期梅毒　主要表现为硬下疳（chancre）和硬化性淋巴结炎，一般无全身症状。

（1）硬下疳：为TP在侵入部位引起的无痛性炎症反应。好发于外生殖器。起初

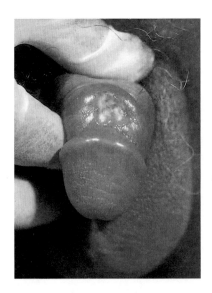

图 27-1　梅毒

228

为小片红斑,迅速发展为无痛性炎性丘疹,数天内丘疹扩大形成硬结,表面发生坏死形成单个直径为 1~2cm、圆形或椭圆形无痛性溃疡,境界清楚,周边水肿并隆起,基底呈肉红色,触之具有软骨样硬度,表面有浆液性分泌物,内含大量 TP,传染性极强。

(2) 硬化性淋巴结炎:发生硬下疳出现 1~2 周后。常累及单侧腹股沟或患处附近淋巴结,表面无红肿破溃,一般不痛。消退常需要数月。淋巴结穿刺检查可见大量的 TP。

2. 二期梅毒　一期梅毒未经治疗或治疗不彻底,TP 由淋巴系统进入血液循环形成菌血症播散全身,引起皮肤黏膜及系统性损害,称二期梅毒。常发生于硬下疳消退 3~4 周后(感染 9~12 周后),少数可与硬下疳同时出现。可表现为皮肤黏膜损害,包括梅毒疹、扁平湿疣、梅毒性秃发和黏膜损害。其次还包括:骨关节损害、眼损害、神经损害、多发性硬化性淋巴结炎及内脏梅毒等。

3. 三期梅毒　早期梅毒未经治疗或治疗不充分,经过 3~4 年,40% 患者发生三期梅毒。皮肤黏膜损害主要为结节性梅毒疹和梅毒性树胶肿,近关节结节少见。其次还包括骨梅毒、眼梅毒、心血管梅毒、神经梅毒等(图 27-1)。

(二) 先天性梅毒

先天性梅毒分为早期先天性梅毒、晚期先天性梅毒和先天潜伏梅毒。特点是不发生硬下疳,早期病变较后天性梅毒重,骨骼及感觉器官受累多而心血管受累少。

1. 早期胎传梅毒(early congenital syphilis)　患儿常早产,发育营养差、消瘦、脱水、皮肤松弛,貌似老人,哭声低弱嘶哑、躁动不安。皮肤黏膜损害愈合后遗留放射状瘢痕,具有特征性。骨梅毒较常见,此外,常有全身淋巴结肿大、肝脾肿大、肾病综合征、脑膜炎、血液系统损害等表现。

2. 晚期胎传梅毒(late congenital syphilis)　一般 5~8 岁发病,13~14 岁才相继出现多种表现,以角膜炎、骨损害和神经系统损害常见,心血管梅毒罕见。皮肤黏膜梅毒发病率低。骨梅毒以骨膜炎多见。标志性损害:①哈钦森齿(Hutchinson teeth):门齿游离缘呈半月形缺损,表面宽基底窄,牙齿排列稀疏不齐;②桑葚齿(mulberry molars):第一白齿较小,其牙尖较低,且向中偏斜,形如桑葚;③胸锁关节增厚:胸骨与锁骨连接处发生骨疣所致;④基质性角膜炎;⑤神经性耳聋:多发生于学龄期儿童,先有眩晕,随之丧失听力。哈钦森齿、神经性耳聋和基质性角膜炎和称哈钦森三联征。

(三) 潜伏梅毒

凡有梅毒感染史,无临床症状或临床症状已消失,除梅毒血清学阳性外无任何阳性体征,并且脑脊液检查正常者称为潜伏梅毒(latent syphilis),其发生与机体免疫力较强或治疗暂时抑制 TP 有关。

【组织病理】

梅毒的组织病理学基本改变是血管内膜炎和血管周围炎,表现为血管内皮细胞肿胀增生,血管周围大量淋巴细胞、浆细胞浸润;三期梅毒主要为肉芽肿性损害,中央坏死,周围大量浆细胞、淋巴细胞浸润,伴有较多上皮样细胞及巨细胞浸润。

【治疗原则】

1. 常用的驱梅药物　青霉素类为首选药物。常用苄星青霉素。头孢曲松钠为高效的抗 TP 药物,可作为青霉素过敏者优先选择的替代治疗药物。四环素类和红霉素类疗效较青霉素差,通常作为青霉素过敏者的替代治疗药物。

2. 治疗方案

(1) 早期梅毒:苄星青霉素 240 万 U,1 次 / 周,连续 2~3 次。青霉素过敏者可选用头孢曲松钠 1.0g/d 静脉滴注,连续 10~14d;或连续口服红霉素类药物(红霉素 2.0g/d)15d。

(2) 晚期梅毒:苄星青霉素 240 万 U,分两侧臀部肌内注射,1 次 / 周,连续 3~4 次。青霉素过敏者可用四环素或红霉素类药物。此外,心血管梅毒、神经梅毒、妊娠梅毒及胎传梅毒依据病情选择相应的治疗方案。

【专科评估】

1. 健康史　绝大多数梅毒由性接触传染。患梅毒的孕妇在妊娠 4 个月以后可通过胎盘使胎儿感染梅毒。输血和经医疗器械也可感染致病。

2. 身体状况　观察病情,判断有无并发症状及所患梅毒类型、所处阶段。检查皮损处尤其是硬下疳、扁平湿疣和黏膜损害的梅毒螺旋体,选择暗视野检查和免疫荧光染色等。此外,一般一期梅毒后期和二期梅毒时梅毒血清试验呈阳性反应,可选择非梅毒螺旋体抗原血清试验和梅毒螺旋体抗原血清试验。

3. 心理 - 社会状况　评估患者是否有羞耻、恐惧、负罪感等。

【常见护理诊断 / 问题】

1. 组织完整性受损　与梅毒螺旋体病毒引起皮肤、黏膜破损及组织器官衰竭有关。

2. 焦虑 / 恐惧　与疾病病程长及社会舆论导致心理负担或担心传染给他人有关。

3. 知识缺乏:缺乏梅毒相关知识。

【护理措施】

1. 一般护理

(1) 早期传染性强,注意隔离治疗;加强医护人员自我防护,穿隔离衣、戴手套、防止刺破皮肤黏膜而感染。严格遵循无菌技术操作原则,避免医源性感染。

(2) 晚期患者因内脏器官受累出现一系列脏器感染、衰竭症状等导致组织完整性受损,给予保护性隔离治疗。卧床休息并加强肠外营养以增强抵抗力。皮肤黏膜出现深部溃疡时,加强无菌换药。

(3) 坚持规律治疗,按时随访。

(4) 性伴侣同时接受治疗,治疗期间禁止性生活。污染浴巾、衣物应煮沸消毒,洗浴用具分开。

(5) 加强心理沟通,使其了解病情的发展与治疗,减轻焦虑与自卑。

2. 用药护理

(1) 首次应用青霉素注意吉海反应,一般多在用药后 3~12h 出现,表现为流感样症状,皮损可暂时加重,骨膜炎疼痛,一般 4h 缓解。

(2) 为预防或减轻吉海反应,在治疗前服用小量泼尼松,备好抗过敏药物,如发生过敏性休克症状,就地抢救,及时通知医师。

3. 健康教育

(1) 本病应及早、足量、规律治疗,尽可能避免心血管梅毒、神经梅毒等严重并发症的发生。

(2) 定期随访检查以判断疗效。常规治疗后随访 2~3 年,第 1 年每 3 个月复查 1 次,以后每半年复查 1 次。病程 1 年以上、复发及伴有视力、听力异常的患者,接受脑脊液检查以了解是否存在神经梅毒。

(3) 妊娠妇女严格产前检查,消除胎传梅毒儿、减少胎儿死亡率。

(4) 加强本病知识讲解与宣教,避免婚外不洁性行为。对性伴侣进行检查、诊治,防止再传播与感染。

(5) 严禁使用不洁的血液制品或生物制品,严禁重复使用一次性无菌用品和器械。规范献血制度,严格审核献血者,严格无菌操作避免医源性感染。

(6) 严禁吸毒,让患者多阅读吸毒造成社会危害性的材料,加强法制教育,防止犯罪行为发生,避免共用注射器和针头。

【护理评价】

通过治疗与护理,患者是否:①皮损逐渐愈合;②焦虑感减轻或消除,积极配合正规治疗;③能复述性病传播的途径和危害。

第二节 淋 病

淋病(gonorrhea)是由淋病奈瑟菌引起的泌尿生殖系统的化脓性感染,也可包括眼、咽、直肠、盆腔淋病奈瑟菌感染和播散性淋病奈瑟菌感染,前者最常见。

【病因及发病机制】

淋病奈瑟菌,又称淋病双球菌,简称淋球菌,主要通过性交直接传染侵犯泌尿生殖系统,也可通过间接接触传染,新生儿可通过淋病产妇的产道被感染。

【临床表现】

多发于性活跃的中青年。潜伏期2~10d,平均3~5d,潜伏期患者同样具有传染性。

1. 无并发症淋病

(1) 男性急性淋病:早期症状有尿频、尿急、尿痛,尿道口红肿,稀薄黏液流出,24h后变为黄色脓性,量增多。可有尿道刺激症状,伴发腹股沟淋巴结炎。包皮过长者可引起包皮炎、包皮龟头炎或并发嵌顿性包茎;后尿道受累时可出现终末血尿、血精、会阴部轻度肿胀等,夜间常有阴茎痛性勃起。一般全身症状较轻,少数可有发热、全身不适、食欲缺乏等(图27-2)。

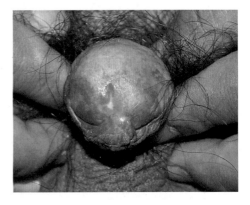

图27-2 急性淋病

(2) 女性急性淋病:60%的妇女无症状或症状轻微,好发于宫颈、尿道。分泌物初为黏液性,后转为脓性,体检可见宫颈口红肿、触痛、脓性分泌物;淋菌性尿道炎、尿道旁腺炎表现为尿道口红肿,有压痛及脓性分泌物,主要症状有尿频、尿急、尿痛,体检可见尿道口潮红、黏膜水肿、尿道口脓性分泌物,挤压尿道旁腺可有脓液渗出;淋菌性前庭大腺炎表现为单侧前庭大腺红肿、疼痛,严重时形成脓肿,可有全身症状。

(3) 淋菌性肛门直肠炎:多见男性同性恋者,女性可由淋菌性宫颈炎的分泌物直接感染肛门所致。轻者仅有肛门瘙痒、灼烧感,排出黏液和脓性分泌物,重者有里急后重,可排出大量脓性和血性分泌物。

(4) 淋菌性咽炎:多见于口交者,表现为急性咽炎或急性扁桃体炎,偶伴发热和颈淋巴结肿大,有咽干、咽痛和吞咽困难等表现。

(5) 淋菌性结膜炎:成人多因自我接种或接触被分泌物污染的物品所致感染,多为单侧;新生儿多为母亲产道传染,多为双侧,表现为眼结膜充血水肿,脓性分泌物较多,体检可见角膜呈云雾状,严重时引起角膜溃疡,甚至穿孔、失明。

2. 淋病并发症

（1）男性淋菌性尿道炎患者因治疗不当或酗酒、性交等影响,导致感染进一步发展并蔓延至后尿道,引起后尿道炎、前列腺炎、精囊炎、附睾炎等;炎症反复发作形成瘢痕后可引起尿道狭窄,部分发生输精管狭窄或梗阻,也可导致不育。

（2）女性淋病的主要并发症为淋菌性盆腔炎,误诊误治者很容易发展为盆腔及附件感染,反复发作可造成输卵管狭窄或闭塞,可引起宫外孕、不孕或慢性下腹痛等。

【治疗原则】

早诊断,早治疗,及时、足量、规律用药。无并发症淋病使用大剂量、单剂量给药方案,确保有足够的血药浓度以杀死淋病奈瑟菌;有并发症淋病患者连续每日给药,保持有足够的治疗时间;配偶及性伴侣同时检查、治疗。一般首选头孢曲松。

【判愈标准】

治疗结束后 2 周内,在无性接触史情况下符合如下标准为治愈：①症状和体征全部消失；②在治疗结束后 4~7d 淋球菌复查阴性。

【常见护理诊断 / 问题】

1. 排尿障碍　与淋病奈瑟菌侵犯尿道有关。

2. 焦虑 / 恐惧　与对本病缺乏了解,担心预后或传染给他人有关。

3. 急性疼痛　与淋病奈瑟菌侵犯组织器官出现炎症反应有关。

【护理措施】

1. 一般护理　保持皮肤及外阴清洁,内衣裤、洗浴用品及床上用品经常换洗、消毒。用 0.1% 苯扎溴铵溶液清洗会阴和尿道口,防止尿道感染、疼痛影响排尿。

2. 隔离并强制治疗　患者的分泌物和排泄物或被血液、体液污染的物品均应严格消毒。

3. 避免劳累　有并发症者卧床休息,播散性淋病者绝对卧床休息。

4. 心理护理　患者有焦虑、内疚或抑郁等负性心理时,耐心劝慰,减轻心理负担,增加治疗信心。

5. 健康教育　加强性病防治知识的宣教工作,洁身自爱,避免婚外不洁性生活。治疗期间停止性行为,劝说性伴侣或配偶同时接受检查治疗。

第三节　尖 锐 湿 疣

尖锐湿疣（condyloma acuminatum,CA）是由人类乳头瘤病毒所致,常发生在肛门及外生殖器等部位,主要通过性行为传染(图 27-3)。

【病因及发病机制】

人是人类乳头瘤病毒(HPV)的唯一宿主。HPV 主要感染上皮组织。

【临床表现】

本病好发生于性活跃期的青、中年。潜伏期一般为 1~8 个月,平均为 3 个月。外生殖器及肛门周围皮肤黏膜湿润区为好发部位,男性多见于龟头、冠状沟、包皮系带、尿道口、阴茎部、会阴,同性恋者多见于肛门及直肠内,女性多见于大小阴唇、阴道口、阴蒂、阴道、宫颈、会阴及肛周,少数患者可见于肛门生殖器以外部位。皮损初起为单个或多个散在的淡红色小丘疹,质地

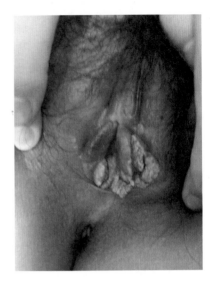

图 27-3　尖锐湿疣

柔软,顶端尖锐,后渐增多增大,依疣体形态可分为无柄型和有柄型,后者可呈乳头状、菜花状、鸡冠状及蕈样状;疣体常呈白色、粉红色或污灰色,表面易发生糜烂,有渗液、浸渍及破溃,尚可合并出血及感染。多数患者无明显自觉症状,少数可有异物感、灼痛、刺痒或性交不适。

【组织病理】

典型表现为表皮乳头瘤样增生伴角化不全,颗粒层和棘层上部细胞可有明显的空泡形成,胞质着色淡,核浓缩深染,核周围有透亮的晕,为特征性改变;真皮浅层毛细血管扩张,周围常有较多炎性细胞浸润。

【治疗原则】

治疗原则以局部去除疣体为主,抗病毒和提高免疫为辅。

1. 物理治疗　如激光、冷冻等,可酌情选用,巨大疣体可手术切除。妊娠患者接受物理治疗可能诱发流产。

2. 光动力治疗　适合于疣体较小者、尿道口尖锐湿疣以及采用物理治疗或外用药去除疣体后预防复发治疗。

3. 外用药物　可选择 5% 咪喹莫特乳膏,注意局部不良反应及其处理。妊娠者不宜应用。

4. 抗病毒和提高免疫功能药物　可选用干扰素、转移因子或胸腺素等。

【常见护理诊断 / 问题】

1. 舒适受损　与疣状物侵犯皮肤黏膜有关。

2. 有感染的危险　与局部处理后皮肤破损、溃烂有关。

3. 焦虑 / 恐惧　与本病易复发且有传染性有关。

4. 知识缺乏：缺乏尖锐湿疣感染途径及预防、治疗相关知识。

【护理措施】

1. 严格消毒隔离制度，一次性注射器、一次性治疗巾、窥阴器，患者使用过的敷料等予以销毁。治疗室定期紫外线消毒。

2. 提高机体抵抗力，增加营养，注意休息，缓解压力。少活动，减少摩擦产生的红肿、破溃，防止出血和感染。

3. 注意液氮冷冻或使用外用药后的局部皮损变化，及时观察治疗效果。

4. 尊重患者的人格和个人隐私，采取适当方式深入交流、劝慰。并告知本病多数经彻底治疗，去除诱因，能得到控制。

5. 加强对性伴侣的检查并督促治疗，以控制传染源。治疗期间避免性生活。本病有恶变的可能，女性进行妇科宫颈涂片检查，男性进行尿道口、肛周检查，一经发现及早治疗。

6. 定期随访，做好药物使用的院外指导。一旦复发及时治疗，性伴侣或配偶同时去医院检查。

第四节　非淋菌性尿道炎

非淋菌性尿道炎（nongonococcal urethritis，NGU）是通过性接触感染的有明显尿道炎症状，但尿道分泌物中查不到淋球菌感染的性传播性疾病。在女性患者，则表现为宫颈炎和尿道炎，故又称为非淋菌性泌尿生殖道炎。目前是我国最常见的性传播疾病，发病率逐年增加。

【病因及发病机制】

1. 病原体　主要病原体是沙眼衣原体（CT）和解脲支原体（UU），但是，阴道毛滴虫、单纯疱疹病毒、人类乳头瘤病毒和白色念珠菌等也可引起非淋菌性尿道炎。①衣原体：衣原体对热敏感，在 56~60℃环境下可存活 5~10min，常用消毒剂，如 0.1% 甲醛液、0.5% 苯酚或 75% 乙醇均可将其杀死；②支原体：支原体是一类没有细胞壁的原核细胞生物，形态多样，基本为球形或丝形。支原体的抵抗力与细菌相似，45℃环境下 15~30min 或 55℃环境下 5~15min 可被杀死。一般消毒剂，如甲酚（来苏儿）、苯酚和一些表面活性剂等也容易将其杀死。

2. 传播途径　成人非淋菌性尿道炎主要通过性接触传播，新生儿则由产道分娩时感染。

【临床表现】

临床症状常不典型，其潜伏期较长，一般 1~3 周，症状较轻，仅有尿道刺痒及轻度烧灼感，尿道分泌物稀薄而少。

1. 男性非淋菌性尿道炎 症状与淋病相似,但程度较轻。有尿道刺痒和排尿疼痛,少数有尿频、尿急。尿道口可见轻度红肿,有少量浆液性分泌物,部分患者晨起时尿道口有少量分泌物结成的脓膜封住尿道口,或内裤上有污秽分泌物,很少有脓性分泌物,也有部分患者可无症状(图27-4)。少数患者可同时合并淋球菌的感染。常见并发症有附睾炎、前列腺炎、Reiter综合征(为尿道炎、结膜炎和多发性关节炎三联征)。

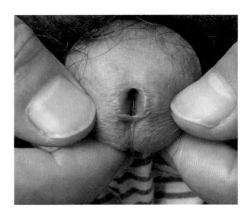

图 27-4 男性非淋菌性尿道炎

2. 女性非淋菌性泌尿生殖道炎 可表现为宫颈炎、尿道炎,少数患者无症状。可并发输卵管炎、子宫内膜炎等,导致不孕或宫外孕。

3. 新生儿结膜炎或肺炎 经产道感染,前者多在生后 5~14d 出现;后者发生在出生后 2~3 周。但大多在 6 周时才确诊。

【治疗原则】

治疗应该足量、足疗程,选择对衣原体和支原体敏感的抗生素。早诊断、早治疗、规律用药、治疗方案个体化。

【常见护理诊断 / 问题 】

1. 自尊紊乱 与对自己的行为和疾病感到羞愧和受到他人歧视有关。

2. 知识缺乏:缺乏预防和治疗相关知识。

3. 潜在并发症:不育不孕或宫外孕。

【护理措施】

1. 隔离消毒 避免交叉感染或再感染,性同伴隔离同治,衣物、用具注意消毒。

2. 指导用药

(1) 常用药物:多西环素 100mg,口服,2 次 /d 或阿奇霉素 1g,1 次 /d,顿服。

(2) 妊娠期用药:选用红霉素或阿奇霉素。

(3) 新生儿用药:新生儿衣原体眼结膜炎,用红霉素干糖浆粉剂口服。

(4) 注意事项:必须足量、连续用药 7~14d 才能达到较好效果。注意观察药物的疗效和副作用。

3. 外阴清洁 用 0.1% 苯扎溴铵溶液清洁会阴和尿道口。

4. 饮食禁忌 在治疗期间忌饮酒、浓茶、咖啡,不吃辛辣等刺激性食物。

5. 心理护理 注意保护患者的隐私,鼓励患者说出自己的想法,引导正视自己的过失,树立正确的人生观和价值观,帮助患者从自卑的心理状态中解脱出来。

6. 健康教育

(1) 知识宣教:向患者及其家属介绍非淋菌性尿道炎的防治知识,减少传播发生。

(2) 规范治疗:指导患者按医嘱服药,定时、定量,保证完成全疗程,切忌中途停药或不规范治疗,治疗结束 1 周后应随访。

第五节　艾　滋　病

艾滋病全称为获得性免疫缺陷综合征(acquired immunodeficiency syndrome, AIDS),是由人类免疫缺陷病毒(HIV)感染引起的严重免疫缺陷为主要特征的 STD,临床上以淋巴结肿大、厌食、慢性腹泻、体重减轻、发热、乏力等全身症状起病,逐渐发展至各种机会性感染、继发肿瘤等而死亡。

【病因及发病机制】

根据血清学分型,HIV 可分为Ⅰ型和Ⅱ型,其中Ⅰ型是艾滋病的主要流行型。艾滋病主要通过性接触传播、血液传播及母婴垂直传播。

【临床表现】

从感染 HIV 到发展为艾滋病,可大致分为急性 HIV 感染、无症状 HIV 感染和艾滋病三个阶段。

1. 急性 HIV 感染　一般发生在接触病毒后 1~2 周,50%~70% 的感染者出现 HIV 病毒血症和免疫系统疾病损伤。主要表现为发热、乏力、咽痛及全身不适症状,少数患者可有头痛、皮损、脑膜脑炎和急性多发神经炎,体检可有颈、枕、腋部淋巴结及肝脾肿大,上述表现多在 1 个月内消失。

2. 无症状 HIV 感染　由原发 HIV 感染或急性感染症状消失后延伸而来,短至数月,长至 20 年。临床上没有任何表现,部分患者可出现持续淋巴结肿大,并维持相当长的时间。此期感染者血清中检测出 HIV 以及 HIV 核心蛋白和包膜蛋白的抗体,具有传染性。

3. 艾滋病期　患者的一般健康状况迅速恶化,乏力、腹泻、体重下降,并逐渐出现恶病质。由于患者有严重的细胞免疫功能缺陷,因此极易发生各种感染,部分中青年患者可出现痴呆。卡氏肺囊虫肺炎或中枢神经系统的感染是多数艾滋病患者死亡的直接原因。

【治疗原则】

目前就艾滋病的治疗尚无特效的病因疗法,总的治疗原则为抗感染、抗肿瘤、杀灭或抑制 HIV 病毒、增强机体免疫功能。

【专科评估】

1. 健康史　了解患者有无接受输血及血液制品史、静脉药瘾史、多性伴及同性恋史。

2. 身体状况　了解患者有无原因不明的免疫功能低下。有无长期低热、腹泻、消瘦以及全身淋巴结肿大。

【常见护理诊断/问题】

1. 有感染的危险　与病毒侵犯机体造成免疫力低下有关。

2. 焦虑/恐惧　与疾病病程长及社会舆论导致心理负担或担心传染给他人有关。

3. 知识缺乏:缺乏艾滋病相关知识。

【护理措施】

1. 一般护理

(1) 早期患者生活可以自理,晚期需卧床休息,以减少体力消耗,必要时专人守护,做好口腔,皮肤护理,防止继发感染。

(2) 注意患者营养,饮食应高热量、易消化、多维生素。

2. 心理护理　支持疗法和良好的心理护理是延长患者生命不可忽视的措施,防止患者发生轻生事故。

3. 观察病情　严密观察条件致病微生物感染的发生和病情变化。当有原因不明的发热或出现明显的肺部、胃肠道和中枢神经系统症状时,应配合医生,协助患者做好各项检查,准确留取各项检验标本。

4. 健康教育

(1) 大力宣传艾滋病传播途径和预防方法。

(2) 做到洁身自好,避免不洁性交。

(3) 禁止吸毒,尤其静脉吸毒。

(4) 正确处理患者的衣物和用具。

第二十八章

重症疾病护理常规

第一节　重 症 药 疹

药疹（drug eruption）亦称药物性皮炎，是药物通过口服、注射、吸入、栓剂、灌注、外用药吸收等各种途径进入人体后引起的皮肤、黏膜炎症反应（图 28-1）。轻者出现红斑、丘疹；重者全身皮肤潮红、水肿明显且伴有破溃、渗液、结痂，甚至可累及机体的其他系统。

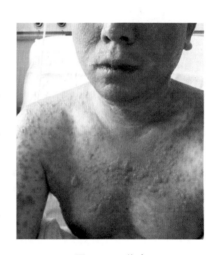

图 28-1　药疹

【病因及发病机制】

1. 变态反应　多数药疹属于此类。药物可有复杂的蛋白制品到简单的低分子量化学品，多数属于后者。大分子药物（如血清、疫苗及生物制品）本身即为完全抗原，而多数小分子药物属于半抗原，需在机体内与蛋白等载体结合为完全抗原后，才能激发变态反应。引起变态反应的药物可以是药物原形，或其降解产物、赋形剂及杂质。变态反应所致的药疹有如下特点：

（1）有一定的潜伏期，一般首次用药后 4~20d，平均 7~8d，已致敏者再次用药可在数分钟至 24h 内发病。

（2）炎症反应与药物性质无关，与药物剂量不平行。

（3）痊愈后再用该药，可再次发病。

（4）某些病例可用致敏药物脱敏。

（5）致敏状态，可发生交叉过敏。

（6）抗过敏药物治疗有效。

2. 非变态反应 某些药物,如阿司匹林、吗啡、可待因、罂粟碱等为组胺释放药,可使肥大细胞及嗜碱性粒细胞脱颗粒而引起药疹,另一些药物因用量大或服用时间长造成药物蓄积引起药疹,还有的由于服用某些致光敏药物,如磺胺类、四环素类等,经日光照射而发生光变态反应性药疹。

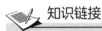 知识链接

药疹的致敏药物种类分析

近期一项研究对 777 例药疹进行了回顾性分析,发现致敏药物的种类可分为抗生素类、抗癫痫类、解热镇痛类、抗痛风类、抗结核类、免疫调节及免疫抑制剂类、异种血清制剂及疫苗类,中药类及其他类。其中由抗生素所致者占 74.75%,由抗癫痫药所致者占 11.33%,由解热镇痛药所致者占 8.15%。头孢菌素类、喹诺酮类及中药所致药疹比率在近年来上升明显,应引起重视。为了减少药疹的发生,临床医生在用药前应详细询问患者的病史,尤其是药物过敏史,尽可能减少用药品种,杜绝滥用药品,注意交叉过敏。

【临床表现】

1. 固定性药疹 该型为常见的一型,其特点表现为:

（1）皮损类型:皮疹常为圆形或椭圆形水肿性红斑,呈鲜红色或紫红色,炎症重者中央可形成水疱,疱壁弛缓,易于破裂,常为一个或数个,分布不对称。愈后遗留暗褐色色素沉着斑,经久不退,有诊断价值。下次复发时,于原斑中央出现暗红色,边缘呈鲜红色,且较前扩大。每次复发时除原斑炎症显著外,并可有新的红斑出现,自觉瘙痒。

（2）好发部位:皮肤黏膜均可累及,而以皮肤黏膜交界处如口周、外阴、肛门周围等处特别多见。数目较多时,亦可见于躯干、四肢等处。

（3）常见致病药物:解热镇痛药、磺胺类、抗癫痫药。

2. 猩红热或麻疹样红斑 最常见,泛发全身。

（1）皮损类型:皮损呈弥漫性鲜红色斑或呈米粒至稍大红色斑疹,密集对称,常从面颈部开始向躯干及四肢蔓延,1~5d内遍及全身,酷似猩红热或麻疹,是药疹最常见的一种。可伴高热、头痛、全身不适等。患者一般全身状况良好,缺乏猩红热或麻疹的其他临床特征,自觉瘙痒。经过1周左右,重者2~3周,出现糠秕样或大小片状脱屑而愈。

（2）常见致病药物:磺胺类、青霉素、链霉素、巴比妥类、酚酞等。若不及时停药、治疗,甚至重复用致敏药物,少数患者可演变为剥脱性皮炎。

3. 多形红斑型　本型为重症药疹。

(1) 皮损类型:初发为大小不等、略呈水肿性红斑或斑丘疹,大小自指盖至各种钱币大,境界清楚,红斑表面可迅速出现大疱,疱液澄清或混有血液,疱壁较薄易破,破后呈红色糜烂面,干燥后结成浆痂,自觉症状轻重不等,伴有瘙痒及疼痛。

(2) 好发部位:口腔、外阴部、肛门周围及其黏膜,亦可见于躯干、颜面、四肢。发病前可有倦怠、头痛、寒战、发热、关节痛等全身症状及肝肾受累表现。

(3) 常见致病药物:解热镇痛药、磺胺类、青霉素类药物等。

4. 荨麻疹型药疹

(1) 皮损类型:多泛发全身,其皮疹为大小不等的风团,数目多,色泽鲜红,持续时间长。瘙痒剧烈,可伴有触痛、刺痛,多有发热、头痛、全身乏力等全身症状,部分病例可合并血清病样表现,如关节痛、腹痛、腹泻、淋巴结肿大等,严重者可并发过敏性休克。

(2) 常见致病药物:青霉素类、头孢菌素类、呋喃唑酮、抗毒素及血清制品。

5. 大疱性表皮坏死松解型　本型是药疹中最严重的一种。

(1) 皮损类型:皮损常先发于腋窝、腹股沟等部位。呈大片鲜红或紫红色斑,自觉灼痛,迅速扩大并融合,一两天内可遍布全身,数天内变为棕黑色。表面出现疱壁薄而松弛的大疱及表皮松解,形成皱纹样外观,尼氏征阳性。大疱极易破裂,破裂后形成深红色糜烂面,酷似二度烧伤。口腔、支气管、食管、眼结膜等黏膜以及肝、肾、心等内脏均可受累。

(2) 预后:发病急剧,常有高热(40℃左右),患者烦躁不安,重者神志恍惚,甚至昏迷;如及时适当治疗,无合并症者3~4周可治愈,一般病程不超过1个月。如抢救不及时,可死于感染、毒血症、肾衰、肺炎或出血等并发症。

6. 剥脱性皮炎型或红皮病型药疹　属重型药疹。

(1) 前驱症状:发病前先有皮肤瘙痒、全身不适、寒战、高热、头痛等前驱症,发病后类似败血症的高热(39~40℃以上)。

(2) 皮损类型:初起皮疹为荨麻疹样或猩红热样红斑,于1~2d融合,全身皮肤呈弥漫性潮红,肿胀,可有渗液,关节处出现皲裂。经2~3周后,全身出现大量鳞片状或落叶状脱屑,掌趾部则呈袜套状剥脱;可累及口腔和眼结膜,出现糜烂、充血、水肿、进食困难、眼结膜充血和畏光等。本型药疹病程较长,如不及时治疗,严重者常因全身衰竭或继发感染而导致死亡。

(3) 常见致敏药物:磺胺类、抗菌药、抗癫痫药、砷剂等,多因长时间用药引起。

7. 紫癜型药疹　本型药疹通过Ⅱ型或Ⅲ型变态反应介导。

(1) 皮损类型:双下肢好发,两侧对称,严重者可累及躯干四肢。轻者表现为针头至黄豆大瘀点或瘀斑,散在或密集分布,稍隆起,压之不退色,可伴风团或血疱,病情严重者可伴关节肿痛、腹痛、血尿、便血等表现。

(2) 常见致敏药物:抗生素、巴比妥类、利尿剂等。

8. 其他类型　包括系统性红斑狼疮,痤疮样型,扁平苔藓样型,湿疹型,光感型,泛发性脓疱型,药物超敏反应综合征等。另外,砷剂可引起掌趾化,色素沉着及色素减退,链霉素可引起毛囊炎,锂剂、β 受体阻滞剂可致银屑病皮疹;米诺环素、避孕药、氯丙嗪引起色素沉着等。

【治疗原则】

药疹的治疗,首先是停用致敏药物,包括可疑致敏药物,慎用结构相似的药物,多饮水或静脉输液加速药物的排出,尽快消除药物反应,防止和及时治疗并发症。

1. 轻型药疹　停用致敏药物后,皮损多迅速消退。可给予抗组胺药物、维生素 C 及钙剂等,必要时给予小剂量泼尼松,皮损好转后可逐渐减量。局部若以红斑、丘疹为主者可外用炉甘石洗剂和糖皮质激素霜剂,以糜烂渗出为主者可用 0.1% 依沙吖啶或 3% 硼酸溶液等间歇湿敷,湿敷间歇期间可外用氧化锌油。

2. 重型药疹

(1) 早期、足量使用糖皮质激素:根据病情选择剂量,糖皮质激素如足量,病情应在 3~5d 内控制,如未满意控制应酌情加大剂量,以及时控制病情,待病情好转、无新发皮损、体温下降后酌情减量。

(2) 预防继发感染:是关键措施之一。医护人员在治疗和护理过程中要护理好创面,预防感染;在细菌学检查结果报告之前,宜选用广谱、不易致敏抗生素;在细菌学检查结果报告后,可结合菌种及药敏试验结果选用抗生素。如抗生素治疗效果不佳时应注意耐药菌的存在可能及是否并发其他感染的可能,并按具体情况及时调整治疗方案。

(3) 加强支持疗法:由于高热、进食困难、创面大量渗出和皮肤大片剥脱等常导致低蛋白血症、水电解质紊乱,应及时加以纠正,同时注意维持血容量,必要时可输入蛋白以维持胶体渗透压,也可有效减少渗出;对内脏受累者也应做相应处理。

(4) 静脉注射人血丙种免疫球蛋白。

(5) 血浆置换:清除致敏药物及其代谢毒性产物及炎性介质。

(6) 加强护理及外用药物治疗:应给予高蛋白、高碳水化合物饮食,病室温暖、通风、隔离、定期消毒。对皮损面积广、糜烂渗出严重者,局部可用雷夫诺尔溶液或臭氧水湿敷,或以暴露干燥创面、红蓝光治疗等交替治疗。累及眼睛结膜者需定期冲洗以减少感染及防止眼睑结膜粘连,闭眼困难者可用凡士林纱布覆盖以防角膜长久暴露而损伤,如角膜受累,可每 2~3h 用糖皮质激素类眼药水滴眼一次,并用含抗生素眼药膏保护。口腔黏膜损害要注意口腔清洁。受压部位防止压疮的发生。

3. 过敏性休克的治疗 必须争取时间,及时抢救。

 知识链接

糖皮质激素联合丙种球蛋白对重症
药疹患者 N- 乙酰基转移酶活性的影响

研究表明,重症药疹的发生与体内 N- 乙酰基转移酶活性降低有关。糖皮质激素是有效的抗炎、抗过敏药物,它能有效地减少炎性渗出。而丙种球蛋白具有中和抗原、抑制细胞因子炎性介质的产生和释放等作用,且其不良反应少见,是临床上治疗重症药疹的重要手段。糖皮质激素联合丙种球蛋白目前是重症药疹治疗中最有效的药物,但其治疗机制仍尚未完全明确。有研究显示,与正常人群相比,重症药疹患者中 N- 乙酰基转移酶活性降低,而且,经过糖皮质激素联合丙种球蛋白治疗后,重症药疹患者中 N- 乙酰基转移酶活性逐渐升高,直至接近正常人水平,这可能是糖皮质激素联合丙种球蛋白治疗重症药疹的机制之一,可为糖皮质激素联合丙种球蛋白的临床应用提供更多的理论基础和实验室依据。

【专科评估】

1. 健康史 了解患者既往有无药物过敏史,引起过敏的药物、用药剂量、时间、发病及治疗经过;家族中有无对某种药物过敏者;本次发病前用药情况,包括药物名称、剂量及用药时间等。

2. 身体状况

(1) 固定型药疹:皮疹为圆形或椭圆形紫红色斑,单个或数个,边界清楚,重者表面形成水疱或大疱、破裂、糜烂、渗出,可伴发热。皮损可发生于任何部位,好发于口唇周围、龟头、肛门等皮肤黏膜交界处,一般 7~10d 可消退,并留有色素沉着斑。常由磺胺类、解热镇痛类或巴比妥类等引起,是最常见的一型。

(2) 荨麻疹型药疹:较常见,药疹为大小不等、形态不一的风团,与急性荨麻疹症状相似,可同时伴有发热、关节疼痛、淋巴结肿大或蛋白尿。风团颜色鲜红,持续时间较长。如致敏药物排泄缓慢或因不断接触微量致敏原,则可表现为慢性荨麻疹。多由青霉素、血清制品、呋喃唑酮(痢特灵)及水杨酸盐等引起。

(3) 麻疹型或猩红热型药疹:突然发病,可伴发热等全身症状。皮损表现类似麻疹,为散在或密集分布、针头或粟粒状红色斑疹或斑丘疹,对称分布,以躯干为多,可泛发全身,重者伴发小出血点,伴明显瘙痒。猩红热样药疹起初为小片红斑,从面颈、上肢、躯干向下发展,于2~3d内遍布全身并相互融合,伴面部、四肢肿胀,酷似热的皮损,尤以皱褶部位及四肢屈侧更为明显。皮损一般1~2周可好转,皮损消退后可伴糠状脱屑。但若处理不及时可向重型发展。多由解热镇痛类、巴比妥类、青霉素及磺胺类药物引起。

(4) 湿疹型药疹:皮损表现为大小不等的红斑、丘疹、丘疱疹及水疱,常融合成片,泛发全身,可继发糜烂、渗出、脱屑等。患者接触或外用青霉素、链霉素、磺胺类及奎宁等药物引起接触性皮炎,使皮肤敏感性增高,再次使用相同或相似药物导致。

(5) 紫癜型药疹:轻者表现为双侧小腿红色瘀点或瘀斑,散在或密集分布,可略隆起于皮面,压之不褪色,有时可伴风团或中心发生小水疱或血疱。重者四肢躯干均可累及,可伴有关节肿痛、腹痛、血尿、便血等表现。多由抗生素、巴比妥类、利尿剂等引起。

(6) 多形红斑型药疹:皮损为豌豆至蚕豆大小、圆形或椭圆形水肿性红斑、丘疹。境界清楚,中心呈紫红色(虹膜现象),常出现水疱。自觉瘙痒,累及口腔及外生殖器黏膜时可伴疼痛。如皮损泛发全身并在原有皮损的基础上出现大疱、糜烂及渗出,可出现剧烈疼痛、高热、外周血白细胞升高、肾功能损害及继发感染等,称为重症多形红斑型药疹,可导致患者死亡。多由磺胺类、解热镇痛类、巴比妥类等引起。

(7) 大疱性表皮松解型药疹:是重型药疹。起病急骤,部分患者开始时表现为多形红斑型或固定型药疹,皮损为弥漫性紫红斑、松弛性大疱、糜烂面,或大面积表皮坏死松解。坏死表面呈灰红色,剥露面疼痛,像浅Ⅱ度烫伤,口腔黏膜、眼结膜、呼吸道、胃肠道黏膜也可糜烂溃疡,严重者因继发感染,肝肾功能障碍,电解质紊乱或内脏出血等而死亡。常由磺胺类、解热镇痛剂(水杨酸、保泰松)、抗生素、巴比妥类等引起。

(8) 剥脱性皮炎型药疹:是重型药疹,多数病例为长期用药后发生,首次发病者潜伏期约20d左右。部分患者是在麻疹型、猩红热型或湿疹型药疹的基础上继续用药或治疗不当所致。皮损初起呈麻疹样或猩红热样,逐渐加重并融合成全身弥漫性潮红、肿胀,尤以面部及手足为重,可出现丘疱疹或水疱,伴糜烂和少量渗出;2~3周后皮肤红肿逐渐消退,全身出现大量鳞片状或落叶状脱屑,手足部位则呈手套或袜套状剥脱,甚至有毛发、指(趾)甲脱落,口唇颊黏膜潮红、糜烂、眼结膜损害,重者可发生角膜溃疡。常伴全身浅表淋巴结肿大,合并支气管肺炎、中毒性肝炎,白细胞数增高或降低,甚至出现粒细胞缺乏等。若处理不及时,病程可持续 2~3 个月,危重者因全身衰竭或继发感染而死亡。常由巴比妥类、磺胺类、苯妥英钠、青霉素、链霉素等引起。

3. 心理 - 社会状况　一般药疹患者心理反应轻微,重症药疹由于可危及患者的生命,表现出焦虑和精神紧张等。家庭和社会支持程度也对患者心理产生直接影响。

【常见护理诊断 / 问题】

1. 知识缺乏:缺乏药物致敏知识。

2. 有感染的危险　与皮损面广、表皮脱落、机体抵抗力下降有关。

3. 皮肤完整性受损　与皮肤破溃有关。

4. 营养失调:低于机体需要量　与代谢增加、发热及表皮剥脱使消耗增加、食欲下降有关。

【护理措施】

1. 皮肤护理

(1) 口腔黏膜:①口腔护理早晚各一次;②0.9% 氯化钠注射液 500ml+ 过氧化氢 100ml 漱口,4 次 /d;③0.9% 氯化钠注射液 500ml+2% 利多卡因 40ml+地塞米松注射液 20mg 饭前漱口,禁忌平时漱口及吞咽;④将维生素 B_2 片研磨涂于舌面疼痛处;⑤口唇黏膜外涂小檗碱氧化锌霜。患者口腔黏膜皮损较重,口腔护理时注意观察口腔及舌面有无溃疡、脓性分泌物及假膜形成,对可疑感染者,加强口腔护理次数的同时做痰液细菌培养、口腔真菌培养。

(2) 眼部黏膜:生理盐水进行球结膜充血或擦拭眼角及眼周,早晚各一次。眼部分泌物清除干净后,点眼药水。

(3) 鼻黏膜:双侧鼻腔内有干痂导致通气差;以麻黄碱滴鼻剂湿润干痂后使用无菌镊夹出。

(4) 外阴黏膜:①加强会阴护理,早晚各 1 次。②红光治疗仪照射外阴 2 次 /d。③照射后毛发部位剃毛,糜烂面外涂软膏。卧床时两腿分开,暴露外阴黏膜,有利于皮损恢复,必要时使用支被架。

(5) 躯干、四肢:糜烂面轻轻涂抹一层抗菌软膏。将油性抗菌敷料敷于涂有抗菌软膏的创面上,外裹两层纱布将创面完全覆盖,最后用绷带将其轻裹于躯干和四肢部位。以受力部位为主,防止反复摩擦糜烂面,给患者造成痛苦。隔日换药一次,再次换药时,粘连处用生理盐水或臭氧水浸湿后再揭敷料,动作一定要轻柔,防止撕脱皮肤。对躯干、四肢、腋下等新生鲜红肉芽组织外湿敷依沙吖啶,加快干燥过程,促进肉芽生长。

知识链接

复方紫草油在药疹皮肤护理中的应用

复方紫草油的主要成分为紫草、白芷、冰片等,其功效为止痛、解毒和清热,对烫伤和烧伤有着明显的效果。随着医学的不断发展,科研人员发现复方紫草油具有很强的抗炎和生肌作用,可以抑制皮肤表面的病原微生物,同时在皮肤表面形成一层保护膜,提高表面皮肤组织对一些病毒和外界因素的抵抗力,使伤口的感染率大大降低,能够大大促进皮肤破损部位的恢复和治愈。研究表明,在药疹皮肤护理过程中,采用复方紫草油,能够大大缩短患者的恢复时间,同时提升了皮肤的治疗效果,值得推广。

2. 饮食指导 宜高热量、高蛋白、多维生素、温度适中、易消化的流质或半流质饮食,多吃新鲜水果、蔬菜,防止疾病消耗引起的营养缺乏。鼓励患者多饮水,加速有毒物质排出。有异种蛋白过敏者忌食鱼、虾等海产品及辛辣刺激性食物。

3. 清洁消毒 床单、被套严格消毒灭菌,室内紫外线照射,30~60min/d,定时通风换气,防止环境污染引起皮损感染。减少探视,避免交叉感染。

4. 防止并发症 必要时卧床休息,保持呼吸道通畅,协助拍背,促进咳嗽、排痰。鼓励患者勤翻身,防止压疮的发生。出现严重全身中毒症状的患者,如躁动,床边加护栏,防摔伤,必要时给予约束。

5. 用药护理 用药前仔细询问药物过敏史,注意药疹的早期症状,如突然出现瘙痒、红斑、发热等表现,立即停用一切可疑药物并密切观察,妥善处理。避免滥用药物,采取安全给药途径,对过敏体质者尽量选用致敏性较低的药物,注意复方制剂中是否含有过敏药物。加强用药后观察,避免药物交叉过敏。大剂量激素应用时,观察有无并发症及副作用,做好相应护理。

6. 健康教育 讲解本病防治知识,杜绝药物滥用。告知患者致敏药物,并记入病历首页或建立药物禁忌卡片,嘱患者牢记,每次就诊时告知医师。皮疹瘙痒,可外用或口服止痒药物,避免热水烫洗、剧烈搔抓,防止皮肤破溃继发感染。

第二节 天 疱 疮

天疱疮(pemphigus)是一组由表皮细胞松解引起的自身免疫性慢性大疱性皮肤病。特点是在皮肤及黏膜上出现松弛性水疱或大疱,疱易破呈糜烂

面,棘细胞松解征阳性,组织病理为表皮
内水疱,血清中和表皮细胞间存在 IgG 型
的抗桥粒芯糖蛋白抗体,又称天疱疮抗体
(图 28-2)。

【病因及发病机制】

病因不明,由于棘细胞间有 IgG 沉积,
将患者血清或 IgG 被动转移至鼠,可出现
表皮棘细胞松解,而去除血清中的 IgG 成
分可使病情缓解,因此本病是由器官特异
性自身抗体——抗 Dsg 抗体介导的器官特
异性自身免疫病。

【临床表现】

以寻常型天疱疮最常见。

(1) 皮肤损害:本病症状常以疼痛为

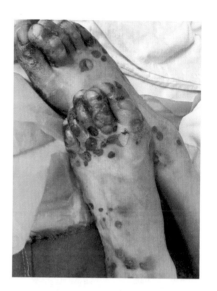

图 28-2　天疱疮

主,罕见瘙痒,原发性损害为松弛性水疱,
可发生于全身任何部位皮肤表面,通常发生于外观正常的皮肤表面,亦可发生
于红斑性皮肤上。新发水疱通常是松弛性或在很短时间内变为松弛性,以手
指将疱轻轻加以推压,可使疱壁扩展,水疱加大,稍用力推擦或搔刮外观正常
的皮肤,亦可使表皮细胞松解而致表皮脱落或于推擦后不久在推擦处发生表
皮内水疱,此现象叫棘层松解症或尼氏征(Nikolsky's sign)。水疱以头、面、颈、
胸背、腋下、腹股沟等处比较多见。皮损可局限于一处至数处达数月之久;亦
可在数周内泛发全身,皮损消退后常留下棕色色素沉着和粟丘疹,偶见色素
脱失。

(2) 黏膜损害:在大部分患者中,疼痛性黏膜糜烂是寻常性天疱疮的典型
临床表现,也可能是皮损出现前 5 个月左右的唯一症状。最常见的黏膜损害
部位是口腔。颊黏膜是最常见的受累部位。咽、喉及食管黏膜亦可受累,这些
部位受累可能导致患者摄食、咀嚼及吞咽困难。其他受累部位包括眼结膜、肛
门、耳道、阴唇、阴道、子宫颈、龟头等处黏膜。

【组织病理和免疫病理】

天疱疮基本病理变化为棘层松解、表皮内裂隙和水疱,疱腔内有棘层松解
细胞,后者较正常棘细胞大,圆形,胞质呈均匀嗜酸性,核大而深染,核周有浅
蓝色晕。不同类型天疱疮发生棘层松解的部位不同。

取患者皮肤进行直接免疫荧光检查,棘细胞间有 IgG 以及 C₃ 沉积,呈网
状分布,少数患者还可见 IgM 或 IgA 沉积。应取红斑边缘和水疱周围正常"皮
肤"进行检查,阳性率几乎为 100%。

知识链接

天疱疮诊断标准

1. 临床表现

(1) 多发的松弛性大疱,容易破裂。

(2) 出现进行性、难治性的糜烂面和结痂。

(3) 黏膜非炎症性的糜烂或溃疡。

(4) 尼氏征阳性。

2. 组织病理 由于角质形成细胞分离而导致的表皮内水疱。

3. 免疫荧光检查 DIF 角质形成细胞间特异性荧光抗体沉积;IIF:外周血中特异性自身抗体。

至少需符合临床表现和组织病理表现中的 1 项,加上免疫荧光法检查中的 1 项;或符合免疫荧光检查中的 2 项,即可明确诊断。

【治疗原则】

1. 一般治疗 加强支持疗法,给予富含营养易消化的食物,预防和纠正低蛋白血症,注意水电解质与酸碱平衡紊乱。

2. 系统药物治疗

(1) 糖皮质激素:为目前治疗本病的首选药物。应尽量做到早期治疗,足量控制,正确减量。泼尼松一般用量为 80~120mg/d。治疗 1 周后,如无明显疗效,应增加剂量,主要根据新发水疱数、水疱愈合速度和天疱疮抗体滴度来判断疗效。增加剂量前应排除继发感染的可能。皮损控制后继续用药 2~3 周,然后减量,口腔损害往往不易短期消退,不一定作为减量的标准。维持量一般为 10~15mg/d,小剂量时可改为隔天服药。从控制量到维持量的时间一般为 2~3 个月,减量过程中如有水疱发生,可暂停减量,稳定一段时间,多数患者糖皮质激素需维持数年,少数患者可完全撤除。在应用激素过程中,应注意可能伴发的各种不良反应,如糖尿病、胃溃疡、骨质疏松、结核病的复发及白色念珠菌的感染。

(2) 免疫抑制剂:对于病情稳定的患者,单用免疫抑制剂部分病例可获缓解。对于大部分病例,免疫抑制剂与糖皮质激素合用可减少激素用量,避免或减少大剂量激素的副作用,环磷酰胺 1~2mg/(kg·d)口服或硫唑嘌呤 1~2.5mg/(kg·d)(50~100mg/d)为宜。甲氨蝶呤每周 25mg,肌内注射。免疫抑制剂一般在用药 1 个月后出现疗效,出现疗效后,一般先减激素用量,以后再减免疫抑制剂至维持量,长期连续使用免疫抑制剂者,可以几种免疫抑制剂交替使用,以减少副作用。在使用免疫抑制剂过程中,应密切观察其副作用如贫血、肝肾功能损害、感染及肾功能衰竭等。

（3）血浆置换疗法。

（4）静脉注射人血丙种免疫球蛋白。

 知识链接

臭氧水疗辅助治疗天疱疮的疗效

　　天疱疮患者的疱液和糜烂面拭子中有多种细菌生长,以金黄色葡萄球菌最常见。臭氧具有快速、无耐药、广谱杀菌的特点,临床使用时,可见到患者皮疹的脓性分泌物迅速减少,皮疹散发的异常臭味减轻,有效减少了抗生素的使用。加上臭氧溶于水中形成的臭氧水呈现无色透明性状,稍微有一点气味也完全能被绝大多数人所接受,进行湿敷或者泡澡时患者自觉如同洗了一个温水浴,轻松舒适。且臭氧水疗清洁、无二次污染、使用方便,获得患者较高的满意度和认可。方法:对于轻中度患者采用臭氧水开放性湿敷患处皮疹,15min/（次·d）;重度及极重度患者采用臭氧水冲淋泡澡全身皮疹,15min/（次·d）。

【专科评估】

　1. 健康史　评估疾病相关因素:是否与使用某些药物,如青霉胺、保泰松、利福平等诱发有关。

　2. 身体状况

（1）评估皮损情况:皮损发生部位、特点、面积、程度、有无感染。根据天疱疮的不同分型评估皮肤损害。

（2）评估黏膜受损程度。

（3）评估疼痛程度、特点、时间:大疱破溃造成浅表糜烂或溃疡易使患者出现疼痛、夜间睡眠紊乱。有口腔溃疡的患者因疼痛进食困难,营养摄入不足。

（4）评估全身症状:寻常型天疱疮中损害广泛的严重病例,糜烂面大量渗出,蛋白质丢失,水、电解质紊乱或继发感染,可导致患者死亡。

 知识链接

天疱疮临床评分

评分	受累面积（%）	尼氏征	每日新发水疱数	特异性抗体滴度	口腔黏膜受损面积（%）
3	>15	强阳性	>5 个	>640	>30
2	5~15	阳性	1~5 个	40~320	5~30

续表

评分	受累面积 （%）	尼氏征	每日新发 水疱数	特异性抗 体滴度	口腔黏膜受损 面积（%）
1	<5	局部阳性	偶发	<40	<5
0	不受累	阴性	无	阴性	无损害

（1）>9 分为重度病例，<6 分为轻度病例，6~9 分为中度病例

（2）也可按皮损面积将其分为轻、中、重 3 种，皮损面积小于体表面积 10% 为轻症，30% 左右为中症，大于 50% 为重症。

3. 辅助检查

（1）组织病理：天疱疮基本的病理改变为表皮内棘层松解而出现大疱，疱液内及真皮浅层可见淋巴细胞和嗜酸性粒细胞浸润。

（2）免疫荧光检查：直接免疫荧光显示 IgG、IgA、IgM 或 C_3 在角质形成细胞间隙内呈网状沉积；间接免疫荧光显示血清中存在天疱疮抗体。

4. 心理 - 社会状况　由于皮肤损害的泛发、皮损的疼痛、病情的反复常使患者出现焦虑、恐惧、抑郁、绝望等不良心理。

【常见护理诊断 / 问题】

1. 局部黏膜受损　与疾病导致口腔、眼、外生殖器等黏膜受损害有关。

2. 急性疼痛　与大面积糜烂面或继发感染有关。

3. 有感染的危险　与皮肤产生大量糜烂面和服用糖皮质激素类药物有关。

4. 营养失调　与疾病慢性消耗有关。

【护理措施】

1. 一般护理

（1）患者免疫力低下，皮肤完整性受损、黏膜破溃，易发生细菌或真菌感染。严格执行消毒隔离制度，病室定时开窗通风、保证阳光充足、温湿度适宜。患者所用床单、被服须经高压蒸汽灭菌，保持干燥整洁无皱褶；注意无菌操作，血压计、听诊器、体温计专人专用并消毒。

（2）重症患者卧床休息，躯体活动受限者，加强生活护理，每日换药，保持皮肤清洁，勤翻身，防止压疮发生。

（3）严格探视人员管理，避免交叉感染。

2. 皮损护理

（1）水疱：注意保持疱壁的完整性，切记撕扯疱皮。每日仔细观察有无新发水疱，记录水疱的数量、水疱是否破损及有无感染。直径 >1cm 的水疱予无菌注射器抽吸，记录疱液的颜色、性状、量。

（2）糜烂面：①糜烂伴有分泌物的创面应先在清创换药前行分泌物培养，根据培养结果选择正确的抗感染药物。换药动作轻快，创面纱布需浸湿充分后方可揭下，以减少出血、疼痛。对耐受力差的患者外喷局麻药。②将患者所有衣物脱去，以充分暴露皮损。全身糜烂面予臭氧水浸浴治疗，1 次 /d，然后可用红光照射治疗。③褶皱部糜烂面伴有大量渗液及分泌物时，遵医嘱给予臭氧水冷湿敷后，红光照射。④护士应每日观察、记录糜烂面的转归情况。

（3）黏膜护理：①眼黏膜：患者眼结膜红肿、充血伴分泌物，遵医嘱给予球结膜冲洗，后滴抗生素眼药水。②口腔黏膜：患者口腔黏膜水疱伴糜烂，指导患者保持口腔清洁卫生，遵医嘱选用 0.9% 氯化钠 + 碳酸氢钠 40 片漱口。吞咽困难者，食用易消化流质或半流质，温度避免过热和过冷以减少口腔黏膜刺激，无法进食者加用胃肠外营养。③外阴黏膜：患者阴囊红斑、糜烂伴渗出，注意保持外阴的清洁干燥，使用红光照射，并遵医嘱予臭氧水冷湿敷，2 次 /d。内裤宜宽松，以减少摩擦。

3. 用药护理

（1）认真观察并指导患者认识激素的副作用，如出现高血压、糖尿病、电解质紊乱、消化道出血等不良反应，及时对症治疗和护理。

（2）应用环孢素等免疫抑制剂时，注意观察有无高血压、肾功能损害和高血钾等不良反应的发生。

（3）长期使用糖皮质激素者应注意补钾以防低钾血症。如有细菌或真菌感染应给予足量敏感抗生素或抗真菌药物。

4. 饮食护理　给予高蛋白、高维生素、低盐饮食，保持水和电解质平衡，记录出入量。对重症不能进食者，补充能量合剂。

5. 健康教育

（1）讲解本病基本知识，增加营养，提高机体抵抗力。

（2）避免着凉、感冒，远离有呼吸道传染疾病的患者，注意皮肤及用物清洁，防止感染。

（3）注意药物副作用，不可随意停药、减药，以免复发。

（4）定期门诊复查。

【护理评价】

通过治疗与护理，患者是否：①皮损愈合；②疼痛减轻或消失；③无感染发生，或得到及时发现和处理；④体重增加，营养状况改善。

第三节　大疱性类天疱疮

大疱性类天疱疮(bullous pemphigoid,BP)是一个好发于老年人的大疱性皮肤病。临床上以躯干、四肢出现张力性大疱为特点。常见于60岁以上老年人，女性略多于男性，目前认为BP是一个自身免疫性疾病，预后较好(图28-3)。

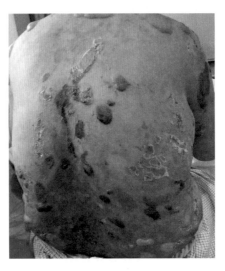

图28-3　大疱性类天疱疮

 知识链接

大疱性类天疱疮和脑血管疾病的相关研究

大疱性类天疱疮是一种获得性自身免疫性大疱性疾病，为皮肤科重症，大量的病例研究报道及流行病学资料均显示，BP与神经系统疾病有着密切联系，其中，脑卒中是关系最紧密的并发症之一。脑卒中是指脑血管疾病的患者，因各种诱发因素引起脑内动脉狭窄，闭塞或破裂，而造成急性脑血液循环障碍，有研究显示其患病率为15%。BP常合并神经系统损害包括脑血管疾病、痴呆、癫痫、震颤、多发硬化、帕金森病、偏瘫、周围神经病变等，其中脑血管的发病率最高达12%。这些资料值得临床工作者进一步研究。

【病因及发病机制】

一般认为是自身免疫性疾病，大部分患者血清中有抗基底膜带自身抗体，抗原抗体结合导致基底膜带损伤形成水疱。

【临床表现】

大部分患者发病年龄在 60 岁以上,男女发病率相近,偶可发生于儿童。在红斑或外观正常皮肤上出现樱桃大至核桃大水疱,疱壁紧张,不易破,疱液澄清或混有血液,尼氏征多为阴性。疱破后出现糜烂结痂,愈合较快,遗留色素沉着。好发于四肢屈侧及胸腹部,常先发于某一部位,半月至数月后发展至全身,伴瘙痒,约 20% 患者发生口腔黏膜损害,且通常较轻。根据皮损范围、形态可分以下几型:

1. 泛发性大疱型 此型最常见。

2. 小疱型 成群小疱类似疱疹样皮炎。

3. 红斑型 以红斑为主,类似多形性红斑。

4. 多形性类天疱疮 较少见,发病年龄通常在 50 岁以下,在躯干和四肢伸侧,有群集红斑、丘疹和水疱。

5. 限局性大疱性类天疱疮(LBP) 约占类天疱疮的 15%,好发于女性下肢;亦可局限于头面部或上肢。

6. 结节性类天疱疮 皮损类似结节性痒疹,DIF 显示类天疱疮特征。

【组织病理】

表皮下水疱是本病的特征,水疱为单房性,疱顶多为正常皮肤,疱腔内有嗜酸性粒细胞,真皮乳头血管周围有嗜酸性粒细胞、淋巴细胞、中性粒细胞浸润。

【治疗原则】

原则是早诊断,早治疗。治疗越及时,皮损控制越快,预后越好。

首选糖皮质激素,常采用泼尼松(prednisone),用量视皮损范围及病变严重程度而定。对皮损面积占体表不到 10% 的轻症病例,初始剂量一般为 30mg/d,对皮损占体表 30% 的中症病例,为 40~50mg/d,对皮损超过体表 50% 的重症病例,则需 60~80mg/d,如果在 3~5d 内不能控制病情,仍不断有新发皮疹,则应及时增加药量。在控制了皮损并维持 1~2 周后逐渐减药,达到一个维持量。减药应积极又稳妥,当减药至 15~20mg/d 时,可渐改为隔日服药。在减药过程中应密切观察病情变化,一旦有新发皮疹,则应暂停减药。对重症患者当使用了大剂量糖皮质激素仍不能控制病情,可合并使用免疫抑制剂如甲氨蝶呤、环磷酰胺、环孢素、雷公藤多苷等,具体用法请参阅天疱疮章节。

大疱性类天疱患者大多年迈,常常伴发其他疾病,当患有糖尿病、结核等不能使用糖皮质激素时,可采用口服四环素 500mg,每日 4 次,及烟酰胺 200mg,每日 3 次,对部分患者、尤其是轻症患者有效。

支持治疗是很重要的,由于患者大多年迈,应注意加强营养,保持水电解质平衡。在治疗期间应注意糖皮质激素的副作用及产生的合并症,具体请参阅天疱疮章节。

【专科评估】

1. 健康史　询问患者年龄,本病好发于 50 岁以上的中老年人。

2. 身体状况

(1) 皮损评估:本病基本损害为在正常皮肤或红斑基础上发生的厚壁、张力的大疱,尼氏征阴性。疱壁不易破裂,一旦破溃后糜烂面易愈合,约 25% 患者有口腔水疱及糜烂。

(2) 瘙痒评估:自觉有程度不等的瘙痒,影响睡眠。

3. 心理 - 社会因素　由于皮肤损害的泛发,患者年龄较大使患者感到焦虑、恐惧、无助、濒死、绝望等不良情绪反应。

【常见护理诊断 / 问题】

1. 组织完整性受损　与水疱及糜烂面有关。

2. 疼痛　与水疱及糜烂面有关。

3. 有感染的危险　与皮肤破损、服用激素及免疫制剂导致抵抗力下降有关。

4. 焦虑 / 恐惧　与病程漫长有关。

5. 睡眠形态紊乱　与皮肤瘙痒和疼痛有关。

【护理措施】

1. 心理护理　全身严重皮损不仅给患者带来极大痛苦,而且起病急,病程进展迅速令患者及家属十分恐惧和焦虑,担心疾病的预后以及由此产生的经济负担,因此要同情和理解患者,以和蔼的态度、亲切的语言耐心细致解释,强调配合治疗的重要性,让患者树立战胜疾病的信心,积极配合治疗。

2. 采取保护性消毒隔离措施　由于患者的皮肤完整性严重受损,且治疗过程中大剂量使用激素,使机体免疫力下降,极易发生感染,因此,采取严格的消毒隔离措施。

3. 皮肤黏膜的护理　全身受损皮肤用 0.9% 生理盐水棉球清洗,用碘伏消毒水疱及周围皮肤,使用 1ml 注射器针头的 2ml 无菌注射器抽吸疱液,避免因针头过粗或抽吸力量过大而造成局部损伤面积扩大的不良后果,将水疱内的疱液充分吸净后拔出针头,用生理盐水再次消毒。再外涂莫匹罗星软膏,2h/ 次,交替使用。指导患者勿搔抓皮肤,保持患处皮肤清洁干燥。

知识链接

大疱性类天疱疮患者的皮损护理

1. 水疱护理　直径 <1cm 或疱液较少、陈旧性水疱,让其自行吸收,直径 >1cm 的水疱,若疱液浑浊,或受压部位的大疱,沿疱壁下缘将疱液抽净,保持疱壁完整。

2. 创面护理　①渗出伴糜烂面严重时用 0.1% 利凡诺溶液湿敷,凡士林纱布覆盖或莫匹罗星软膏涂于创面;②渗出较多时使用可吸收大量渗液的敷料如凝胶泡沫敷料;③感染创面使用阴离子敷料。

3. 皮肤屏障护理流程　①取适量卤米松与身体屏障乳液混匀后于手掌中进行预热,以防药膏直接作用于皮肤造成冷刺激;搽药过程中注意保暖,全身搽药时间为 15~20min;②按照躯干约 40%,上肢约 20%,下肢约 40% 的药量分配,皮损严重处,可适当增加药量;③以分段式打圈的方式进行按摩,自下而上、均匀地进行,每段打圈按摩 5~10 次,直至外用药膏充分吸收;④搽药过程中注意观察患者的反应,做好健康宣教。

---

4. 口腔护理　患者的口腔黏膜糜烂,轻微擦拭即可导致出血。用 0.9% 生理盐水棉球行口腔护理 2 次 /d,口唇周围用消毒凡士林纱布覆盖。

5. 饮食护理　给患者及家属解释营养治疗的重要性,制订合理而详细的饮食计划,以牛奶、鸡蛋、瘦肉、蔬菜、水果等高蛋白、高维生素食物为主,根据患者口腔黏膜的愈合情况,从流质、半流质逐步向普食过渡,多摄入含钾高的食物,防止低钾血症,水的摄入量不低于 2 500ml/d。

6. 密切观察用药后反应　本病需要大剂量使用激素,且用药时间相对较长,因此需要注意观察治疗过程中各种副作用的发生,监测生命体征的变化,严格记录 24h 出入量,保持水电解质以及酸碱平衡,定期作生化监测,检查肝肾功能变化,观察患者有无黑便,警惕消化道溃疡的发生;病情稳定后激素的剂量逐步减少,要严密观察是否出现恶心、呕吐、发热、低血糖等。

7. 健康教育

(1) 饮食方面:可进食高蛋白、高维生素、易消化的食物。

(2) 环境方面:保持床单元的干净整洁,保持室内适宜的温湿度,年纪大的患者要勤翻身,预防压疮。

(3) 防止皮肤的搔抓,预防感染。

(4) 心理指导:耐心、详细地向患者介绍疾病的相关知识,帮助患者树立战胜疾病的信心。

(5) 出院后遵医嘱口服激素,不可自行停药或减量,定期门诊复查。

【新技术、护理科研思路】

大疱性类天疱疮合并脑血管疾病的相关研究。

第四节　获得性大疱表皮松解症

获得性大疱表皮松解症（epidermolysis bullosa acquisita）是一种少见的非遗传性自身免疫性慢性大疱性皮肤病（图 28-4）。

【病因及发病机制】

本病病因不明，可能与许多系统性疾病有关，如类风湿关节炎、糖尿病、淀粉样变及系统性红斑狼疮。还有报道与骨髓瘤、淋巴细胞增生症以及肺癌、乳腺癌和宫颈癌等肿瘤有关。

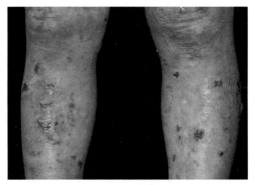

图 28-4　获得性大疱表皮松解症

【临床表现】

根据五种不同分型出现相应的临床表现。

1. 经典型获得性大疱性表皮松解症　皮损为正常皮肤上出现的张力性水疱和大疱，疱液清亮，偶为血疱，尼氏征阴性。好发于易受外伤和受压部位如肢端及四肢伸侧，尤其是小腿伸侧、指（趾）及肘膝关节伸侧，常于轻微外伤后出现水疱、大疱、糜烂，愈后留有萎缩性瘢痕和粟丘疹，临床上类似皮肤迟发型卟啉症。有些病例有瘢痕性斑秃、甲营养不良及甲萎缩。约 1/3 有黏膜损害，少数患者有广泛的黏膜损害、口腔及食管黏膜被累及。

2. 大疱性类天疱疮型获得性大疱性表皮松解症　在皮肤红斑基础上出现紧张性水疱、大疱，皮损分布广泛，累及躯干和四肢屈侧，愈后可无瘢痕及粟丘疹形成。

3. 瘢痕性类天疱疮型获得性大疱性表皮松解症　以黏膜损害为主，少数患者有广泛的黏膜损害，口腔和食管黏膜被累及。

4. Brunsting-Perry 类天疱疮型获得性大疱性表皮松解症　局限于头颈部，很少有黏膜受累。

5. 线状 IgA 大疱性皮病型获得性大疱性表皮松解症　可表现为环状排列的紧张性小水疱，可累及黏膜。

【治疗原则】

同天疱疮和大疱性类天疱疮。

【常见护理诊断 / 问题】

1. 皮肤完整性受损　与皮肤出现水疱、大疱及黏膜损害有关。
2. 焦虑 / 恐惧　与疾病反复发作、病程长有关。
3. 营养缺乏　与疾病引起黏膜损害,进食困难有关。
4. 疼痛　与疾病引起皮肤损害、黏膜暴露有关。
5. 潜在并发症:感染。

【护理措施】

1. 一般护理

(1) 病室每日定时通风,紫外线消毒空气,保持安静、温湿度适宜。墙面、地面及用物等均应使用消毒剂擦拭,床单位及被服保持清洁,用物专人专用。医护人员勤洗手,严格无菌操作规程。

(2) 每日定时测量生命体征,注意观察患者病情。

(3) 评估患者饮食、睡眠及二便的情况。指导患者进食营养丰富、清淡易消化的高蛋白、高维生素饮食,也可进食维生素丰富的水果、蔬菜等。消化道出血患者应暂禁食,以免加重出血,病情好转后可由流食、半流食逐渐过渡到普食;此外,患者应避免进食生、冷、辛辣及刺激物如烟、酒、浓茶、咖啡等。

(4) 患者应保持心情愉快,避免过度劳累等。

2. 皮肤护理

(1) 告知患者避免皮肤刺激如冷、热、外伤、抓挠等。勤剪指甲,注意皮肤清洁,温水洗浴,选择偏酸性或中性的浴液和皂类,避免使用化妆品。

(2) 患者的贴身衣物宜选择柔软、透气良好的棉织品,并经常换洗。被服要保持清洁干燥及平整,绝对卧床患者应协助定时翻身,避免皮肤受压形成压疮。

(3) 糜烂面:全身表皮大面积剥脱伴渗液者,应将所穿衣物全部脱去。日间鼓励患者多站立,以充分暴露皮损,夜间取卧位时注意每 2~3h 变换 1 次体位,并使用支被架托起被子,勿将被子直接盖于患者身上,以免加重游离的表皮剥脱。糜烂渗出处予以臭氧水湿敷、红光照射、清洁换药,遵医嘱湿敷后在糜烂面外敷莫匹罗星软膏 + 凡士林纱布 1 次 /d。使用止血带、袖带测量血压、胶布固定针头时,须在皮肤上垫一无菌纱布,切勿直接接触破溃皮肤。

(4) 水疱:注意保持疱壁的完整性,切记撕扯疱皮。每日仔细观察有无新发水疱,记录水疱的数量、水疱是否破损及有无感染。直径 >1cm 的水疱予以无菌注射器抽吸,记录疱液的颜色、性状、量。

(5) 黏膜护理:①眼黏膜:患者眼结膜红肿、充血伴分泌物,遵医嘱给予球结膜冲洗,后滴抗生素眼药;②口腔黏膜:患者口腔黏膜水疱伴糜烂,指导患者保持口腔清洁卫生,遵医嘱选用 0.9% 氯化钠注射液 + 碳酸氢钠 40 片漱口;③外阴黏膜:患者阴囊红斑、糜烂伴渗出,注意保持外阴的清洁干燥,使用红光照射,并遵医嘱予臭氧水冷湿敷,2 次 /d。

3. 心理护理　评估患者心理状况,倾听患者主诉,了解患者的经济状况,针对具体心理问题给予指导。帮助家庭、单位等社会支持系统给予患者支持,告知患者获得性大疱性表皮松解症的相关知识,从而消除患者焦虑、紧张、悲观、失望等不良心理,使其树立信心,保持乐观,积极配合治疗。

第五节　红　皮　病

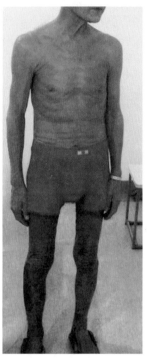

红皮病(erythroderma)又称剥脱性皮炎,是一种以全身 90% 以上皮肤潮红、脱屑为特征的炎症性疾病,红皮病不是一个独立的疾病,而是多种疾病的临床表现(图 28-5)。

【病因及发病机制】

病因较复杂。继发于其他皮肤病者(如特异性皮炎、湿疹、银屑病、毛发红糠疹等),多由治疗不当或其他刺激引起;某些药物(如青霉素,磺胺类,抗疟药,苯妥英钠或巴比妥类,别嘌呤醇和卡马西平等)内用或外用也可引起;各种皮肤肿瘤和内脏恶性肿瘤患者临床上也可出现红皮病改变;部分患者无确切病因,称特发性红皮病。

图 28-5　红皮病

 知识拓展 ▮

红皮病病因分析

红皮病的病因主要有 4 种:继发于其他皮肤病、药物过敏、继发于肿瘤和原因不明。国内外文献报道,继发于其他皮肤病的红皮病患者所占比例为 40.4%~80.7%,其中又以继发于银屑病患者比例最大。而继发于银屑病、湿疹等皮肤病的红皮病患者,不规则系统应用糖皮质激素及外用药物刺激是最主要的诱因,因此在诊治银屑病患者时应加强对患者进行健康教育,正确认识疾病,保持乐观情绪,避免过度劳累,避免外用药物刺激,预防上呼吸道感染,禁忌系统应用糖皮质激素等。

【临床表现】

依据病情、预后可分为急性与慢性。

1. **急性红皮病** 发病急骤,伴高热,全身乏力,肝脾淋巴结肿大等。皮损初为散发的细小密集斑片、斑丘疹,呈猩红热样和麻疹样,迅速增多,融合成全身弥漫性潮红、水肿,以面部、肢端显著,并伴大量脱屑,呈大片或细糠状,掌跖可呈手套或袜套样脱屑,手、足、四肢关节面出现皲裂,甚至出现脱发,甲脱落,口腔、外阴及褶皱部位可糜烂、渗出。常伴有剧烈瘙痒。经 1~2 个月后皮肤逐渐恢复正常,遗留色素沉着。

2. **慢性红皮病** 表现为慢性弥漫浸润性潮红、肿胀,上附糠状鳞屑。皮肤血流量增加可导致过多热量丢失,体温调节失衡,患者可畏寒、低热和高热交替。反复脱屑可因蛋白质大量丢失导致低蛋白血症、酮症酸中毒,还易继发感染及消化道功能障碍、心血管病变、内分泌失调等。

【治疗原则】

重视病因治疗,针对原发疾病进行积极治疗,有明确诱因者应尽早去除,如确诊为肿瘤者应积极治疗原发病。

1. **外用药物治疗** 外用药应无刺激性,常用植物油、氧化锌油、硅油和低效糖皮质激素乳膏(小面积外用),以减轻症状。局部渗出者可用 3% 硼酸溶液湿敷。煤焦油可加重症状,应避免使用。

2. **系统药物治疗** 及时补充营养,维持水电解质平衡,注意保暖,维持正常体温。多数患者需使用糖皮质激素,成人剂量相当于泼尼松 1~2mg/(kg·d),应根据病情调节剂量,但应注意不良反应。瘙痒明显者可口服抗组胺药;合并感染时给予抗感染治疗。病情严重者可给予静脉注射人血丙种免疫球蛋白或口服环孢素,病情好转后减量至 1~3mg/(kg·d)。

【护理措施】

1. **预防感染** 将患者置于单间,病室每日严格消毒,减少人员流动,定时开窗通风,保持空气清新;协助患者穿清洁、宽松、柔软的棉质内衣裤,以减少对皮肤的刺激;衣服、床单、被套定期消毒更换,并保持床单位清洁、平整、无碎屑,如床单、被罩有污染,应及时更换;修剪指甲,指导患者勿搔抓皮肤,避免感染。

2. **皮肤护理** 结厚痂者,潮红水肿明显者外涂炉甘石洗剂,有糜烂渗出者用臭氧水湿敷,每次湿敷面积不宜过大,采用分片交替湿敷法。使用糖皮质激素药膏时,忌大面积长期使用。干燥脱屑者药浴后涂抹温和润肤剂。

3. **保暖** 由于红皮病患者皮肤毛细血管扩张,皮肤充血脱屑,皮肤的体温调节功能受损,患者极易受凉,故室温应保持在 28~30℃,湿度在 55%~65%,在给患者护理和治疗时,动作应轻柔敏捷,注意保暖。

4. **勤翻身** 防止局部皮肤长期受压,预防压疮发生。

5. **口腔护理** 红皮病患者在免疫抑制治疗后,易发生口腔念珠菌感染,故应定期观察口腔黏膜。为预防口腔黏膜糜烂,发生细菌或真菌感染,可给予生理盐水加利多卡因 100mg 漱口,每日数次,既减轻了疼痛,又促进口腔炎症的愈合。对于继发真菌感染的患者用 4% 碳酸氢钠溶液进行口腔护理。唇部干裂者可涂红霉素软膏。

6. 眼睛护理 加强眼部护理,用托百士眼药水和 0.1% 氢化可的松眼药水交替使用,每 2h 一次,睡前涂红霉素眼膏,可防止上下眼睑粘连。使用两种以上眼药水时,间隔 10min 左右再使用另一种眼药水,以利于药物的吸收。避免眼药水及眼药膏被污染,点眼时注意其瓶口勿接触结膜。角膜溃疡严重的患者需避光,用无菌生理盐水纱布覆盖眼睛。从而起到保护患者视力的作用。

7. 饮食护理 由于红皮病的表皮更新速度加快,表现为新发细胞数量及其有丝分裂速度增加,有更多的物质从表皮脱落,脱落细胞中核酸及其代谢产物增多,游离氨基酸减少,可溶性蛋白增加,每日大量蛋白质丧失对机体蛋白代谢有明显影响。因此应给予高蛋白、高热量、高维生素、低盐易消化的半流质饮食,禁食鱼虾、牛羊肉、发物等刺激性食物并戒烟酒,防止再次致敏或引起瘙痒。

8. 发热护理 红皮病患者大多有低、中度发热,并发感染时可出现高热,应密切观察患者体温变化,每 4h 测体温 1 次,并做好记录。体温超过 39℃,遵医嘱给予物理降温,通常采用头后枕冰袋、温湿毛巾湿敷头部的方法。且协助多饮水。

9. 心理护理 在护理过程中,不嫌脏、耐心细致地做好皮肤护理是首要,其次应多与患者沟通,以和蔼可亲的态度耐心细致地向其讲解本病的发病原因、疾病的转归,向患者介绍本病成功治愈的病例,并且强调本病无传染性,让患者和家属了解病情,并树立战胜疾病的信心,排除患者恐惧心理,在最佳的心理状态下接受治疗和护理。

10. 出院指导 在出院记录中写下本次致敏药物的名称,反复告知患者或家属妥善保管,避免再次接触致敏药物及与之结构相似的药物。保持皮肤清洁,穿柔软棉质内衣,进食富含维生素、无刺激性食物等。劳逸结合,作息规律,增强机体免疫力。严格遵医嘱服药,不要自行停药或减药,定期复诊。护理人员应定期电话回访。

第六节 关节病型银屑病

关节病型银屑病是银屑病的一种类型,又称银屑病性关节炎,是主要累及韧带、肌腱、筋膜和关节的自身免疫性炎症性疾病,为一种血清学阴性的脊椎关节病。上肢关节受累较多见为其特征,在银屑病患者中的发病率为 5%~8%,

发病年龄一般为 35~45 岁,20 岁以内发病较少见,成人病例无明显性别差异
(图 28-6)。

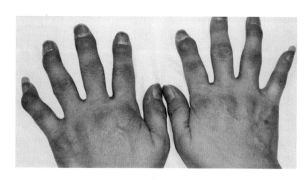

图 28-6　关节病型银屑病

【临床表现】

关节病型银屑病又名银屑病性关节炎,银屑病在关节炎患者中较为常见,
要比正常人多 2~3 倍。而关节炎在银屑病患者中也较普遍,据统计,其发生率
为 6%~8%,大大超过非银屑病人群中关节炎的发病率。据 Nobel 报道,本病
发病率约占银屑病病人的 1%。

关节病型银屑病除有银屑病损害外,患者还发生类风湿关节炎症状,其关
节症状往往与皮肤症状同时加重或减轻。多数病例常继发于银屑病之后,或
银屑病多次发病后,症状恶化而发生关节改变,或与脓疱型银屑病或红皮病型
银屑病并发。这种关节炎可同时发生于大小关节,亦可见于脊柱,但以手腕及
足等小关节为多见,尤以指(趾)关节,特别是指(趾)末端关节受累更为普遍。
受累关节可红肿疼痛,重者大关节可以积液,附近的皮肤也常红肿,关节活动
逐渐受限制,长久以后,关节可以强直及导致肌肉萎缩。X 线检查显示受累关
节边缘有轻度肥大性改变,无普遍脱钙。骨破坏位于一个或数个远侧指关节,
近侧指关节受累很少或无改变。部分病例 X 线检查可呈现类风湿关节炎改
变,但类风湿因子检查阴性。有的患者血沉可增快,并可伴有发热等全身症状。
皮疹往往为急性进行状态,多半为广泛分布的蛎壳状银屑病。病程慢性,往往
经久不愈。银屑病性关节炎分为多个亚型,如远端指(趾)节间型、对称多发型、
单个或不对称少数型、累及脊柱型、残毁型、掌跖脓疱病伴胸锁关节炎和银屑
病性甲 - 皮肤肥厚 - 骨膜炎七个亚型。具有上述临床症状和血清类风湿因子
检查阴性,而在皮肤上伴有银屑病皮损为诊断本病的主要依据。

【治疗原则】

1. 外用药治疗　急性期宜用温和保护剂及糖皮质激素制剂。稳定期及消
退期可用角质促成剂及免疫抑制剂,但应从低浓度开始。皮损广泛时应先小

面积使用。一般而言至少需用中效糖皮质激素才能有效改善或消除皮损。强效糖皮质激素只能有限期地使用，一般不应超过 3 个月，而且禁用于面部、腋下、腹股沟等皮肤皱褶部位。副作用有用药部位出现皮肤萎缩、毛细血管扩张、毛囊炎及类固醇性皮炎，一般在用药 1~2 个月后出现，因此面部用药时间建议不超过 2 周为宜。

2. 全身治疗 临床上单独采用外用药物治疗难以奏效，需接受全身治疗。

免疫抑制剂：甲氨蝶呤（MTX），按 10~25mg/ 周的剂量顿服、肌内注射或静脉滴注，通常开始 7.5~10mg/ 周，逐渐增加至常用有效剂量 15~25mg/ 周。研究表明，甲氨蝶呤（MTX）对各型银屑病均具有较好的临床疗效，完全缓解率可达 50%，部分缓解率为 30%。肝肾功能异常、贫血、感染者禁用。酒精、非甾体抗炎药、水杨酸类药物、骨髓抑制剂及肝毒性药物可增加甲氨蝶呤（MTX）的毒性，因此尽量不要同时应用其他药物。恶心、全身无力及头痛是常见的副作用。

3. 物理治疗 中药浴疗、水疗、紫外线光疗、光化学疗法、封包疗法等。

【专科评估】

1. 健康史

（1）一般情况：评估患者年龄、病程长短，起病缓急、程度及持续时间，有无感染、精神紧张和应激事件、外伤、手术、妊娠、吸烟及某些药物作用等。

（2）家族史：有无遗传因素影响，家庭中有无银屑病家族史。

（3）既往史：既往有无类似皮肤病史，药物过敏史。

2. 身体状况

（1）主要症状：评估红斑、鳞屑，分布部位、皮损特征、大小、数目及其演变过程（进行期、静止期或退行期）；有无皮损瘙痒、有无发热、关节肿胀、疼痛、饮食、精神及睡眠情况。

（2）关节受累程度：评估患者受累关节，关节疼痛及肿胀程度，是否耐受。

（3）皮肤专科检查：皮损分布的部位、面积、外观形态评估等。

3. 心理 - 社会状况 该病具体病因不明，病程长，且一般不能彻底根治，易于复发，对患者生活、工作、社会等方面造成巨大影响，常出现焦虑、恐惧、厌世、悲观、失落、自卑、愤怒等负面情绪。

【常见护理诊断 / 问题】

1. 疼痛 与银屑病导致关节疼痛、肿胀有关。

2. 睡眠型态紊乱 与银屑病导致局部皮肤痛痒，关节肿痛有关。

3. 自我形象紊乱 与银屑病导致关节变形、局部皮肤出现鳞屑性红斑有关。

4. 焦虑 / 恐惧 与皮损反复发作或治疗效果不佳有关。

5. 知识缺乏：缺乏关节型银屑病相关知识。

【护理措施】

1. 入院护理　入院后首先根据患者的病情、病种安排适宜的床位,介绍环境和有关制度。每日测体温、脉搏、呼吸四次,三天内体温正常改为一天一次,入院 24h 后常规留取大小便标本做检查。经常巡视病房,及时了解患者的生活起居饮食及情绪变化,做好相应的护理。严密观察患者的神志、面色、脉搏,皮损形态,大小便等变化,发现异常,立即报告医生。注意患者瘙痒部位、程度、时间、诱因,做好相关护理。保持床铺的清洁、平整,每周更换床单元、衣服,严重皮损者,衣被需消毒,继发感染者按烧伤护理,床上用品每日更换灭菌。

2. 病情观察　主要观察皮肤的颜色、鳞屑的厚薄、有无新皮疹。外用药物后应密切观察皮肤反应,如果出现红肿、渗液、皮疹增多等,应及时报告医师。对红皮病型银屑病及泛发性脓疱型银屑病。需注意患者的体温、脉搏、呼吸及血压的变化。并严密观察免疫抑制或糖皮质激素治疗的副作用,如各种感染、血常规及肝、肾功能等,如发现异常及时报告医师,对关节病型银屑病,应注意关节肿胀的程度。

3. 对症护理　帮助关节疼痛症状重的患者翻身、被动活动关节或辅助理疗。以减轻关节僵直的速度。高热患者可给予退烧药,但应避免连续用糖皮质激素退热,可辅助物理降温,鼓励患者多饮水,注意卧床休息,以减轻皮损疼痛。

4. 治疗护理　外用药每次搽药前,可用热水、肥皂洗去鳞屑,有条件者可行淋浴,但急性进行期除外。急性进行期,应避免搔抓、机械性刺激或外伤,避免使用强烈的角质剥脱剂。以免皮损扩散。搽药期间,注意皮损变化,如果皮损扩大应停止搽药,并及时报告医师。严禁应用刺激性的外用药。糖皮质激素制剂不宜大范围应用。不应大面积使用较强角质剥脱剂或有毒性药物,不宜超过体表面积 1/3,更不宜用于皮肤破损处。为了降低药物吸收后的毒副作用,可分区涂搽不同种类的药物。内用甲氨蝶呤、雷公藤等药物的患者,应定期检测血、尿常规及肝、肾功能;应用化学疗法的患者,应注意对眼睛的防护。慎用糖皮质激素。

5. 饮食护理　指导患者合理饮食,要摄入适量的水、蛋白质、维生素及微量元素等。一般来说,银屑病患者应忌食带腥发散的温热食品,如酒、鱼虾、海鲜、羊肉、辣椒等,而对于瘦肉、鸡蛋、牛奶、蔬菜及水果等食物则应多摄入,以保证营养,同时告诉患者饮食也存在个体差异,实际要在日常生活中加以体会,如果摄入某种食物后皮损加重,则应加以控制或忌食。

6. 心理护理　护患关系是护士与患者在护理过程中形成和建立起来的人际关系。护士应积极主动地与患者建立相互信赖的关系,从生活上多关心,从病情上多解释,耐心倾听患者诉说,给患者提供宣泄的机会,树立战胜疾病的信心。在治疗中要向患者宣讲银屑病防治知识,使患者了解银屑病是与遗传因素有关的疾病,目前发病机制尚不清楚,现有的任何治疗措施仅能缓解症状,而不能预防复发。占银屑病95%的寻常型又是一种良性疾病,不会影响患者的一般健康及寿命,不会传染他人。另外,银屑病又是一种心身疾病,精神因素既可诱发银屑病,又可使病情加重,并使银屑病治疗抵抗。因此,应使患者尽可能了解银屑病知识,正确认识疾病,以坦然的心态面对疾病,积极配合治疗,并做好自我保护。

第七节　脓疱型银屑病

脓疱型银屑病在临床上较少见,约占银屑病患者的0.69%,分为泛发性和掌跖脓疱型银屑病两种。现也有学者认为后者是一种独立的疾病,将掌跖脓疱型银屑病和连续性肢端皮炎同归为掌跖脓疱病。

【病因及发病机制】

本病病因不清,可能与应用糖皮质激素治疗、在银屑病进行期因外用药刺激或上呼吸道链球菌感染等因素有关。妊娠、口服避孕药、低蛋白血症、低钙血症等也可为诱发因素。脓疱型银屑病病程较长,大多数呈周期性反复发作,常可并发肝肾等系统损害,亦可因为继发感染、电解质紊乱等危及生命。

【临床表现】

1. 泛发性脓疱型银屑病　本病也可分为急性泛发性、妊娠期泛发性、婴幼儿及环状脓疱型银屑病和泛发性脓疱型银屑病的局限型5个临床亚型,前三者病情较复杂。大多急性发病,可在数周内泛发全身,常伴有高热、关节痛和肿胀、全身不适及白细胞增多、血沉加快等全身症状,并在银屑病的基本损害上出现密集的针头至粟粒大小的浅在性无菌性小脓疱,在表面覆盖着不典型的银屑病鳞屑,以后脓疱迅速增多成为大片,部分融合成脓湖或成为环形红斑,边缘部分往往有较多的小脓疱(图28-7)。全身各处均可发疹,但以四肢屈侧及皱襞部为多见。亦有先自掌跖发疹,后再延及全身者。有的患者在短期内,全身迅速发红肿胀,并出现无数无菌小

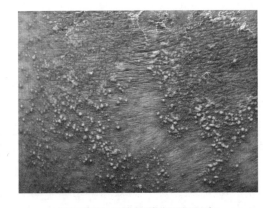

图28-7　泛发性脓疱型银屑病

脓疱,脓疱于数日后干涸脱屑,但其下又可再新发脓疱,常因摩擦等外因使脓疱破裂,而出现糜烂、渗液、结痂或脓痂等皮损。口腔黏膜亦可出现簇集或多数散在小脓疱,指(趾)甲可出现萎缩、碎裂或溶解,有的甲板肥厚、浑浊甲板下有堆积成层的鳞屑,甲床亦可出现小脓疱。患者常有沟状舌。病情减轻后,可出现寻常型银屑病皮损。病程可达数月或更久,大多数呈周期性反复发作,也可发展为红皮病。常可并发肝、肾等系统损害,亦可因继发感染、电解质紊乱或器官功能衰竭而危及生命。

2. 掌跖脓疱型银屑病　皮损只限于手足部,多发生于掌跖,也可扩展到指(趾)背侧常对称发生。损害为对称性红斑,斑片上可见到脓疱和结痂等不同时期的损害。皮损有疼痛和瘙痒。指(趾)甲亦常被侵犯,产生变形、浑浊、肥厚,并有不规则的嵴状隆起,严重者甲下可有脓液积聚。在身体其他部位常可见到银屑病皮损。常伴有沟状舌。患者一般情况良好,亦可伴有低热、头痛、食欲缺乏及全身不适等症状。其病情顽固,反复发作,对一般治疗反应不佳。

【组织病理学】

脓疱型银屑病病理变化基本与寻常型银屑病相同。但于棘层上部可出现海绵状脓疱(即 Kogoj 微脓肿),疱内主要为中性粒细胞。真皮层炎症浸润较重,主要为淋巴细胞和组织细胞,有少量中性粒细胞。

【治疗原则】

1. 外用药治疗　急性期宜用温和保护剂及糖皮质激素制剂。稳定期及消退期可用角质促成剂及免疫抑制剂,但应从低浓度开始。皮损广泛时应先小面积使用。一般而言至少需用中效糖皮质激素才能有效改善或消除皮损。强效糖皮质激素只能有限期地使用,一般不应超过 3 个月,而且禁用于面部、腋下、腹股沟等皮肤皱褶部位。副作用有用药部位出现皮肤萎缩、毛细血管扩张、毛囊炎及类固醇性皮炎,一般在用药 1~2 个月后出现,因此面部用药时间建议不超过 2 周为宜。

2. 全身治疗　临床上红皮病型银屑病、泛发性脓疱型银屑病及关节病型银屑病病情严重,单独采用外用药物治疗难以奏效,需接受全身治疗。

(1)糖皮质激素:仅用于红皮病型银屑病、泛发性脓疱型银屑病在其他疗法不能控制的情况,通常选用剂量为按泼尼松 40~60mg/d。糖皮质激素只能作为暂时用药,并且避免单独使用,应同时联合逐渐起效可使病情得到长期持久控制的药物。要注意外用或系统用糖皮质激素均应逐渐撤药,可联合应用阿维 A 酯(依曲替酯)、甲氨蝶呤及环孢素等药。

(2)免疫抑制剂:甲氨蝶呤(MTX),按 10~25mg/ 周剂量顿服、肌内注射或静脉滴注,通常开始 7.5~10mg/ 周,逐渐增加至常用有效剂量 15~25mg/ 周。研究表明,甲氨蝶呤(MTX)对各型银屑病均具有较好的临床疗效,完全缓解率可达 50%,部分缓解率为 30%。肝肾功能异常、贫血、感染者禁用。酒精、非甾体抗炎药、水杨酸类药物、骨髓抑制剂及肝毒性药物可增加甲氨蝶呤(MTX)的毒性,因此尽量不要同时应用其他药物。恶心、全身无力及头痛是常见的副作用。

3. 物理治疗　中药浴疗、水疗、紫外线光疗、光化学疗法、封包疗法等。

【专科评估】

1. 健康史

(1) 一般情况:评估患者年龄、病程长短,起病缓急、程度及持续时间,有无感染、精神紧张和应激事件、外伤、手术、妊娠、吸烟及某些药物作用等。

(2) 家族史:有无遗传因素影响,家庭中有无银屑病家族史。

(3) 既往史:既往有无类似皮肤病史,药物过敏史。

2. 身体状况

(1) 主要症状:评估红斑、脓疱,分布部位、皮损特征、大小、数目及其演变过程;有无皮肤瘙痒、有无发热、关节肿胀、疼痛、饮食、精神及睡眠情况。

(2) 皮肤专科检查:皮损分布的部位、面积、外观形态评估等。

3. 心理 - 社会状况　该病具体病因不明,病程长,且一般不能彻底根治,易于复发,对患者生活、工作、社会等方面造成巨大影响,常出现焦虑、恐惧、厌世、悲观、失落、自卑、愤怒等负面情绪。

【常见护理诊断 / 问题】

1. 舒适受损　与皮损出现脓疱、疼痛有关。

2. 睡眠型态紊乱　与银屑病导致局部皮肤痛痒有关。

3. 自我形象紊乱　与皮肤出现脓疱、异味重有关。

4. 焦虑 / 恐惧　与皮损反复发作或治疗效果不佳有关。

5. 知识缺乏:缺乏脓疱型银屑病相关知识。

【护理措施】

1. 一般护理　泛发性脓疱型银屑病在住院时往往具有急性发病的特点,而且迅速,多数在原有寻常型银屑病的基础上很快出现大小不等的浅表性脓疱,在发疹前 1~2d 常伴有发热、乏力、关节痛的前驱症状,并具有周期性发作的特点,即一批脓疱干涸脱屑后又迅速出现一批新的脓疱,进行性发作,一般治疗效果较差。因此及时观察全身症状,特别是发热,往往是疾病加重的先兆,需采取及时的处理,密切观察患者生命体征,特别是体温升高时,及时采取物理降温、冰敷,遵医嘱给予药物降温,在用药过程中,加强巡视、观察降温的效果、防止虚脱、避免合并呼吸道感染、加重病情;另外,脓疱型银屑病患者因大量地水分和热量经皮肤丢失,需注意观察患者每日液体摄入量,遵医嘱给予静脉补液、多饮水、协助医师和营养师制订合理的膳食,指导患者正确进餐,以高蛋白、高热量、高维生素、易消化食物为主,少食多餐。

2. 皮肤护理　泛发性脓疱型银屑病的皮肤损害皮温高、皮损炎症明显，特别是皮肤皱褶处如双腋下、腹股沟、双乳下容易出现糜烂、渗出，脓疱可反复出现，患者机体免疫力低下极易合并感染。因此针对同一患者不同皮损特点的皮肤护理在脓疱型银屑病的治疗过程中尤为重要。

（1）患者住相对隔离的病房，病室加强消毒措施，紫外线灯照射，每日 2 次，避免探视，减少交叉感染。

（2）密切观察皮损变化，特别是每日重点观察皮肤皱褶是否糜烂、渗出，如糜烂渗出明显及时加用 0.1% 臭氧水湿敷，达到减少渗出、避免局部合并感染的目的。

（3）对于躯干部皮损，仅有红斑、脓疱、无明显渗出者给予充分暴露治疗，以干燥、收敛为主，如炉甘石洗剂外用，特别是大量脓疱时，不可涂油膏类药物，以免油膏附着在皮肤表面，影响散热造成感染。

（4）认真做好基础护理，每日扫床时将脱落鳞屑清扫干净，保持床铺清洁、干燥。

3. 用药护理　泛发性脓疱型银屑病由于发病急、病情重、治疗效果差等特点，大多数患者使用激素及免疫抑制剂治疗，虽然使用激素可以控制病情，但是也有较大的副作用及合并症，如消化道出血、低血钾、高血压、精神失常等。需特别注意减量过程中的"反跳现象"，往往造成治疗失败，及时发现患者"反跳"现象的先兆十分重要。如患者在治疗过程中体温突然升高、皮疹炎症加剧，往往提示病情出现反复。因此，护理人员及时发现、及时汇报，使医生能及时调整方案、及时控制病情、缩短疗程。

4. 心理护理　因泛发性脓疱型银屑病患者发病急，病程长，皮损进行性加重，病情往往短期内难以控制，大多数患者容易产生焦虑、恐惧心理，并表现出相应的临床症状，如情绪异常、失眠等。针对这种情况，我们对所有患者均进行心理护理，耐心细致的疾病宣教，消除患者及家属的顾虑，认真做好基础护理，对患者的病情变化、治疗过程主动做出恰当的解释和告知，及时告知改变治疗计划的信息，使其主动配合治疗和护理，达到早日康复的目的。出院时给予明确的健康指导，让患者正确认识到本病的复发特点，遵医嘱正确用药，坚持治疗，门诊随访。

第八节　重症多形红斑

多形红斑（erythema multiforme）是一种以靶形或虹膜状红斑为典型皮损的急性炎症性皮肤病，常伴发黏膜损害，易复发（图 28-8）。

【病因及发病机制】

1. 感染　细菌、立克次体、支原体、螺旋体、衣原体、病毒、真菌、寄生虫等感染均有可能,单纯疱疹感染最常见。

2. 药物　抗生素、抗惊厥药、阿司匹林、抗结核药、抗真菌药等,常见致敏药物为磺胺类、青霉素类、非激素抗炎药、抗癫痫药等。

3. 接触物　如报春花、常青藤、辣椒素、松香、甲醛、镍等。

4. 内脏疾病　结缔组织病、血管炎、非霍奇金淋巴瘤、白血病、多发性骨髓瘤等。

5. 其他　文身、食物(橙色浆果)、物理因素(放射线、寒冷、日晒)等。

【临床表现】

本病多发于儿童和青年女性,春秋季节好发,病程具有自限性,易复发,常急性起病,可有畏寒发热、头痛等前驱症状。皮损

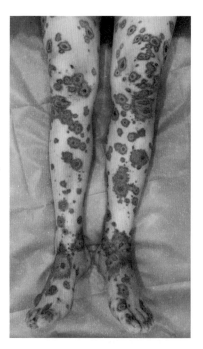

图 28-8　多形红斑

呈多形性,可有红斑、丘疹、斑丘疹、水疱、大疱、紫癜和风团等。根据皮损形态不同,可分为以下三型:

1. 红斑 - 丘疹型　最常见,病情较轻。皮疹好发于面颈部和四肢远端伸侧,口腔眼部黏膜较少受累。皮疹主要为圆形或椭圆形水肿性红斑,初起直径0.5~1cm,色鲜红,境界清,逐渐向周围扩大;典型皮损为暗红斑或风团样皮疹,中央呈青紫色或紫癜,形同同心圆状靶形损害或虹膜样损害。伴有瘙痒或轻度疼痛。皮损 2~4 周可消退,遗留暂时性色素沉着。

2. 水疱 - 大疱型　介于轻症和重症之间,常由红斑 - 丘疹型发展而来,常常伴有全身症状。除四肢远端外,可向心性扩散至全身,口、眼及外生殖器黏膜亦可受累。渗出较严重时,皮疹可发展为浆液性水疱、大疱或血疱,周围绕以暗红色晕。

3. 重症型(Stevens-Johnson)　发病前有前驱症状,发病急骤,全身症状重,可累及多部位黏膜,损害早且严重,可出现水疱、糜烂、溃疡等,皮损为水肿性鲜红或暗红色虹膜样红斑或瘀斑,常迅速扩大相互融合,其上出现水疱,可并发支气管肺炎、消化道出血、肝肾功能损害、全身衰竭等,全身浅表淋巴结增大。

【组织病理学】

因临床类型不同而有所差异。基本改变为:角质形成细胞坏死,基底细胞

液化变性,表皮下水疱形成;真皮上部水肿,血管扩张、红细胞外渗,血管周围淋巴细胞及少数嗜酸性粒细胞浸润。免疫荧光检测无特异性,IgM 和 C_3 呈颗粒状沉积在真皮浅表血管丛周围及局灶性真表皮交界部位。

【治疗原则】

1. 病因治疗　病因明确者,针对病因治疗。

2. 局部治疗　对皮损应用清洁、保护、止痒、温和消炎剂,如植物油、炉甘石洗剂、氧化锌油剂、硅油、糖皮质激素软膏等。口腔病变应用含漱剂,保持口腔清洁。眼部病变及早请眼科会诊。肛门、尿道口及外生殖器部位可用 0.05% 氯己定液清洁,有感染时及时应用抗生素。

3. 全身治疗

(1) 口服抗组胺药、多种维生素,重症者补充水分和营养,保持水、电解质的平衡。

(2) 对重症型病例早期、短程、系统应用糖皮质激素可及时控制病情发展,减轻症状和缩短病程。

(3) 重症型病例可静脉注射免疫球蛋白治疗,尤其适用于糖皮质激素疗效不佳或有糖皮质激素禁忌证者。

(4) 其他:包括应用左旋咪唑、环磷酰胺、环孢素、氨苯砜、沙利度胺等。

【常见护理诊断/问题】

1. 疼痛　与皮肤黏膜破溃、糜烂有关。

2. 皮肤完整性受损　与皮肤黏膜破溃、糜烂有关。

3. 有感染的危险　与皮肤黏膜破溃糜烂或大量应用糖皮质激素有关。

4. 营养失调:低于机体需要量　与重症多形红斑导致口腔黏膜破溃、进食减少有关。

5. 焦虑/恐惧　与病情突发、不断加重、担心疗效有关。

【护理措施】

1. 皮肤护理

(1) 观察皮损的生长及消退情况,要及时清除坏死的皮肤。

(2) 渗出严重者,可给予 3% 硼酸湿敷,消炎、收敛及预防感染;每日 2 次,20min/ 次;湿敷后,局部红光照射,促进愈合。

(3) 穿棉质内衣,有污染时要及时更换。保持床单位的整洁,如有污物要及时更换。

(4) 遵医嘱使用清洁剂、保护剂、止痒剂及消炎剂等。

(5) 避免搔抓、热水烫洗、过度清洗等,避免加重皮损。

2. 黏膜护理

(1) 口腔黏膜的护理:做好口腔护理、积极预防感染、鼓励患者进食、多饮水,口唇糜烂处覆盖清洁的凡士林纱布。

 知识链接

重症多形红斑患者口腔黏膜的护理

观察口腔黏膜及舌苔有无溃疡、脓性分泌物及假膜情况。若无破溃,可使用灭菌注射用水稀释的利多卡因(无刺激、麻醉、止疼)漱口;若黏膜红肿、水疱、糜烂,且分泌物较多时,可用普鲁卡因 1ml+ 维生素 C 2g+ 地塞米松 5mg+ 灭菌注射水 250ml 漱口,3 次 /d,再外喷或涂贝复剂及制霉菌素;若口腔黏膜糜烂、出血、分泌物外溢,且形成血痂造成张口、进食受限者,可采用金霉素药膏纱布外敷双唇,以利血痂软化、脱落;若患者口腔黏膜出现白色假膜,考虑继发念珠菌感染,用 3% 碳酸氢钠溶液清洗糜烂创面,尽量去除脓性分泌物,剥脱假膜,再用口泰进行口腔护理,3 次 /d;或将 4 片制霉菌素与 20ml 开塞露混匀,涂于口腔黏膜上,使用 7d 假膜消失。

(2) 眼结膜护理:眼损害在黏膜中较为严重,据报道可高达 91%。患者眼部损害,可出现畏光、眼干、结膜充血及眼周糜烂,用生理盐水将眼部分泌物冲洗干净,2 次 /d,泰利必妥眼药水滴眼,1 次 /4h,以防眼部粘连,临睡前涂红霉素眼膏,勿用手揉擦眼睛,闭眼困难者使用凡士林纱布敷盖。部分患者易出现结膜部位穿孔、角膜溃疡、粘连、充血水肿等,甚至会出现失明的严重情况。点眼药时要实行无菌操作,避免眼药水瓶口接触睫毛,轻柔地将眼药滴入眼睛,不可施压患者眼球,避免穿孔发生。鼓励患者做眨眼动作,以防粘连。

(3) 肛门、尿道口、外生殖器等黏膜护理:会阴黏膜红肿、渗出、糜烂,用灭菌注射用水稀释利多卡因进行冲洗会阴,每日 2 次。女性患者分开大小阴唇,将皱褶处洗净;男性患者翻开包皮,洗净分泌物,阴囊溃烂、水肿者用丁字带托起,对会阴糜烂处,用康复新棉签涂搽,每日 3~4 次。

3. 发热护理

(1) 密切观察体温变化。

(2) 定时开窗通风、限制陪侍人员、积极预防感染。

(3) 必要时应用抗生素,无明确感染指征者不可使用抗生素。

(4) 注意个人、饮食卫生,积极预防感染。

(5) 密切观察用药后的反应以及药物出现的毒副作用。

4. 心理护理

(1) 建立良好的护患关系,取得患者的信任。

(2) 加强体育锻炼,增强自身抵抗力。

(3) 生活规律,建立良好的生活习惯。

5. 健康教育

（1）尽量避开过敏原，服用一些致敏药物时一定要慎重，防止过敏引发多形红斑。

（2）加强体育锻炼，增强自身抵抗力，可有效防止多形红斑及各种疾病的发生。

（3）多吃菌类食物，菌类食物可以调节和增强免疫力。

（4）尽量保证生活规律，良好的生活习惯有利于身心健康。

第九节　葡萄球菌烫伤样皮肤综合征

葡萄球菌烫伤样皮肤综合征（staphylococcal scalded skin syndrome，SSSS）由凝固酶阳性、噬菌体Ⅱ组 71 型金葡菌所产生的表皮剥脱素导致，多累及 5 岁内婴幼儿（图 28-9）。

【病因及发病机制】

以金黄色葡萄球菌为主，其次是乙型溶血性链球菌，或者两者混合感染。温度较高、出汗较多和皮肤浸渍可促进细菌在局部的繁殖。瘙痒性皮肤病患者的搔抓可破坏皮肤屏障，有利于细菌侵入。

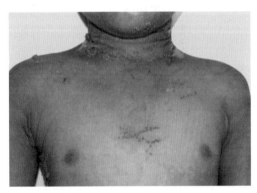

图 28-9　葡萄球菌性烫伤样皮肤综合征

本病可通过直接接触或自身接种传播。细菌主要侵犯表皮，引起化脓性炎症；凝固酶阳性噬菌体Ⅱ组 71 型金葡菌可产生表皮剥脱素，引起毒血症及全身泛发性表皮松解坏死；抵抗力低下的患者，细菌可入血引起菌血症或败血症，或骨髓炎、关节炎、肺炎等；少数患者可诱发肾炎或风湿热，主要与链球菌感染有关。

【临床表现】

该病起病前常伴有上呼吸道感染或皮肤、咽、鼻、耳等处的化脓性感染，皮损常由口周和眼周开始，迅速波及躯干和四肢。特征性表现是在大片红斑基础上出现松弛性水疱，尼氏征阳性，皮肤大面积剥脱后留有潮红的糜烂面，似烫伤样外观，皱褶部位明显。手足皮肤可呈手套、袜套样剥脱，口周可见放射状裂纹，但无口腔黏膜损害。皮损明显疼痛和触痛。病情轻者 1~2 周后痊愈，重者可因并发败血症、肺炎而危及生命。

【组织病理】

表皮细胞变性、坏死,表皮棘层细胞与颗粒细胞有不同程度的松解、裂隙和水疱形成。真皮炎症反应轻微,仅在血管周围有少量细胞浸润,主要为淋巴细胞。

【治疗原则】

1. 一般治疗　加强护理,护理妥善与否直接影响愈后。注意保暖,必要时可用保温箱。及时清除支气管分泌物,注意眼、口腔护理。注意婴儿的清洁卫生,尿布应清洁,有化脓性皮肤病的医护人员或家属均不能与新生儿接触。

2. 系统治疗

(1) 及早使用抗生素,抗生素应参照药敏试验选择。

(2) 注意水、电解质平衡和补充营养。

(3) 选用糖皮质激素,与抗生素同时使用。

3. 局部治疗　使用无刺激性并有收敛、消炎和杀菌作用的药物。

(1) 本病属于急性病,有一定危险性。所以应该及早住院治疗,早期应用敏感抗生素;有条件时要进行药敏试验。

(2) 注意营养支持,给予高蛋白、高维生素、易消化的软食物,避免生冷硬烫或者煎炸熏烤的食品;维持水电平衡,必要时补液。

(3) 加强患儿护理,避免受凉感冒,必要时可用保温箱。认真做好眼睛、口腔、鼻腔等黏膜处护理,及时清除支气管分泌物,以减少并发症的发生。

(4) 皮损处一般多采取暴露疗法,尽量不用敷料、绷带等包扎。对于红斑肿胀部位可外用炉甘石洗剂;对于大疱糜烂部位可用 0.25‰呋喃西林溶液或0.5% 小檗碱溶液等做冷湿敷;而表皮剥脱后的裸露面可以外搽一些含抗生素的油剂,以保护疮面,促进愈合。

(5) 家长需注意婴幼儿的清洁卫生,经常洗手洗脸;小儿的衣服、被褥、尿布等要经常清洗,并放在阳光下晒晾。

(6) 避免与有炎症性皮肤病的患者接触;一旦发现婴幼儿患有本病,应该立即隔离,避免交叉感染。

【常见护理诊断/问题】

1. 皮肤完整性受损　与表皮剥脱有关。

2. 高热　与感染有关。

3. 疼痛　与患者皮肤受损有关。

4. 有感染的危险　与患者皮肤受损有关。

5. 营养失调　与创面丢失血浆蛋白有关。

6. 自我形象紊乱　与外貌改变有关。

【护理措施】

1. 皮肤护理　针对不同创面的皮肤,在护理时,其护理方法也是不同的。

(1) 表皮松解剥脱渗出比较多者,用 0.1% 的雷夫诺尔溶液湿敷在创面上,药液温度控制在 25℃。有大水疱者,首先用无菌注射器将疱液全部抽出,再湿敷,每日湿敷的时间控制在 20min,2 次 /d。

(2) 创面有红斑,渗出较少者,湿敷后可涂软膏。由于患儿对疼痛比较敏感,因此在涂抹时应当选择患儿熟睡后涂抹比较容易操作。

(3) 创面比较干燥,有结痂脱屑者,可直接涂软膏,帮助患儿减轻因为瘙痒所出现的不适感。并且还需要为患儿剪短指甲,避免患儿对创面进行抓挠。

2. 黏膜护理

(1) 眼部护理:遵医嘱使用生理盐水给予球结膜冲洗,然后滴抗生素眼药。

(2) 口腔护理:患者口腔黏膜水疱伴糜烂,给予口腔护理 2 次 /d,指导患者保持口腔清洁卫生,遵医嘱选用 0.9% 氯化钠注射液 + 碳酸氢钠 40 片漱口。

(3) 外阴黏膜:患者阴囊红斑、糜烂伴渗出,注意保持外阴的清洁干燥,给予会阴护理 2 次 /d。内裤宜宽松,以减少摩擦。

3. 高热护理

(1) 遵医嘱给予物理降温,必要时给予药物降温。

(2) 注意保暖,保持衣物干燥。

(3) 嘱患者多饮水。

(4) 严密监测患者体温变化。

4. 疼痛护理

(1) 遵医嘱正确使用药物。

(2) 协助患者取舒适体位,避免创面受压。

(3) 治疗尽量集中,动作轻柔,减少患者不适。

(4) 分散患者注意力。

5. 预防感染

(1) 注意隔离,限制陪探视人员。

(2) 操作时注意无菌操作。

(3) 遵医嘱正确使用抗生素、外用药。

(4) 保持环境清洁。

6. 饮食护理　给予高蛋白、高维生素、易消化的软食物,避免生冷硬烫或者煎炸熏烤的食品;维持水电平衡。

7. 心理护理

(1) 鼓励患者表达情感,了解患者所需。

(2) 给予良好的生活护理,尊重患者。

（3）使患者心情愉悦,能够配合治疗。

8. 健康教育

（1）耐心向家长解释病情和介绍治疗方案。

（2）指导家长平时注意孩子的皮肤清洁卫生,避免不良刺激,着棉质、松软的干净内衣,发现患儿有皮肤潮红、发热、流鼻涕等现象及时就医。

（3）加强营养,提高身体抵抗力,防止疾病再发。

（4）严格按医嘱院外用药,尤其是糖皮质激素,不可随意增减或突然停药,定期门诊复查。

第二十九章

皮肤外科疾病护理常规

第一节　Bowen 病

Bowen 病亦称原位鳞状细胞癌，为发生于皮肤或黏膜的表皮内鳞状细胞癌(图 29-1)。

【病因及发病机制】

该病病因可能与长期接触砷剂、慢性日光损伤及免疫功能抑制有关，也可能与病毒感染有关。

【临床表现】

本病可累及任何年龄，中老年人较多。好发于日光暴露部位(如颜面、头颈及四肢远端)，亦可累及口腔、鼻、咽、女阴和肛门等黏膜。皮损

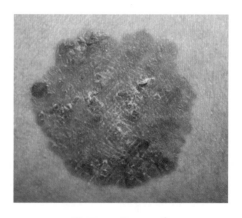

图 29-1　Bowen 病

为孤立性、境界清楚的暗红色斑片或斑块，圆形或不规则形，大小为数毫米至十余厘米不等，缓慢增大，表面常有鳞屑、结痂和渗出，除去鳞屑和结痂可露出暗红色颗粒状或肉芽状湿润面，很少出血或不出血；少数亦呈多发性，可散在、密集或互相融合，有时亦可呈不规则隆起或结节状，如形成溃疡则提示侵袭性生长。无明显自觉症状，偶有瘙痒或疼痛感。约 5% 患者可演变为鳞状细胞癌。

【治疗原则】

1. 手术治疗(较小皮损可使用冷冻、激光、放射疗法等)。

2. 抗感染治疗。

3. 局部观察及换药。

【护理措施】

1. 术前护理

（1）心理护理：入院后向患者及家属讲解 Bowen 病的相关知识及手术方法与效果，向患者介绍治疗成功案例，坚定患者成功治疗的信念，帮助患者解除思想负担，正确认识手术风险，以消除患者恐惧和紧张心理。

（2）术前准备：术前保持手术部位的清洁干燥，若术区在会阴部，应提前备皮，保证术区的清洁与术野开阔。

2. 术中配合　协助医生准备好手术所需器械，熟练掌握手术步骤，与手术医生密切配合，术中密切观察患者生命体征变化，必要时协助医生止血随时与患者交流，转移患者注意力，及时了解患者感受，及时给予安慰疏导，消除患者的焦虑、恐惧。

3. 术后护理

（1）一般护理：按局麻术后护理常规准备好物品，若遇术区在会阴部时，应注意缝合时是否彻底止血，固定是否完整。向手术医师了解术中失血情况和疣状物剥离区的出血情况。密切观察生命体征及术区出血情况。

（2）局部创面护理：保证创面清洁干燥，特别是会阴处要勤换药，也可在术区适当涂抹莫匹罗星软膏，预防感染。着重观察术区是否有出血情况。

（3）抗生素的合理使用：术前、术后常规使用抗生素 3d，以预防感染。

4. 饮食护理　嘱患者避免进食辛辣刺激性食物，忌烟酒，多进食清淡、易消化及富含营养的食物。

5. 病情观察　严密观察患者生命体征变化，着重观察术区是否有渗血、渗液及异味，若有特殊情况应及时告知医生。

6. 健康教育

（1）向患者介绍疾病的相关知识，减少患者因对疾病了解较少而产生的恐慌，帮助患者树立战胜疾病的信心。

（2）定期锻炼，注意个人休息，补充精力，摄入均衡和富含营养的膳食，避免进食辛辣刺激的食物。

（3）正确认识疾病，保持稳定的情绪及健康的生活方式，根据医嘱定期复查，若有不适，及时就医。

第二节　Paget 病

Paget 病是少见的表皮内上皮性肿瘤，根据病变部位不同，研究者将具有相似临床特征的 Paget 病分为乳房 Paget 病（MPD）和乳房外 Paget 病（EMPD）。

【病因及发病机制】

目前认为本病起源于乳腺导管近开口处,为乳头下乳腺导管内癌,早期为原位癌。这种导管内癌可向内侵入乳腺或顶泌汗腺上皮,而向外侧侵入表皮,形成表皮病变,因此早期肿瘤细胞是在导管内,而不在表皮内,后期肿瘤细胞才突破管壁进入乳腺结缔组织内。少数病例病变位于较深的乳腺导管内或腺体。并可见乳癌与本病并存。偶见原发于乳头皮肤内的顶泌汗腺及表皮。

【临床表现】

临床特征类似于皮炎和感染性皮肤病,常有湿疹样外观(图 29-2)。MPD多表现为乳房单侧发病,皮损表现为粉红色或红色斑块,伴渗出,常有鳞屑。EMPD 常见于 51~80 岁女性,发病部位包括外阴和肛周部位,少数情况下可能出现于阴茎、阴囊、腋窝等部位。瘙痒常为主要症状。

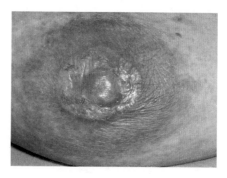

图 29-2　Paget 病

【组织病理】

早期表皮棘层肥厚,伴角化过度或角化不全,表皮嵴延长,晚期则表皮变薄,常有表皮缺损,甚至溃疡。本病病理变化特点是在表皮内,特别是棘层下部出现 Paget 细胞,此细胞与表皮细胞迥然不同,较正常角质形成细胞大 1~2倍,圆形,无细胞棘突及细胞间桥,胞质丰富而淡染,如空泡状。核大,圆形或卵圆形,深染,核膜清晰。一般为 1 个,也可多个核。可见有丝分裂象。在表皮内可单个存在,也可成巢状聚集,甚至侵及表皮各层而将表皮细胞挤压成网状,基底细胞被挤压在基底膜带与 Paget 细胞之间,呈扁平带状,即所谓 Paget样现象。一般 Paget 细胞不直接侵入真皮,但可沿汗腺导管、汗腺、毛囊及皮脂腺蔓延。真皮内常有中度慢性炎症浸润。乳头下乳腺导管内可见管内癌,癌细胞与 Paget 细胞相似,向上累及乳头及周围表皮,向下累及乳腺导管,甚至乳腺,穿破基底膜侵及周围结缔组织,而成为浸润性癌,则将有播散和转移的危险。

【治疗原则】

确诊后应迅速作乳房单纯切除术,如合并乳腺癌时,则应作根治术。

【护理措施】

1. 术前护理

(1) 评估患者:评估患者对手术耐受性和心理承受能力。评估患者的身体状况和营养支持。做好手术区域和供皮区域的清洁工作。

(2) 术前宣教:护理人员应告知患者认真配合医生完善各项常规检查,并且向其解释检查项目的意义、手术过程和预期以及可能发生的情况。指导患者术后体位,饮食注意事项,以及训练其床上大小便、咳嗽、咳痰等动作。

2. 术后皮瓣护理　EMPD 的治疗应行广泛性切除,包括皮肤 2~5cm 和广泛皮下组织的整块切除,手术创伤面较大,恢复时间较长,手术成功得关键是皮瓣的成活。因此在术后护理中,皮瓣的观察与护理很重要。术区换药 1 次 /d,过氧化氢清洁创面血痂后,常规消毒术区皮肤,覆盖敷贴。观察皮瓣颜色,正常情况下,术后 1~2d 内皮瓣颜色较植皮前稍苍白,以后逐渐恢复正常。若发绀、变黑或明显苍白均为异常,提示供血不足或发生血栓,立即汇报医生。愈合的创面常有痒感,提醒患者勿用力抓,以防切口张开破溃造成感染。

第三节　基底细胞癌

基底细胞癌(basal cell carcinoma)又称基底细胞上皮瘤,为发生于皮肤基底细胞层的肿瘤(图 29-3)。分化较好,生长缓慢,有局部破坏性,极少转移。

【病因及发病机制】

病因不明。可能与长期日晒密切相关,大剂量 X 线照射、烧伤、瘢痕、砷剂等与本病的发生、发展亦可能有关。

【临床表现】

好发于老年人的曝光部位,特别是颜面部。皮损常单发,但亦有散发或多

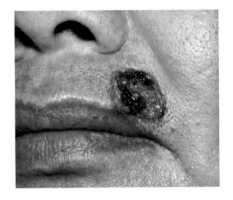

图 29-3　基底细胞癌

发。可伴发光化性角化病、黑子及毛细血管扩张。临床上可分为以下类型:

1. 结节溃疡型　最常见,好发于颜面,特别是颊部、鼻旁沟、前额等处。皮损初起为灰白色或蜡样小结节,质硬,缓慢增大并出现溃疡,绕以珍珠状向内卷曲的隆起边缘,称侵蚀性溃疡。偶见皮损呈侵袭性扩大,或向深部生长,破坏眼、鼻,甚至穿通颅骨,侵及硬脑膜,造成患者死亡。

2. 表浅型　常发生于躯干部,皮损为一个或数个轻度浸润性红色鳞屑性斑片,可向周围缓慢扩大,境界清楚,常绕以细线状珍珠状边缘,表面可见小片表浅性溃疡和结痂。愈后留有光滑萎缩性瘢痕。

3. 硬皮病样型或硬化型　罕见,常单发于头面部。皮损为扁平或轻度凹陷的黄白色蜡样硬化性斑块,无隆起性边缘、溃疡及结痂,类似局限性硬皮病。病程进展缓慢。

4. 色素型　与结节溃疡型类似,皮损呈褐色或深黑色,边缘部分色泽较深,中央呈点状或网状,易误诊为恶性黑素瘤。

5. 纤维上皮瘤型　好发于背部,为一个或数个高起性结节,触之呈中等硬度,表面光滑,类似纤维瘤。

【组织病理学】

起源于表皮或皮肤附属器的多潜能基底样细胞,可向不同方向分化。基底细胞癌的共同特点:①瘤细胞团位于真皮内与表皮相连;②瘤细胞似表皮基底细胞,但不同之处是瘤细胞核大,卵圆形或长形,胞质相对少,细胞境界不清,无细胞间桥,周边细胞呈栅栏状排列,境界清楚;③瘤细胞的核大小,形态及染色均一致,无间变;④瘤细胞团周围结缔组织增生,围绕瘤团排列成平行束,其中有许多幼稚成纤维细胞,并可见黏蛋白变性。由于黏蛋白在标本固定与脱水过程中发生收缩,因而瘤细胞团周围出现裂隙。此为人工现象,但为本病的典型表现而有助于与其他肿瘤鉴别。

根据组织病理学表现的不同可分为以下类型:①实体型:其病理改变如上所述;②色素型:有较多色素;③硬斑病型:结缔组织明显增生,瘤细胞被挤压呈束条状排列;④表浅型:瘤细胞团呈花蕾状或不规则团块状附着于表皮;⑤角化型:瘤细胞团块中央可见角化性区域;⑥囊肿型:瘤细胞团中央大片坏死出现囊腔;⑦腺样型:瘤细胞排列成细长索条,互相交织呈腺体样或花边样;⑧纤维上皮瘤型:瘤细胞排列成细长分枝的束条状,互相吻合,交织成网,周围结缔组织基质明显增生。

【治疗原则】

应根据年龄、皮损大小和部位加以综合考虑。理想疗法是手术切除或切除后植皮,建议应用 Mohs 外科切除技术。不能手术的患者可应用光动力疗法、放射疗法、电烧灼、激光、冷冻等治疗,局部外用维 A 酸霜、咪喹莫特、5- 氟尿嘧啶软膏等有一定疗效。

【护理措施】

1. 术前护理

(1) 心理护理:若手术部位在颜面部,患者会担心手术影响面部外观、预后差等不良后果。由此产生恐惧、焦虑甚至悲观等情绪。责任护士要了解患者心理变化、加强与患者进行沟通。详细耐心讲解疾病的相关知识、手术计划、方法及手术前后注意事项。介绍手术成功的病例,给予心理指导,以消除患者对手术的顾虑,树立战胜疾病的信心,使患者积极配合治疗,确保手术成功。

(2) 术前检查:术前进行术区 B 超、CT 检查,由于大多数患者年龄偏大,有局部或全身转移的可能,同时患有基础疾病的可能,如高血压、糖尿病等,故应全面体检,以了解身体情况,有基础疾病的患者,如高血压、糖尿病等,要积极配合医生治疗,待各项指标在正常范围内,再进行手术治疗,以免影响手术治疗效果。

(3) 术前准备:患处合并感染时给予抗感染处理、术前进行术区常规皮肤准备。术日晨禁食,更换手术衣,阿托品 0.5mg 皮下注射等处理。

2. 术后护理

(1) 注意观察生命体征的变化:全麻患者术后常规给予低流量吸氧,取平卧位,头偏向一侧,保持呼吸道通畅,避免分泌物堵塞鼻。24h 内密切观察生命体征,床边心电监护,注意血氧饱和度变化。

(2) 体位护理:全麻手术患者术后去枕平卧 6h,之后取仰卧位或健侧卧位,抬高床头 15°~30°,有利于术区转移皮瓣的血液循环,减轻术区创面渗血和肿痛不适,促进伤口愈合。

(3) 密切观察患者术后皮瓣的血运情况:皮瓣发生血管危象的危险期多发生在术后 72h 内。因此密切观察皮瓣的颜色、温度、肿胀、血管充盈时的情况。观察局部毛细血管情况,可采用棉签来对患者的皮肤进行压迫,如毛细血管的充盈出现缓慢,说明血循环出现了中断的情况。正常毛细血管充盈时间为1~2s。若皮瓣颜色苍白、无弹性、干瘪,毛细血管充盈延长或不明显,皮温突然下降,用针尖划破表皮后出血少或不出血,提示动脉危象。出现问题时要及时报告医生进行处理。做好床头交接班并记录。

(4) 保温护理:室温保持在 22~24℃,避免皮瓣受凉导致血管收缩,影响血液循环。皮瓣移植术后局部照射保持距离 30~40cm,并以单层纱布覆盖皮瓣,可有效地达到局部加温、方便观察的目的,但温度不要过高,以免烫伤。

(5) 预防感染:术后每日进行换药,保持切口清洁干燥,切口渗出液多时要及时更换敷料,创缘缝线处涂以红霉素软膏。包扎时间约 2~3d,包扎敷料松紧度适宜,以防压迫皮瓣导致血运障碍。避免局部血液循环不良。使用抗生素 3~7d 以预防感染。

(6) 术后止痛:伤口疼痛可导致焦虑,烦躁情绪,疼痛可反射性地引起血管痉挛,致使末梢血管收缩,血运欠佳导致血循环障碍,影响皮瓣成活。因此术后观察患者情况,倾听患者主诉,评估疼痛程度,伤口疼痛时要安慰患者,分散注意力,必要时使用镇痛药以减轻疼痛。

(7) 饮食护理:部分鼻部患者手术后,局部水肿明显,常有渗出液渗出,影响进食。术后当天以温凉流质或半流质饮食为主,术后第 3d 可进软质饮食,术后 2 周内避免进食过热、生硬及辛辣等刺激性食物,防止因咀嚼增加伤口张力,影响伤口愈合。

第四节 鳞状细胞癌

鳞状细胞癌(squamouscell carcinoma)简称鳞癌,又称棘细胞癌。是一种发生于上皮细胞的肿瘤(图 29-4)。

【病因及发病机制】

1. 紫外线照射、放射线或热辐射损伤。

2. 化学致癌物 如砷、多环芳香族碳氢化合物、煤焦油、木馏油、石蜡、蒽、烟草焦油、铬酸盐等。

3. 病毒感染 特别是人类乳头瘤病毒 16、18、30 和 33 型感染。

4. 某些癌前期皮肤病 如日光角化病、黏膜白斑、角化病。

5. 某些慢性皮肤病 如慢性溃

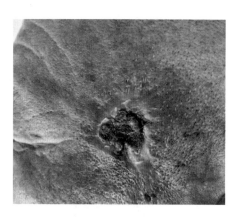

图 29-4 鳞状细胞癌

疡、慢性骨髓炎、红斑狼疮、萎缩硬化性苔藓等均可发或继发鳞状细胞癌。

6. 遗传因素 某些遗传性皮肤病如着色性干皮病,白化病等患者本病发病率较高。

【临床表现】

本病好发于老年人曝光部位皮肤。皮损初起常为小而硬的红色结节,境界不清,易演变为疣状或乳头瘤状,表面可有鳞屑,中央易发生溃疡,溃疡表面呈颗粒状,易坏死、出血,溃疡边缘较宽,高起呈菜花状,质地坚实,伴恶臭;部分肿瘤可呈凹陷性,进行性扩大并出现溃疡,进一步侵犯其下方筋膜、肌肉和骨骼。鳞状细胞癌可以发生淋巴结转移。继发于放射性皮炎、焦油性角化病、瘢痕者转移性远高于继发于日光损伤者,发生于口唇、耳郭、阴茎、女阴和肛门处的皮损也易发生转移,而同时存在免疫抑制及淋巴细胞增殖性疾病患者更易发生转移。

【组织病理学】

不规则肿瘤细胞团块构成癌巢,侵入真皮网状层或更深,瘤细胞团由不同比例的非典型(间变)鳞状细胞和正常鳞状细胞构成。非典型性鳞状细胞的特点是细胞大小和形状不一,核增生,染色深,出现核分裂,细胞间桥消失,个别细胞出现角化不良和角珠。

【治疗原则】

治疗应彻底,以免发生转移。可根据肿瘤大小、组织分化程度、患者年龄和身体状态等选择治疗方法,以手术切除为佳,建议应用 Mohs 外科切除术。可应用光动力疗法、维 A 酸、干扰素、电烧灼等治疗,放射疗法仅对部分患者有效,已经转移或晚期患者可试用顺铂、阿霉素或博来霉素等进行化疗。

【护理措施】

1. 术前护理

(1) 心理护理:术前患者易产生焦虑、紧张不安、恐惧等心理。我们应加强心理宣教。用通俗易懂的语言向患者介绍目前的医疗技术、手术过程、术后注意点、预后,介绍同类疾病患者的恢复情况,必要时展示治愈患者照片,增强患者信心。同时注重个性化护理。耐心倾听患者心声,满足生活所需,启动家庭支持系统,让患者以良好的状态配合手术,减少顾虑。

(2) 术前宣教:术前戒烟酒,避免受凉,加强营养,进食高蛋白、高热量、高维生素易消化饮食,增强机体抵抗力。

(3) 手术区皮肤准备:术前一天清理局部皮肤,剔除手术部位汗毛,防止手术区皮肤破损,以减少术后感染机会。

2. 术后护理

(1) 术后体位:全麻未清醒者予去枕平卧位,头偏向健侧,完全清醒后取平卧位,摇高床头 15°~20°,利于呼吸和头颈部静脉回流,减轻伤口缝线处张力。

(2) 温湿度适宜:温度保持在 25℃左右,湿度 50%~70%,因皮瓣术后保暖是必要的,寒冷及低温易致血管痉挛,影响皮瓣血供。加强病房空气消毒。

(3) 饮食管理:手术部位在唇部者,术后患者进食困难,不能正常张口进食,也不适宜鼻饲及胃肠外营养。做好患者饮食宣教尤为重要。早期进食流食,避免过烫,由营养师配制流食品种,指导患者使用直径 0.5cm 粗的吸管从健侧口角插入口腔内,用舌腹与硬腭进行吸吮,不能使用上下唇进行吸吮以免影响伤口愈合。术后 3~4 天复查电解质,根据血中的钾、钠、氯情况来给患者补充液体,保持机体最佳状态,逐渐过渡到正常饮食。

(4) 伤口护理:持续动态评估伤口,密切观察伤口的渗血、渗液、气味及有无红肿热痛等。注意生命体征、化验指标变化如血常规、C 反应蛋白等。保持伤口清洁、干燥,避免沾水,伤口周围皮肤勿搔抓。观察皮瓣的色泽、温度、肿胀程度等,伤口皮瓣注意保暖,避免受压,防止损伤。如患者出现伤口红肿热痛、体温上升、皮瓣颜色变深或苍白及时报告医生,及时处理。

(5) 术后宣教:面部手术患者术后尽量避免讲话,需要沟通,可通过纸笔进行书面交流或者肢体语言交流。避免皮瓣蒂部扭转、压迫、过度牵拉,以免影响局部血供。

第五节 角化棘皮瘤

角化棘皮瘤(keratoacanthoma)是一种罕见的良性肿瘤,它好发于暴露部位,特别是面中部和耳部(图 29-5)。生长迅速。在临床征象上和组织细胞学上有时难以与鳞癌相鉴别。

【病因及发病机制】

该病病因不明,有人认为与感染特别是病毒感染有关。

【临床表现】

临床上分为单发型、多发型、斑疹型 3 种类型,以单发型最为常见。

单发型多发生于中老年,多发型多发生于青年和成年。其临床表现相同,开始为一小红斑,逐渐变成坚硬丘疹,并迅速形成半球形突起的粉红色结节,顶部似火山口样溃疡,生长速度较快。在数周内增大至 1~2cm 或更大。无自觉症状或仅有轻度压痛或瘙痒。主要累及皮肤暴露区域,如面、颈、耳、前臂、手背等,少数发生在口唇、口腔黏膜及球结膜,累及鼻翼或鼻尖者较罕见。

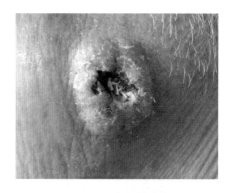

图 29-5　角化棘皮瘤

【治疗原则】

1. 手术治疗　局麻下行角化棘皮瘤切除术,必要时行皮瓣转移术。

2. 抗感染治疗。

3. 局部观察及换药。

【护理措施】

1. 术前护理

(1) 心理护理:入院后向患者及家属讲解疾病的相关知识及手术方法与效果,帮助患者解除思想负担,正确认识手术风险,以消除患者恐惧和紧张心理。

(2) 术前准备:术前保持手术部位的清洁干燥。重点做好面部皮肤准备。

2. 术中配合　协助医生准备好手术所需器械,熟练掌握手术步骤,与手术医生密切配合。术中密切观察患者生命体征的变化,随时与患者交流,转移患者注意力,及时了解患者感受,及时给予安慰疏导,消除患者的焦虑、恐惧。

3. 术后护理

(1) 一般护理:按局麻术后护理常规准备好物品,向手术医师了解术中失血情况。密切观察生命体征及术区出血情况。给予心电监护 6h 及鼻导管吸氧。

(2) 局部创面护理:术后嘱咐患者减少术区部位的活动,减少外出活动,以利于减少渗出,保护创面。创面换药时可以涂抹莫匹罗星软膏,预防感染。在换药时应动作轻柔,注意观察创面情况,若出血较多可用纱布加压止血。

(3) 抗生素的合理使用:术前、术后常规使用抗生素 3d,以预防感染。

4. 饮食护理　患者注意避免辛辣刺激性食物,忌烟酒,合理膳食,适当补充蛋白质,若手术部位靠近口腔,则早期应根据情况进流质饮食,逐步过渡到普食,有利于创面的恢复。

5. 安全护理　若手术部位靠近眼部且包扎后影响视线者,应将其作为安全管理的高危人群。护士在防跌倒、防坠床和安全用药等方面加强责任心,认真巡视病房,严密观察局部情况及患者生命体征,做好交接班。

6. 健康教育

(1) 术后嘱患者尽量避免头部下垂、弯腰、拎重物等剧烈活动,以免出血;临睡前少饮水,并尽量抬高枕头,防止面部水肿。

(2) 在生活中避免长期暴露于日光下、不接触化学致病物质如焦油、沥青等,防止病毒感染。做到早发现、早诊断、早治疗。

(3) 注意保持充足的睡眠,避免劳累过度。注意劳逸结合和生活规律,保持乐观愉快的情绪。

第六节　皮　　角

皮角(cutaneous horn)是一种临床病名,多在其他皮肤病变的基础上发生。皮角为锥形突出的角质增生,类似动物角,系角质物异常黏着所致。

【病因及发病机制】

该病病因不明,常见的原发病有脂溢性角化病、光线性角化病或早期鳞状细胞癌、角化棘皮瘤;还可发生于外毛根鞘瘤、倒置性毛囊角化病、基底细胞瘤、疣状痣、皮脂腺瘤、良性血管瘤等。

【临床表现】

皮角多发生于 40 岁以上,男性多于女性,经常日晒的老年人多见,最常见于面部、头皮、颈、前臂和手背等曝光处,也可见于眼睑、躯干和龟头等处。损害为单发或多发,是一种可高达 2~25cm 的锥形角质增生性损害,其高度往往大于横径。小如黄豆,大如羊角,常成圆锥形或圆柱形,有的成弧形或分枝如鹿角状。角突表面光滑或粗糙,基底较宽且硬,呈肤色、淡黄或褐色。病程缓慢,无自觉症状,并发于非肿瘤的皮角部分可以癌变。如在基底部出现潮红充血有浸润时,往往考虑为癌变的前兆。每个皮角切除后应做病理。

【治疗原则】

1. 手术治疗　局麻下行皮角切除术,必要时行皮瓣转移术。

2. 抗感染治疗。

3. 局部观察及换药。

【护理措施】

1. 术前护理

(1) 心理护理:向患者及家属讲解疾病相关知识及手术方式,通过护士与家属共同使用手语与患者沟通,帮助其解除思想负担,以消除患者恐惧和紧张的心理。

(2) 术前准备:术前保持手术部位的清洁干燥。重点做好头皮区域的皮肤准备,术前 3d 用清水清洁皮肤,术前 1 天备皮,备皮时应注意动作轻柔,避免刮伤术区皮肤。

2. 术中配合　协助医生准备好手术所需器械,熟练掌握手术步骤,与手术医生密切配合,术中密切观察患者生命体征的变化,必要时协助医生止血随时与患者交流,转移患者注意力,及时了解患者感受,及时给予安慰疏导,消除患者的焦虑、恐惧。

3. 术后护理

(1) 一般护理:按局部麻醉术后护理常规准备各种物品,因肿物较大,切除缝合时应注意彻底止血,无张力、无无效腔、无创面残留、无褶皱。术后向麻醉医师了解手术过程及术中失血情况,密切观察生命体征及皮角和疣状物剥离区的出血情况。

(2) 局部创面护理:术后早期新鲜创面用无菌依沙吖啶湿纱布持续湿敷,以利于减少渗液,预防感染,保护创面。次日创面结痂后用红霉素软膏均匀涂抹,防止干燥皲裂。由于疣体供血丰富,术后易出血,因此为创面换药时,动作要轻柔,注意观察创面情况,出血点用纱布加压止血。观察皮角和疣状物剥离区有无疼痛加剧、异味、渗出增加,甚至脓性分泌物等。

(3) 皮瓣护理:观察植皮区皮瓣的色泽、皮温、血运状况,发现异常应及时报告医生。按时换药,预防创面感染。向患者及家属讲解皮瓣出血的常见诱发因素,嘱患者尽量避免用力及外力碰撞伤口。

4. 饮食护理　嘱患者注意避免辛辣刺激性食物,忌烟酒,合理膳食,适当补充蛋白质,若手术部位靠近口腔,则早期应根据情况进流质饮食,逐步过渡到普食,有利于创面的恢复。

5. 安全护理　若手术部位靠近眼部且包扎后影响视线,应将其作为安全管理的高危人群。护士在防跌倒、防坠床和安全用药等方面加强责任心,认真巡视病房,严密观察局部情况及患者生命体征,做好交接班。

6. 健康教育

(1) 保持心情舒畅,有乐观、豁达的精神、坚强战胜疾病的信心。

(2) 注意充足的睡眠,避免过度劳累,注意劳逸结合,注意生活的规律性。

(3) 合理饮食,饮食应清淡,忌辛辣刺激的食物。

第三十章

皮肤科疾病中医护理

一、白疕（寻常型银屑病）中医护理方案

（一）常见证候要点

1. 血热证　新出皮疹不断增多，迅速扩大；皮损潮红，银白鳞屑，有筛状出血，瘙痒，可伴有尿黄，便干。舌质红，舌苔薄黄或白。

2. 血燥证　皮损淡红，干燥脱屑，可伴有皲裂，口干咽燥。舌质淡，舌苔少或薄白。

3. 血瘀证　皮损肥厚浸润，经久不退，颜色暗红，鳞屑附着紧密，女性可有痛经，舌质紫暗或有瘀点、瘀斑。

（二）常见症状/证候施护

1. 皮损潮红、鳞屑

（1）观察皮疹部位、颜色、形状、鳞屑、有无出血点及同形反应。如突然出现全身弥漫性潮红、大量脱屑，并伴有高热等症状或皮肤瘙痒剧烈时，立即报告医生。

（2）禁用热水烫洗皮肤，避免外伤等。

（3）遵医嘱中药湿敷。

（4）遵医嘱中药搽药。

（5）鳞屑较多的患者宜在搽药前温水洗浴，轻轻去除鳞屑；皮损处留有其他药物时宜用棉球蘸植物油将其拭去；当患处结痂较厚时，用植物油或清热解毒软膏，如黄连膏、化毒散膏厚涂，待痂皮软化去除后再行搽药。

（6）头皮部位的皮损，搽药前宜把头发剪短；女患者不愿剪发时，可用梳子将头发分开再上药。

2. 皮损淡红、干燥脱屑

（1）观察皮疹部位、颜色、形状、鳞屑情况。

（2）遵医嘱中药药浴。

（3）遵医嘱中药熏洗。

（4）遵医嘱中药搽药。

3. 皮损肥厚浸润、经久不退

（1）观察皮疹部位、颜色、形状、鳞屑情况。

（2）遵医嘱中药搽药,涂后选用塑料薄膜或纱布封包患处。

（3）遵医嘱中药药浴。

（4）遵医嘱拔火罐,适用于肌肤丰厚处。

4. 瘙痒

（1）评估瘙痒程度,观察皮肤有无抓痕、血痂、感染,是否影响睡眠等。

（2）宜选用干净柔软的纯棉衣服,可用手轻轻拍打痒处。

（3）保持皮肤清洁,选用温和、刺激性小的洗涤用品,水温适宜。

（4）遵医嘱中药搽药。

（5）遵医嘱中药药浴。

（6）遵医嘱穴位贴敷:取神阙穴。

（三）中医特色治疗护理

1. 药物治疗

（1）内服中药。

（2）注射给药。

2. 特色技术

（1）中药湿敷:适用于皮损色红者,药液温度20~25℃,以6~8层纱布浸湿,用双钳夹起或戴无菌手套将其挤干(以不滴水为度),将湿敷垫紧贴在患处(中间不能有空隙),每隔20min更换一次,持续时间40min,1~2次/d。

（2）中药药浴:适用于血燥、血瘀证,皮损色暗或淡,静止或趋于消退者。遵医嘱中药煎汤浸浴,每次30min,每日或隔日1次。

（3）中药熏洗:适用于血燥、血瘀证。遵医嘱中药煎汤,熏蒸温度50~70℃为宜,待药液降至38~42℃时拭洗,每日或隔日1次。

（4）中药搽药:薄涂患部使之均匀,每日1~2次。血瘀证,皮损肥厚浸润、经久不退的患者,宜厚涂,搽药后可选用塑料薄膜或纱布封包患处,每日1~2次。

（5）穴位贴敷:每次6~8h,每日1次。

（6）拔火罐:适用于血燥、血瘀证患者。在肌肤丰厚,皮损肥厚处,遵医嘱采用拔(走)罐法,每日或隔日1次。

（7）耳穴贴压。

（8）穴位按摩。

二、丹毒中医护理方案

(一) 常见证候要点

湿热毒蕴证:发于下肢,局部红赤肿胀、灼热疼痛,或见水疱、紫斑,甚至结毒化脓或皮肤坏死;或伴恶寒发热,胃纳不香。舌质红,苔黄腻。

(二) 常见症状 / 证候施护

1. 局部红赤肿胀

(1) 卧床休息,避免劳累。告知患者戒烟、酒。

(2) 抬高患肢30°~40°,穿着合适的鞋袜和棉制衣物,避免穿着化纤毛织品,减少摩擦、搔抓,避免强烈阳光直射患部皮肤。

(3) 观察红赤肿胀的部位、性质、范围,每日定时、定位用软尺测量患肢肿胀部位的周径,以了解肿胀变化情况。患侧肢体严禁静脉输液。

(4) 每日用碘伏消毒清洗创面。尽可能暴露水肿部分,避免翻身时擦伤、剥脱、局部挤压,防止炎症扩散。

(5) 遵医嘱中药泡洗(未溃期)。

(6) 遵医嘱中药外敷。

(7) 遵医嘱中药湿敷。

(8) 遵医嘱中药熏洗。

(9) 遵医嘱中药熏蒸。

2. 发热

(1) 监测体温等情况。寒战者注意保暖,加盖衣被。高热者遵医嘱采取相应的退热措施。

(2) 鼓励患者多饮水约1 500~2 000ml/d,遵医嘱可选用清热解毒中药煎汤代茶频频饮服,如菊花、金银花等。

(3) 遵医嘱穴位按摩,取大椎、合谷、曲池等穴,按摩手法用泻法。

3. 疼痛

(1) 观察疼痛的性质、部位、程度、持续时间。

(2) 遵医嘱穴位按摩,取合谷、内关、足三里等穴。

(3) 遵医嘱耳穴贴压,取神门、脑、交感、枕、肾上腺、皮质下等穴。

(4) 遵医嘱中药外敷。

(5) 遵医嘱中药湿敷。

(6) 遵医嘱中药塌渍。

4. 水疱

(1) 水疱超过3cm者,遵医嘱抽吸疱液。

(2) 保持局部皮肤清洁,忌用强刺激性沐浴品及热水烫洗局部皮肤,避免摩擦、搔抓及强烈阳光直接照射皮肤等,以免造成再次感染。

(3) 遵医嘱中药外敷。

(三) 中医特色治疗护理

特色技术

(1) 中药外敷:药物涂抹厚度约 1~2mm,敷药面积应超过红肿部位 1~2cm,一般敷药 4~6h。

(2) 中药湿敷:适用于周围皮肤瘙痒、渗出较多或伴有水疱糜烂者,每日 2 次。温度以 24~31℃为宜,定时加药以保持局部湿润。一般敷药 4~6h。

(3) 中药熏蒸:适用于肢体肿胀、疼痛、溃疡创面不敛、久不收口者等。应用中药熏蒸设备,喷气口与皮肤之间最佳距离为 25~30cm,防止烫伤。

(4) 中药熏洗:早期不宜选用,一周后若局部红肿减轻,颜色转淡红,可行中药熏洗,每日 1 次。

(5) 中药塌渍。

(6) 中药泡洗:每日 1~2 次,每次 30min。

(7) 穴位按摩。

(8) 耳穴贴压。

附录一

皮肤科常用药物说明

一、外用药

（一）多磺酸黏多糖乳膏

防止浅表血栓的形成,促进吸收,防止局部炎症发展和加速血肿吸收。多磺酸黏多糖促进正常组织的再生。

【适应证】

1. 浅表性静脉炎、静脉曲张性静脉炎。

2. 静脉曲张外科和硬化术后的辅助治疗。

3. 血肿、挫伤、肿胀和水肿。

4. 血栓性静脉炎、由静脉输液和注射引起的渗出。

5. 抑制瘢痕的形成和软化瘢痕。

【护理观察要点】

观察患者用药后有无局部皮肤或接触性皮炎。

【用药宣教】

1. 对乳膏任何成分或肝素高度敏感者禁用,开放性伤口或破损的皮肤禁用。

2. 喜疗妥乳膏不能直接涂抹于破损的皮肤和开放性伤口。

3. 避免接触眼睛或黏膜。

4. 喜疗妥乳膏不推荐在孕期或哺乳期应用。

5. 存于30℃以下,但不能冷冻。

（二）夫西地酸乳膏

对与皮肤感染有关的各种革兰氏阳性球菌尤其对葡萄球菌高度敏感,对耐金黄色葡萄球菌也有效,对某些革兰氏阴性菌也有一定的抗菌作用。

【适应证】

本品适用于各种细菌性皮肤感染,主要用于革兰氏阳性球菌引起的皮肤感染。如脓疱疮、疖肿、毛囊炎、甲沟炎、汗腺炎、红癣、寻常痤疮、创伤合并感染、湿疹合并感染、溃疡合并感染等。

【护理观察要点】

1. 观察患者有无用药后局部皮肤反应,包括接触性皮炎、湿疹、红斑、斑丘疹、皮肤过敏反应等。

2. 加强观察有无黄疸、紫癜、表皮坏死、血管水肿等罕见不良反应发生。

【用药宣教】

1. 夫西地酸对眼结膜有刺激作用,尽量避免在眼睛周围使用。

2. 当治疗严重皮肤感染或顽固性皮肤疾病时,应辅助进行抗生素的全身用药。

3. 若发生严重刺激作用或出现过敏反应时,应停止用药并改用其他替代药物治疗。

4. 孕妇及哺乳期妇女慎用。

5. 密封保存。

(三)丙酸氟替卡松乳膏

是一种高效、具有局部抗炎作用的糖皮质激素,经皮给药后,对 HPA 轴的抑制作用很弱,因此,其治疗指数高于大多数常用的类固醇制剂。

【适应证】

成人,适用于各种皮质激素可缓解的炎症性和瘙痒性皮肤病;儿童,低效皮质激素无效的 1 岁以上(含 1 岁)儿童在医生的指导下可用本品缓解特异性皮炎引起的炎症和瘙痒。

【护理观察要点】

1. 长期和大量使用糖皮质激素的患者,应注意观察有无局部皮肤萎缩、毛细血管扩张、多毛及色素减退等不良反应,若出现过敏现象应立即停药。

2. 患者长期或大面积应用糖皮质激素,可通过充分的全身吸收而出现肾上腺皮质功能亢进,应加强观察,监测患者 ACTH 兴奋试验和尿液游离类固醇测定结果,以检测下丘脑 - 垂体 - 肾上腺轴功能。局部应用糖皮质激素的患者应观察有无库欣综合征的出现。

3. 婴幼儿及采用封包治疗的患者,会增加发生口周皮炎、过敏性接触性皮炎、继发感染、皮肤萎缩、皮纹和痱子等不良反应的几率,婴儿涂药后使用尿布也应视为封包治疗,对于此类患者应加强观察。

4. 外用糖皮质激素治疗银屑病存在一些危险,如停药后反跳复发、出现耐药、诱发脓疱型银屑病、皮肤防御功能受损所致局部或全身毒性,所以银屑病患者使用本品时,监测病情很重要。

【用药宣教】

1. 儿童的相对体表面积较大,使用相同剂量时吸收量多,较易出现全身毒性,故用药时尽可能采用最低的有效治疗剂量。

2. 儿童应尽量避免长期持续使用本品,连续应用丙酸氟替卡松 4 周以上的安全性和有效性尚未确定。

3. 在医生指导下使用本品,本品仅供外用,用于眼睑时应小心防止药物进入眼睛,从而避免局部刺激或诱发青光眼。

4. 本品可引起皮肤不良反应。出现局部不良反应应及时告知医生。

5. 除非有医生指导,否则使用本品时不应封包,也不应用于面部、腋下、腹股沟处。本品不能用于尿布皮炎。

6. 若出现刺激,应立即停药并采取适当的治疗措施。

7. 面部在长期外用糖皮质激素进行治疗后较身体其他部位更易出现皮肤萎缩,在治疗银屑病、盘状红斑狼疮、严重湿疹时须谨记。

8. 皮肤感染时应停止外用糖皮质激素制剂,而采用抗生素全身给药治疗。

9. 本品禁用于玫瑰痤疮、寻常痤疮、酒渣鼻、口周皮炎、原发性皮肤病毒感染(如单纯疱疹,水痘)。

10. 本品应密封,30℃以下保存。

(四) 复方氟米松软膏

一种中等强度局部用甾体药物,是合成的二氟糖皮质激素,具有抗炎、抗过敏、血管收缩和抗组织增生等作用。

【适应证】

对糖皮质激素治疗有效的非感染性皮肤病,尤其是角化过度有关的皮肤病,如:脂溢性皮炎、接触性皮炎、异位性皮炎、局限性神经性皮炎、寻常型银屑病、扁平苔藓以及掌跖角化过度症。

【护理观察要点】

1. 观察用药部位有无瘙痒、皮疹及皮肤萎缩现象发生。

2. 尽管氟米松的副作用很小,但当它与水杨酸合用于面部或长期使用时,需要考虑其副作用的影响。治疗过程中如产生严重的刺激性或致敏性,如接触性过敏、皮肤色素沉着、感染、烧灼感、瘙痒,应停止用药。严重肾衰竭的患者,应定期监测有无水杨酸在体内堆积。

3. 长期用药、大面积用药、封闭用药或用于皮肤较薄部位(如面部、腋下)的患者,应观察有无毛细血管扩张、紫癜或类固醇痤疮的发生。同时必须注意用药可能引起的全身副作用,需要定期进行医学监测。

【用药宣教】

1. 此药禁用于皮肤的病毒感染（如水痘、接种疫苗后引发的皮疹、单纯疱疹、带状疱疹）、细菌感染、真菌感染、牛痘、梅毒、皮肤结核、红斑痤疮、口周皮炎及寻常型痤疮。

2. 本品应尽量避免长期用药或用于面部。

3. 应避免软膏与结膜接触。

4. 对于严重肾衰竭的患者，应避免反复大面积用药，以防水杨酸在体内的蓄积。

5. 本品不适用于皮肤有渗出液体的部位，同时也不适用于黏膜部位。运动员慎用。

6. 幼儿及儿童谨慎使用，避免长期连续治疗，封闭治疗时用药时间应尽量短，用药面积也应尽量小。

7. 孕妇或哺乳期妇女应谨慎使用，切勿大剂量或长期使用。

8. 阴凉干燥处保存。

（五）复方丙酸氯倍他索软膏

为强效糖皮质激素，具有抗皮肤角化异常的作用。

【适应证】

适用于寻常型银屑病。

【护理观察要点】

长期外用本品可引起皮肤萎缩，应注意观察皮损变化，调节药品使用剂量。

【用药宣教】

1. 不宜大面积（>10% 体表面积）使用，不宜在炎症显著、有糜烂或感染部位使用，以免加重感染或增加全身吸收。

2. 不宜长期使用，应与其他外用药物共同采用交替或顺序疗法以提高各类药物治疗的利与弊比率。

3. 对本品发生轻度以上刺激反应，用药之后症状不缓解、不能耐受或对疾病有不良影响者，需停药。

4. 搽药部位远离眼部。

5. 育龄期妇女用药期间不宜受孕，建议哺乳期暂停用药。

6. 婴儿及儿童不宜使用。

7. 避光、封闭，在凉暗处（避光，20℃以下）保存。

（六）卤米松乳膏

是一个强效含卤基的外用糖皮质激素药物，它具有抗炎、抗过敏、血管收缩和抗增生作用。

【适应证】

对糖皮质激素治疗有效的非感染性炎症性皮肤病,如皮炎、钱币状皮炎和寻常型脂溢性皮炎、接触性皮炎、异位性皮炎、局限性神经性银屑病。

【护理观察要点】

1. 局部用药部位有无刺激性症状,如烧灼感、瘙痒。

2. 患者如用于大面积皮肤或使用封包性包扎,或用于例如面部、腋下等通透性高的皮肤部位时,可能发生萎缩纹、萎缩性瘢痕、出血、口周皮炎、玫瑰痤疮样皮炎、毛细血管扩张、紫癜或激素性痤疮等不良反应,应密切观察。

3. 当大面积外用或使用密封性包扎(尤其用于新生儿或幼儿)时,糖皮质激素进入血液循环能产生肾上腺功能暂时性抑制,在停用本品后作用消失。但是突然停药,可继发急性肾上腺功能不全,应密切观察患者变化,做好相应指标的监测。

【用药宣教】

1. 细菌和病毒性皮肤病(如水痘、脓皮病、接种疫苗后、单纯疱疹、带状疱疹)、真菌性皮肤病、梅毒性皮肤病变、皮肤结核病、玫瑰痤疮、口周皮炎、寻常痤疮患者禁用此药。

2. 各年龄段患者,均应避免长期连续使用。密封性包扎应限于短期和小面积皮肤。如特殊需要大剂量使用本品,或应用于大面积皮肤,或使用密封性包扎,或长期使用,应对患者进行定时的医疗检查。

3. 本品应慎用于面部或破损部位(如腋间部位),且只能短期使用。尚未见报道全身性不良反应,例如对于肾上腺皮质功能的作用。然而根据医学基本理论,不排除这种危险性。

4. 在以下条件使用本品时,如大面积的皮肤上使用密封包扎时(尤其是在儿科),如果用药皮肤发生了感染,应立即加以合适的抗菌药治疗。卤米松乳膏不能与眼结膜或黏膜接触。

5. 糖皮质激素能掩盖卤米松乳膏中某一成分引起的皮肤过敏反应,应告诫患者本药品只能使用于本人当前的皮肤病,不能给其他人使用。

6. 对于幼儿及儿童,避免长期连续治疗,以免肾上腺轴抑制的发生。连续性治疗不应超过2个星期;2岁以下的儿童,治疗不超过7d。敷药的皮肤面积不应超过体表面积的10%,不应使用密封包扎。

7. 本品已证明可能有潜在致畸性,或对胚胎产生其他不良作用,孕妇应禁用。哺乳期妇女应慎用。

8. 本品应阴凉密闭保存。

(七)莫匹罗星软膏

该药品对于皮肤感染有关的各种革兰氏阳性球菌有很强的抗菌活性,对耐药金黄色葡萄球菌也有效。对某些革兰氏阴性菌有一定的抗菌作用。与其他抗生素无交叉耐药性。

【适应证】

该药品为局部外用抗生素,适用于革兰氏阳性球菌引起的皮肤感染,例如:脓疱疮、疖肿、毛囊炎等原发性皮肤感染及湿疹合并感染、溃疡合并感染、创伤合并感染等继发性皮肤感染。

【护理观察要点】

局部应用该药品一般无不良反应,偶见局部烧灼感、蜇刺感及瘙痒等,一般不需停药。

【用药宣教】

1. 如使用 1 个疗程后症状无好转或加重,应立即去医院就医。

2. 感染面积较大者去医院就医。

3. 该药品仅供皮肤给药,请勿用于眼、鼻、口等黏膜部位。

4. 误入眼内时用水冲洗即可。

5. 有中度或重度肾损害者慎用。

6. 孕妇慎用;哺乳期妇女搽药时应防止药物进入婴儿眼内。

7. 对该药品过敏者禁用,过敏体质者慎用。对其他含聚乙二醇软膏过敏者禁用。

8. 该药品性状发生改变时禁止使用。

9. 请将该药品放在儿童不能接触的地方。

10. 儿童必须在成人监护下使用。

11. 如正在使用其他药品,使用该药品前请咨询医师或药师。

(八) 他克莫司软膏

可抑制皮肤肥大细胞和嗜碱性粒细胞内已合成介质的释放。

【适应证】

适用于非免疫受损的因潜在危险而不宜使用传统疗法、或对传统疗法反应不充分、或无法耐受传统疗法的中到重度特应性皮炎患者的治疗,可作为短期或间歇性长期治疗。

【护理观察要点】

1. 注意观察用药部位有无皮肤脱色、皮肤过度生长、皮肤溃疡、红斑痤疮等不良反应。

2. 注意观察伴有或没有内塞顿综合征(鱼鳞病样红皮病)的患者有无急性肾衰、肾功能不全的发生。

3. 注意观察用药后反应,如患者治疗 6 周后症状未改善应报告医生。

【用药宣教】

1. 使用控制湿疹的症状和体征所需的最少量他克莫司软膏,当症状和体征消失后应停止使用。

2. 本品不应采用封包敷料外用。

3. 不要长期连续应用他克莫司软膏,只在湿疹受累的皮肤区域应用。

4. 不要将他克莫司软膏用于2岁以下的儿童。

5. 在开始使用他克莫司软膏治疗前,应首先清除治疗部位的感染灶。

6. 在治疗过程中,患者应最低限度减少或避免自然或人工日光暴露。

7. 刚刚使用他克莫司软膏后不要洗澡、淋浴、或游泳,以免冲掉药物减低药效。

8. 应用他克莫司软膏后请用肥皂和水洗手,这样可以清除手上残留的药物。

9. 保湿剂可与他克莫司软膏一起使用,如果要用保湿剂,请在用他克莫司软膏后再用。

10. 他克莫司软膏避免进入眼睛和口中。

11. 用于孕妇的安全性尚未确定,妊娠期和哺乳期禁止使用。

12. 室温15~30℃保存。

(九) 盐酸特比萘芬乳膏

为广谱抗真菌药,能高度选择性地抑制真菌麦角鲨烯环氧化酶,阻断真菌细胞膜形成过程中的麦鲨烯环氧化反应而干扰真菌固醇的早期生物合成,从而发挥抑制和杀灭真菌的作用。

【适应证】

用于治疗足癣、手癣、体癣、股癣、花斑癣及皮肤念珠菌病等。

【护理观察要点】

注意观察用药部位有无皮肤局部刺激如烧灼感,或过敏反应如皮疹、瘙痒等。

【用药宣教】

1. 仅供外用,避免误入眼内。应放在儿童拿不到的地方。

2. 通常临床症状于用药数天后即可缓解,若要预防复发,应规律使用本品一段时间,若两周后无效则要复查诊断结果。

3. 不得用于皮肤破溃处,避免接触眼睛和其他黏膜(如口、鼻等)。

4. 孕妇及哺乳期妇女慎用。

5. 用药部位如有烧灼感、红肿等情况应停药,并将局部药物洗净,必要时向医师咨询。

6. 本品涂敷后不必包扎。

7. 对本品过敏者禁用,过敏体质者慎用。

8. 本品性状发生改变时禁止使用。

9. 儿童必须在成人监护下使用。

10. 如正在使用其他药品,使用本品前请咨询医师或药师。

11. 密闭,阴凉干燥处保存。

二、口服药

(一) 盐酸西替利嗪分散片

【适应证】

为长效的组胺 H_1 受体拮抗剂,用于治疗季节性或常年性过敏性鼻炎,以及由致敏原引起的荨麻疹及皮肤瘙痒。

【护理观察要点】

1. 该药品会引起困倦、嗜睡、头痛、眩晕、激动、口干及胃肠道不适等,对于胃肠功能紊乱及神经精神障碍者慎用。

2. 观察患者有无过敏反应发生,如血管性水肿、全身性皮疹、瘙痒和低血压等。

3. 个别患者会出现天门冬氨酸氨基转移酶轻度升高,应定期检测肝肾功能。

4. 本品为抗组胺药,对于敏感体质,应警惕发生一过性的困意和乏力,对于从事驾驶和进行复杂工作的患者在用药前应进行个体评估。

5. 服用过量立即洗胃。

【用药宣教】

1. 避光,密封于室温(15~25℃)干燥处保存。

2. 肾功能损害者应减半量。

3. 酒后避免使用。

4. 服用镇静剂时应慎重使用。

5. 司机、操作机器或高空作业人员、妊娠及哺乳期妇女慎用。

6. 对本品过敏者禁用。

(二) 枸地氯雷他定胶囊

【适应证】

属于非镇静性的长效三环类抗组胺药,可通过选择性地拮抗外周 H_1 受体,用于缓解慢性特发性荨麻疹及常年性过敏性鼻炎的全身及局部治疗。

【护理观察要点】

1. 本品会引起恶心、头晕、头痛、困倦、乏力、口干,偶见嗜睡、健忘及晨起面部、肢端水肿,叮嘱患者多饮水,按"三步起床法"起床。

2. 该药品会引起血糖升高或电解质水平轻微变化,对于糖尿病患者、存在电解质失衡和心律失常的患者,应对相应指标进行定期监测。

3. 观察患者有无药物过敏反应发生,如血管性水肿、全身性皮疹、瘙痒和低血压等。

4. 个别患者会出现白细胞计数降低及肝酶升高,应定期监测肝功及血常规。

5. 本品为抗组胺药,对于敏感体质者,应警惕发生一过性的困倦和乏力,对于从事驾驶和进行复杂工作的患者在用药前应进行个体评估。

【用药宣教】

1. 本品为硬胶囊,不能掰开服用。

2. 对本品过敏者、严重肝功能损害、严重肾功能不全患者、严重心脏病或心律失常者、有晕厥病史者禁用此药。

3. 肝功能不良、膀胱颈阻塞或尿潴留、尿道张力过强、前列腺增生、青光眼患者应遵医嘱用药。

4. 妊娠及哺乳期妇女禁用。

5. 对本品药物敏感者,或出现过一过性困意和乏力的患者,用药期间应暂停从事驾驶或进行复杂工作。

6. 如有心脏病、心源性不适或心悸病史者,用药前应咨询医生。

7. 由于抗组胺药能清除或减轻皮肤对所有变应原的阳性反应,因而在进行任何皮肤过敏性试验前48h,应停止使用本品。

8. 请置于儿童不易拿到的地方。

9. 阴凉干燥处保存。

(三) 伐昔洛韦片

【适应证】

1. 单纯疱疹病毒感染

(1) 口服用于生殖器疱疹病毒感染初发和复发病例;对反复发作病例可用作预防。

(2) 注射剂用于免疫缺陷者初发和复发性黏膜皮肤单纯疱疹病毒感染的治疗以及反复发作病例的预防;也用于单纯疱疹性脑炎治疗。

(3) 软膏和霜膏剂用于单纯疱疹病毒所致的早期生殖器疱疹感染和免疫缺陷者自限性黏膜皮肤单纯疱疹的初发和复发病例。

2. 带状疱疹 口服用于免疫功能正常的带状疱疹和免疫缺陷者轻症病例的治疗。注射剂用于免疫缺陷者严重带状疱疹或免疫功能正常者弥散型带状疱疹的治疗。

3. 免疫缺陷者水痘的治疗。

【护理观察要点】

1. 长期口服本药可出现头痛、眩晕等,少见失眠。

2. 可轻度肝损害,表现为血清胆红素和碱性磷酸酶(ALP)的升高。短期用药时少见食欲减退;长期口服本药可出现恶心、呕吐、腹泻等。

3. 长期给药偶见月经紊乱。

4. 口服给药后少见皮肤瘙痒。过敏反应如偶见皮疹、荨麻疹、发热等,停药即可消退。

5. 严重免疫功能缺陷者长期或多次应用本药治疗后可能引起单纯疱疹病毒和带状疱疹病毒对本药耐药。

6. 长期口服本药可出现关节疼痛。

【用药宣教】

1. 禁用 肝肾功能异常者;精神异常者(静脉应用本药易产生精神症状);以往对细胞毒性药物出现精神反应者;脱水者;脑水肿者。

2. 交叉过敏 对其他鸟嘌呤类抗病毒药(如更昔洛韦、伐昔洛韦)过敏者也可能对本品过敏。

3. 儿童中未发现特殊不良反应,但婴儿排泄功能低,需减量给药。

4. 由于生理性肾功能的衰退,故老人使用本药时,用药剂量与用药间期需要调整。

5. 静脉给药可引起肾小管阻塞,使血肌酐和尿素氮增高。但如剂量恰当、水分补给充足则一般不会引起。

6. 本药不可用于肌内注射或皮下注射。

7. 如果疱疹的症状与体征出现,应尽早给药。

8. 口服给药 ①口服本药胶囊可同时进食,对吸收无明显影响;②生殖器复发性疱疹感染以口服间歇短程疗法给药有效;③由于动物实验曾发现本药对生育的影响及致突变,因此本药的口服剂量与疗程不应超过推荐标准,生殖器复发性疱疹感染的长疗程疗法也不应超过6个月;④口服给药时应给予患者充足的水,以防止本药在肾小管内沉淀。

(四) 甲泼尼龙片

【适应证】

1. 糖皮质激素只能作为对症治疗,只有在某些内分泌失调的情况下,才能作为替代药品。可用于治疗天疱疮,皮炎,严重的各类红斑病,剥脱性皮炎,蕈样真菌病,严重的银屑病,严重的脂溢性皮炎。

2. 用于控制如下以常规疗法难以处理的严重或损伤功能的过敏性疾病,季节性或全年性过敏性鼻炎,血清病,支气管哮喘,药物过敏反应,接触性皮炎,异位性皮炎。

【护理观察要点】

1. 体液及电解质紊乱　常规和高剂量的氢化可的松和可的松可产生盐皮质激素作用，除非在高剂量下，合成类衍生物很少发生类似作用。所有类固醇类药物都增加钙的排泄、钠潴留，某些敏感患者会发生充血性心力衰竭、高血压、体液潴留、钾离子丧失、低钾性碱中毒，所以限钠补钾的饮食可能是必要的。定期检测患者血液钾、钠、氯指标数值，定期监测血压变化情况，发现异常及时给予药物治疗。

2. 肌肉骨骼系统　长期大剂量应用糖皮质激素会导致类固醇性肌病如肌无力。还需监测有无骨质疏松、无菌性坏死、压迫性椎骨骨折、病理性骨折、股骨头坏死等。使用药物过程中要补充钙剂，穿防滑鞋子，避免摔倒。随时观察患者有无背痛、腰痛或其他部位骨痛。

3. 胃肠道　口服此类药物会导致胃肠穿孔、消化道溃疡、消化道出血、胰腺炎、食管炎、肠穿孔，使用药物过程中要严密观察有无胃部疼痛、食欲缺乏及胃酸增高症状，有无柏油样大便，给予胃黏膜保护剂，可于餐时给药，以减少胃部不适。

4. 皮肤病　严密观察有无伤口愈合延迟、瘀点和瘀斑、皮肤脆薄情况，防止掩盖感染的发生。

5. 神经系统　颅内压升高、假性脑肿瘤，使用糖皮质激素可产生精神失常，包括欣快感，失眠，情绪不稳定，个性改变，严重抑郁甚至明显的精神病表现。及时观察患者有无情绪、行为、睡眠及精神状态改变。

6. 内分泌　月经失调引发库欣病、抑制垂体 - 肾上腺皮质轴、引发潜在的糖尿病以及增加糖尿病患者对胰岛素和口服降糖药的需求，定时监测血糖，严密观察患者血糖变化数值。禁止与噻嗪类利尿药合用。

7. 服用本品会引起过敏反应，观察患者是否出现面部、眼部水肿。

8. 长期使用糖皮质激素可引发后房囊下白内障、青光眼和可能损伤视神经，并增加眼部继发真菌或病毒感染的机会，给予抗病毒滴眼液保护治疗。

9. 使用前需进行结核菌试验，结核反应阳性禁止进行激素治疗，避免诱发病灶扩大感染。

10. 大剂量糖皮质激素会抑制宿主的抵抗力从而导致对真菌、细菌和病毒的易感性增加，必要时服用抗真菌药物。

【用药宣教】

1. 运动员慎用。

2. 孕妇及哺乳期妇女禁用。

3. 服用糖皮质激素的患者不可接种牛痘，也不可接受其他免疫措施，特别是大剂量服用的患者，因为有出现神经系统并发症和 / 或缺乏抗体反应的危险。

4. 糖皮质激素与阿司匹林联合用于凝血酶原过少的患者时应谨慎。

5. 全身性真菌感染,已知对甲泼尼龙过敏者禁用。

6. 长期服药后,停药前应逐渐减量。切不可骤然停药。

(五) 地塞米松片

【适应证】

主要适用于过敏性与自身免疫性炎症性疾病,结缔组织病,严重的支气管哮喘,皮炎等过敏性疾病。溃疡性结肠炎,急性白血病,恶性淋巴瘤等。

【护理观察要点】

1. 本品抗炎、抗过敏、抗休克作用比泼尼松更显著,而对水钠潴留和促进排钾作用很轻,应用本品时需定时监测患者血压变化情况。

2. 与利尿剂(保钾利尿剂除外)合用可引起低钾血症,需定时监测患者血钾变化值。

3. 结核病、急性细菌性或病毒性感染者慎用,如确有必要应用时,必须给予适当的抗结核、抗感染治疗。使用前需给患者做结核菌素试验及细菌培养。

4. 应用本品需给予激素保价药物,如抗真菌类药物、胃黏膜保护剂、钙剂等,定期监测血糖变化值。

5. 高维生素高蛋白饮食。观察患者有无出现毛囊炎、满月脸、水牛背、向心性肥胖等。

6. 对本品及肾上腺皮质激素类药物有过敏史患者禁用。

【用药宣教】

1. 叮嘱患者避免摔倒造成骨折。

2. 长期服药后,停药前应逐渐减量,切不可骤然停药。

3. 避光,密封保存。请置于儿童不能触碰到的位置。

(六) 骨化三醇胶丸

是一种防治骨质疏松症用药,同时也是一种钙调节药。

【适应证】

绝经后骨质疏松,慢性肾衰竭尤其是接受血液透析患者之肾性骨营养不良症,术后甲状旁腺功能低下,特发性甲状旁腺功能低下,假性甲状旁腺功能低下,维生素 D 依赖性佝偻病,低血磷性维生素 D 抵抗型佝偻病等。

【护理观察要点】

1. 观察有无高血钙综合征或钙中毒,偶见的急性症状包括食欲减退、头痛、呕吐和便秘。慢性症状包括营养不良、感觉障碍,伴有口渴的发热、尿多、脱水、情感淡漠、发育停止以及泌尿道感染。

2. 并发高钙和高磷血症的患者(浓度大于 6mg/100ml 或 1.9mmol/L)可能

发生软组织钙化,这些表现可通过放射学检查而观察到。

3. 对敏感体质的患者可能会发生过敏反应。

【用药宣教】

1. 本品不得与维生素 D(使用药物学剂量)及其衍生物制剂合用,以避免引起高维生素 D 血症、高钙血症等。

2. 因血钙增高易诱发心律失常,故使用洋地黄类药物的患者应慎用本品,同时应严密监测血钙浓度。

3. 含镁药物(如抗酸药)可能导致高镁血症,故长期接受透析的患者使用本品时不得使用含镁药物。

4. 如果患者出现高钙血症的症状和体征,应及时告知医生。

5. 肾功能正常的患者使用本品时,应保持适量的水摄入,以免引起脱水。

6. 应根据患者血钙水平使用本品每日最佳剂量。患者应摄入足够量(不能过量)的钙。一日平均约为 800mg(按从食物和药物摄入计),不应超过 1 000mg,具体情况应个体化。

7. 用药不受饮食影响,若发生胃肠不适,则可以与食物同服。

8. 用药过程中应监测血钙、磷浓度以及血尿素氮、肌酸酐水平,同时应监测尿钙、尿肌酸酐。

9. 如果您怀疑用药过量,请立即停药,并查询更专业的药物专论或者求助医生。过量的表现可能有高血钙、高尿钙和高血磷;晚期可能出现畏光、痛痒、高热、烦渴、多尿、夜尿、畏食、体重减轻、性欲减退、(钙化性)结膜炎、胰腺炎、高血压、心律失常、高胆固醇血症、肝功能异常、血尿素氮升高等,罕见严重精神失常。

(七) 钙尔奇片

【适应证】

用于妊娠和哺乳期妇女、更年期妇女、老年人等的钙剂补充剂,并帮助防治骨质疏松症。

【护理观察要点】

1. 观察有无不良反应,如嗳气、便秘等。

2. 过量服用可发生高钙血症,偶可发生乳 - 碱综合征,表现为高血钙、碱中毒及肾功能不全(因服用牛奶及碳酸钙或单用碳酸钙引起),使用时间超过 2 周时,应进行血钙、血磷的监测。

【用药宣教】

1. 本品不宜与洋地黄类药物合用。

2. 本品宜在餐后服用,因空腹服用可能引起胃部不适。

3. 大量饮用含酒精和咖啡因的饮料以及大量吸烟,均会抑制钙剂的吸收。

4. 大量进食富含纤维素的食物、大量饮用含酒精或咖啡因的饮料、大量吸烟均可抑制本品中钙的吸收。

5. 应避光,密封,于室温干燥保存。

6. 如果您怀疑用药过量,请立即停药,并查询更专业的药物专论或者寻求医生帮助。过量的表现可能有高钙血症、高钙尿症、肾功能受损。

(八) 盐酸非索非那定胶囊

具有选择性外周 H_1 受体拮抗剂作用的抗组胺药。

【适应证】

1. 季节性过敏性鼻炎,适用于缓解成人和 6 岁及 6 岁以上的儿童的季节过敏性鼻炎相关的症状。如打喷嚏,流鼻涕,鼻、上腭、喉咙发痒,眼睛发痒、潮湿、发红。

2. 慢性特发性荨麻疹,适用于治疗成人和 6 岁及 6 岁以上儿童慢性特发性荨麻疹的皮肤症状,能够减轻瘙痒和风团的数量。

【用药宣教】

1. 盐酸非索非那定过量服用报道罕见,并且这方面信息很少。然而,有眩晕、嗜睡和口干的报道。在过量服用时,应考虑采取标准的措施去除尚未吸收的药物。建议采取对症处理和支持疗法。

2. 密封、干燥处保存。

(九) 甲钴胺片

【适应证】

周围神经病。

【护理观察要点】

1. 过敏,偶有皮疹发生(发生率 <0.1%)出现后请停止用药。

2. 其他,偶有(发生率 5%~0.1%)食欲缺乏、恶心、呕吐、腹泻。

【用药宣教】

1. 如果服用一个月以上无效,则无须继续服用。

2. 从事汞及其化合物的相关工作人员,不宜长期大量服用本品。

3. 本品开封后,应避光、避湿保存。

4. 如果错过用药时间,应在记起时立即补用。但若已接近下一次用药时间,则无须补用,按平常的规律用药。请勿一次性使用双倍剂量。

5. 如果怀疑用药过量,请立即停药,并查询更专业的药物专论或者寻求医生帮助。

(十) 复方青黛胶囊

清热解毒,化瘀消斑,祛风止痒。

【适应证】

用于血热挟瘀、热毒炽盛证;进行期银屑病、玫瑰糠疹、药疹见上述证候者。

【护理观察要点】

本品为胶囊剂,内容物为灰褐色或紫褐色的颗粒和粉末;微苦、酸。个别患者服药后可出现胃部不适、腹痛、稀便等消化道症状,密切观察服药后有无异常反应,如有不适及时通知医生给予相应处理。

【用药宣教】

1. 孕妇、脾胃虚寒及胃部不适者慎用。

2. 本品应密封保存。

三、静脉用药

(一) 复方甘草酸苷注射液

【适应证】

治疗慢性肝病,改善肝功能异常。亦可用于治疗湿疹、皮肤炎、荨麻疹、皮炎、斑秃。

【护理观察要点】

1. 使用该药品期间,可能出现休克、过敏性休克(血压下降、意识不清、呼吸困难、心肺衰竭、潮红、颜面水肿等),因此要充分注意观察,发生异常时应立即停药。

2. 患者可能会出现呼吸困难、潮红、颜面水肿等过敏症状,因此要充分注意观察。

3. 增大药量或长期连续使用时,可出现重度低钾血症、血压上升、钠及体液潴留、水肿、体重增加等假性醛固酮增多症状。在用药过程中,要充分注意观察(如测定血清钾值等),发现异常情况,应停止给药。

4. 静脉内给药时,应注意观察患者的状态,尽量以缓慢速度给药。

5. 利尿剂可增加该制剂中所含的甘草酸的排钾作用,而使血清钾进一步低下。因此与呋塞米类、噻嗪类等合用时,可能出现低钾血症(乏力感、肌肉低下)需充分注意观察血清钾值。

【用药宣教】

1. 高龄者易发低钾不良反应,因此需密切观察,慎重给药。

2. 给药后,需保持患者安静,并密切观察患者状态。

3. 与含甘草制剂并用时,容易出现假性醛固酮增多症,应予以注意。

4. 因该药可引起血清钾下降,故低钾血症患者不宜给药。

（二）薄芝糖肽注射液

用于进行性肌营养不良、萎缩性肌强直，以及前庭功能障碍、高血压等引起的眩晕和自主神经功能紊乱、癫痫、失眠等症。亦可用于肿瘤、肝炎的辅助治疗。

护理观察要点　偶有发热、皮疹等。

【用药宣教】

1. 如出现沉淀或混浊时停止使用。

2. 药品性状发生改变时禁止使用。

（三）注射用甲泼尼龙琥珀酸钠

是一种糖皮质激素，主要用于抗感染治疗，如皮肤疾病。也可用于血液病、神经系统、内分泌失调等。抗感染治疗①用于下列疾病危重期或维持治疗：系统性红斑狼疮（和狼疮性肾炎）；急性风湿性心肌炎；全身皮肌炎（多发性肌炎）；天疱疮；严重的脂溢性皮炎；严重的银屑病；蕈样真菌病；荨麻疹。②过敏状态：用于控制如下以常规疗法难以处理的严重的或造成功能损伤的过敏性疾病；支气管哮喘；接触性皮炎；异位性皮炎；血清病；季节性或全年性过敏性鼻炎；药物过敏反应；荨麻疹样输血反应；急性非感染性喉头水肿（肾上腺素为首选药物）。③血液疾病：获得性（自身免疫性）溶血性贫血；成人自发性血小板减少性紫癜（仅允许静脉注射，禁忌肌内注射）；成人继发型血小板减少；成红细胞减少（红细胞性贫血）；先天性（红细胞）再生不良性贫血。

【护理观察要点】

1. 体液与电解质紊乱　钠潴留；体液潴留；钾离子丧失；低钾性碱中毒；高血压。

2. 肌肉骨骼系统　肌无力。

3. 类固醇性肌病　骨质疏松；压迫性脊椎骨折；无菌性坏死；病理性骨折。

4. 胃肠道　可能发生穿孔或出血的消化道溃疡；消化道出血；胰腺炎；食管炎；肠穿孔。

5. 皮肤　妨碍伤口愈合；皮肤薄脆；瘀点和瘀斑；反复局部皮下注射可能引起局部皮肤萎缩。

6. 神经系统　颅内压增高；癫痫发作。

7. 精神失常症状　欣快感、失眠、情绪变化、个性改变及重度抑郁直至明显的精神病表现。

8. 内分泌　月经失调；出现柯兴状态；抑制儿童生长；抑制垂体 - 肾上腺皮质轴。

9. 糖耐量降低。

【用药宣教】

1. 本品为可供静脉及肌内注射用的甲泼尼龙,是一种合成的糖皮质激素。不仅对炎症和免疫过程有重要作用,而且影响碳水化合物、蛋白质和脂代谢,并且对心血管系统、骨骼肌肉系统及中枢神经系统也有作用。糖皮质激素的大部分治疗作用都与它的抗炎、免疫抑制和抗过敏性有关。

2. 本品可引发潜在的糖尿病;增加糖尿病患者对胰岛素和口服降糖药的需求。

3. 因引起钠潴留,增加钙离子的丧失,故限钠、补钾的饮食可能是必要的。

4. 逐渐递减用药量可减少因用药而产生的肾上腺皮质功能不全现象。这种相对功能不全现象可在停药后持续数月,因而在此期间一旦出现紧急情况应恢复用药;由于盐皮质激素的分泌也可能被抑制,应同时补充盐分和／或给予盐皮质激素。

5. 用药数天后,必须逐量递减用药剂量或逐步停药。长期治疗的患者应定期做常规实验室检查,如:尿常规、饭后2h血糖、血压和体重、胸部X线检查。有溃疡史或明显消化不良的患者应做上消化道 X 线检查。

6. 对属于特殊危险人群的患者应采取严密的医疗监护并尽可能缩短疗程,儿童;糖尿病患者;高血压患者;有精神病史者;有明显症状的某些感染性疾病,如结核病;或有明显症状的某些病毒性疾病,如波及眼部的疱疹及带状疱疹。

7. 为避免相溶性和稳定性问题,应尽可能将甲泼尼龙琥珀酸钠溶液与其他药物分开给药。

8. 采用糖皮质激素治疗异常紧急情况的患者,在紧急状况发生前、发生时、发生后需加大速效糖皮质激素的剂量。

9. 未溶解的药品,密闭,15~25℃保存,用所附稀释液溶解所得的溶液可在室温(15~25℃)下贮藏48h。

(四)注射用腺苷钴胺

主要用于巨幼细胞贫血,营养不良性贫血、妊娠期贫血、多发性神经炎、神经根炎、三叉神经痛、坐骨神经痛、神经麻痹,也可用于营养性疾患以及放射线和药物引起的白细胞减少症。

【护理观察要点】

1. 观察患者对疼痛的耐受力,向患者做好注射前解释工作。

2. 观察注射部位是否出现红肿硬结,一旦发现,对症处理,不能揉搓注射部位。

3. 治疗后期可能出现缺铁性贫血,应定期查血,及时补充铁剂。

【用药宣教】

1. 不宜与氯丙嗪、维生素 C、维生素 K 等混合于一容器中。

2. 氯霉素可减少其吸收,不宜同时使用。

3. 与葡萄糖有配伍禁忌,与对氨基水杨酸钠不能并用。

4. 本品遇光易分解,溶解后要尽快使用。

(五) 盐酸苯海拉明注射液

急性重症过敏反应,可减轻输血或血浆所致的过敏反应;其他过敏反应病,不宜口服用药者。

【护理观察要点】

1. 常见的有中枢神经抑制作用、共济失调、恶心、呕吐、食欲缺乏等。

2. 少见的有气急、胸闷、咳嗽、肌张力障碍等有报道给药后可发生牙关紧闭并伴喉痉挛。

3. 偶可引起皮疹、粒细胞减少、贫血及心律不齐。

【用药宣教】

1. 抗组胺作用,可与组织中释放出来的组胺竞争效应细胞上的 H_1 受体,从而制止过敏反应;对中枢神经活动有抑制镇静催眠作用;加强镇咳药的作用;也有抗眩晕,抗震颤麻痹作用。

2. 幽门十二指肠梗阻、消化性溃疡所致幽门狭窄、膀胱颈狭窄、甲状腺功能亢进、心血管疾病、高血压以及下呼吸道感染(包括哮喘)者不宜用本品。

3. 对其他乙醇胺类高度过敏者,对本品也可能过敏。

4. 应用本药后避免驾驶车辆、高空作业或操作机器。

(六) 地塞米松磷酸钠注射液

主要用于过敏性与自身免疫性炎症性疾病。多用于结缔组织病、活动性风湿病、类风湿关节炎、红斑狼疮、严重支气管哮喘、严重皮炎、溃疡性结肠炎、急性白血病等,也用于某些严重感染及中毒、恶性淋巴瘤的综合治疗。

【护理观察要点】

1. 长期使用可引起以下副作用　体重增加、下肢水肿、紫纹、易出血倾向、疮口愈合不良、痤疮、月经紊乱、肱或股骨头缺血性坏死、骨质疏松及骨折、肌无力、肌萎缩、低血钾综合征、胃肠道刺激(恶心、呕吐)、胰腺炎、消化性溃疡或穿孔,儿童生长受到抑制、青光眼、白内障、良性颅内压升高综合征、糖耐量减退和糖尿病加重。

2. 患者可出现精神症状欣快感、激动、谵妄、不安、定向力障碍,也可表现为抑制。精神症状尤易发生于患慢性消耗性疾病的人及以往有过精神不正常者。

3. 并发感染为肾上腺皮质激素的主要不良反应,以真菌、结核菌、葡萄球菌、变形杆菌、铜绿假单胞菌和各种疱疹病毒为主。

4. 糖皮质激素停药综合征,有时患者在停药后出现头晕、昏厥倾向、腹痛或背痛、低热、食欲减退、恶心、呕吐、肌肉或关节疼痛、头痛、头疼、乏力、软弱,经仔细检查如能排除肾上腺皮质功能减退和原来疾病复燃,则可考虑为对糖皮质激素的依赖综合征。

【 用药宣教 】

1. 为肾上腺皮质激素药。具有抗炎、抗过敏、抗风湿、免疫抑制作用。

2. 长期服药后,停药前应逐渐减量。如果错过用药时间,应在记起时立即补用,但若已接近下一次用药时间,则无须补用,按平常的规律给药,勿使用双倍剂量。

3. 结核病、急性细菌性或病毒性感染患者应用时,必须给予适当的抗感染治疗。

4. 用激素可抑制患儿的生长和发育,如确有必要长期使用时,应使用短效或中效制剂,避免使用长效地塞米松制剂。

5. 老年患者使用后易产生高血压及糖尿病,老年患者尤其更年期后女性使用易加重骨质疏松。

6. 对本品及肾上腺皮质激素类药物有过敏史患者禁用,高血压、血栓症、胃与十二指肠溃疡、精神病、电解质代谢异常、心肌梗死、内脏手术、青光眼等患者一般不宜使用。糖尿病、骨质疏松症、肝硬化、肾功能不良、甲状腺功能低下患者慎用。

7. 避光,密封保存。

附录二

皮肤科常见护理操作标准作业流程

（一）湿敷作业流程

【目的】

1. 清洁收敛皮肤、抑制渗出、控制感染、缓解症状。

2. 减轻皮肤创面水肿。

【范围】

1. 硫酸镁溶液　丹毒、外周静脉炎等伴有肿胀、灼热皮损。

2. 硼酸溶液　急性湿疹和皮炎、带状疱疹、天疱疮等伴有瘙痒或糜烂渗出皮损。

3. 依沙吖啶　皮肤溃疡、重症药疹、静脉炎等。

【目标】

减轻局部渗出、肿胀、疼痛、瘙痒等症状。

【操作步骤】

1. 利用皮肤科皮损专科评估表评估患者皮损情况，并与患者主管医生沟通，了解医嘱及湿敷药物、药物对皮肤的影响程度、湿敷部位和时间。

2. 评估患者自理和合作程度，询问患者过敏史，向患者解释湿敷方法，告知其湿敷目的和操作过程中可能发生的问题。

3. 责任护士做好自身准备，携带用物至床旁，帮助患者取舒适卧位，调节室温，打开屏风保护患者隐私。

4. 铺橡胶单、治疗巾，在无菌操作下进行，配制湿敷溶液，温度适宜（硼酸溶液的配制方法：取一袋硼酸粉倒入碗中，用热水 200ml 融化成溶液，晾凉即可）。

5. 用 6~8 层无菌纱布制成湿敷垫，药液浸透湿敷垫，拧至半干，不滴水为度，敷贴于皮损处，纱布与创面紧密贴合（硼酸湿敷面积不宜过大），保持纱布清洁和潮湿，每日 2 次，每次 20min。

6. 湿敷结束,安置患者,撤去屏风,整理床单位、正确处理用物。询问患者有无不适,向患者交代注意事项,湿敷后暴露 5min 左右,晾干。

7. 填写皮肤科专科治疗记录表。

【标准作业流程】

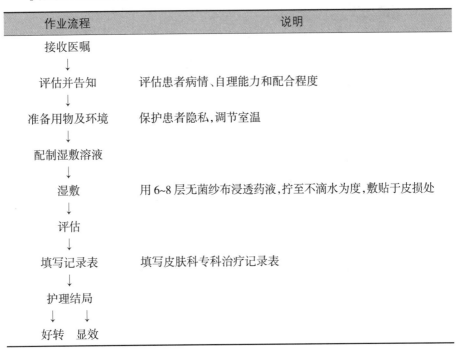

作业流程	说明
接收医嘱	
↓	
评估并告知	评估患者病情、自理能力和配合程度
↓	
准备用物及环境	保护患者隐私,调节室温
↓	
配制湿敷溶液	
↓	
湿敷	用 6~8 层无菌纱布浸透药液,拧至不滴水为度,敷贴于皮损处
↓	
评估	
↓	
填写记录表	填写皮肤科专科治疗记录表
↓	
护理结局	
↓ ↓	
好转 显效	

(二) 红蓝光治疗作业流程

【目的】

1. 扩张血管,改善局部血液循环和营养。

2. 促进炎症消退,加速组织修复。

【范围】

皮肤感染、慢性皮肤溃疡、冻疮、多形红斑、痤疮、毛囊炎、疖病等。

【目标】

减轻局部渗出,肿胀等症状。

【操作步骤】

1. 评估患者皮损,与患者主管医生沟通,了解医嘱及光疗种类、光疗对皮肤的影响程度、光疗剂量、部位、时间。

2. 评估患者自理和合作程度,询问患者过敏史,向患者解释光疗方法,告知其目的和操作过程中可能发生的问题。

3. 责任护士做好自身准备,携用物至床旁,帮助患者取舒适卧位,调节室温,拉上围帘,保护患者隐私,无关人员离开病房避免灼伤眼睛。

4. 铺橡胶单,治疗巾,协助患者戴上眼罩或用毛巾遮盖眼睛。

5. 连接光疗仪,开机,调节高度,设置治疗模式、时间、剂量,高度调整为 20cm 左右。每日 2 次,每次 20min。

6. 结束,安置患者,拉开围帘,正确处理用物,询问患者有无不适,向患者交代注意事项。

7. 正确评价效果,并填写皮肤科专科治疗记录表。

【标准作业流程】

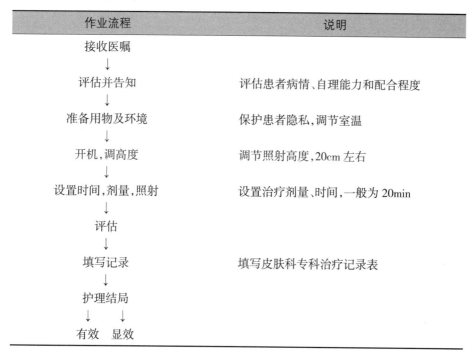

作业流程	说明
接收医嘱	
评估并告知	评估患者病情、自理能力和配合程度
准备用物及环境	保护患者隐私,调节室温
开机,调高度	调节照射高度,20cm 左右
设置时间,剂量,照射	设置治疗剂量、时间,一般为 20min
评估	
填写记录	填写皮肤科专科治疗记录表
护理结局	
有效　显效	

(三) 窄谱 UVB 治疗作业流程

【目的】

1. 抑制细胞增殖,使细胞增殖停顿、变性,从而抑制表皮细胞生长。

2. 免疫功能增加,抑制皮肤延迟性反应。

3. 黑色素细胞活性增高和数量增加。

【范围】

银屑病、脂溢性皮炎、掌跖脓疱病、湿疹、特应性皮炎、带状疱疹、白癜风、玫瑰糠疹、特发性光照性疾病、扁平苔藓、瘙痒症等。

【目标】

1. 提高免疫力。

2. 缓解皮肤瘙痒,改善生活质量。

3. 促进皮疹消退。

【操作步骤】

1. 向患者讲解病情,征求患者同意并签署知情同意书。

2. 评估患者皮损情况,并与患者、主管医生沟通治疗前测定患者 MED 剂量。对第一次照射的患者询问有无光疗过敏史、禁忌证;对连续照射的患者观察上次照射部位的皮肤反应。

3. 患者、责任护士做好自身准备,调节室温,拉好隔帘,保护患者隐私。将主机接通电源、打开开关。

4. 设定照射剂量,嘱患者戴护目镜,充分暴露照射部位,保护好隐私部位(乳头、会阴部),进行照射,患者照射时间应隔日一次,每次酌情增加剂量。

5. 治疗过程中加强巡视,观察患者有无不适,及时处理并报告医生。

6. 治疗结束,向患者交代注意事项。

7. 正确评价效果并填写皮肤科窄谱 UVB 治疗病历及皮肤科专科治疗记录单。

【标准作业流程】

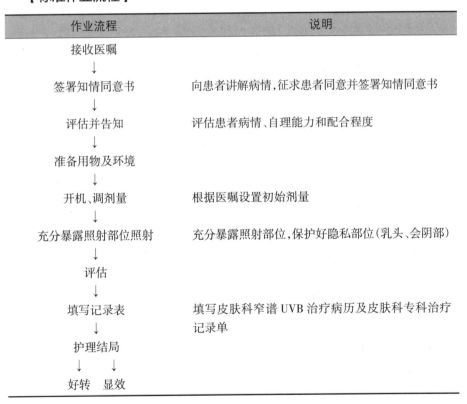

作业流程	说明
接收医嘱 ↓	
签署知情同意书 ↓	向患者讲解病情,征求患者同意并签署知情同意书
评估并告知 ↓	评估患者病情、自理能力和配合程度
准备用物及环境 ↓	
开机、调剂量 ↓	根据医嘱设置初始剂量
充分暴露照射部位照射 ↓	充分暴露照射部位,保护好隐私部位(乳头、会阴部)
评估 ↓	
填写记录表 ↓	填写皮肤科窄谱 UVB 治疗病历及皮肤科专科治疗记录单
护理结局 ↓ ↓ 好转 显效	

（四）中药浴疗作业流程

【目的】

祛风、利湿、清热解毒、通络止痛、养荣生肌。

【范围】

皮炎湿疹、银屑病、皮肤瘙痒症。

【目标】

减少皮屑剥脱、保证皮肤湿度,缓解瘙痒症状。

【操作步骤】

1. 评估患者皮损,与患者主管医生沟通,了解医嘱、中药浴疗对皮肤的影响程度、中药浴疗的部位、时间。

2. 评估患者自理和合作程度,询问患者过敏史,向患者解释中药浴疗的方法,告知其目的和操作过程中可能发生的问题。

3. 责任护士做好自身准备,做好环境准备,调节室温,拉上围帘,保护患者隐私。

4. 提前煎煮中药,按照比例调配好浴疗药液。

5. 协助患者浸泡皮损部位,并打开排风扇,保证浴室空气流通,浴疗过程中按时巡视患者,中药浴疗时间为 15~20min。

6. 治疗结束,协助患者安全返回病房,拉开隔帘,正确处理用物,询问患者有无不适,向患者交代注意事项。

7. 正确评价效果,并填写皮肤科专科治疗记录表。

【标准作业流程】

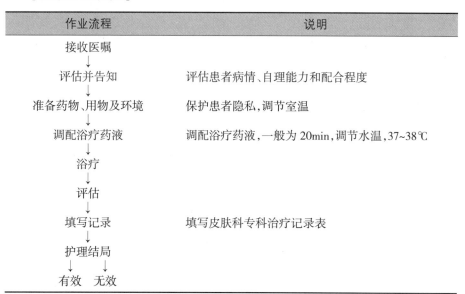

作业流程	说明
接收医嘱	
↓	
评估并告知	评估患者病情、自理能力和配合程度
↓	
准备药物、用物及环境	保护患者隐私,调节室温
↓	
调配浴疗药液	调配浴疗药液,一般为 20min,调节水温,37~38℃
↓	
浴疗	
↓	
评估	
↓	
填写记录	填写皮肤科专科治疗记录表
↓	
护理结局	
↓ ↓	
有效 无效	

（五）臭氧水疗作业流程

【目的】

1. 消炎、止痛。

2. 创面收敛、调节免疫功能。

【范围】

1. 各种皮炎、湿疹、银屑病等瘙痒炎症性皮肤病。

2. 压疮、脉管炎等引起的溃疡。

3. 带状疱疹、脓疱疮、手足癣等感染性疾病。

4. 各种天疱疮、大疱性类天疱疮等大疱性皮肤病的创面清洁治疗、糖尿病足等。

【目标】

减轻局部渗出，促进炎症减轻，促进创面愈合。

【操作步骤】

1. 评估患者皮损，与患者主管医生沟通，了解医嘱、水疗对皮肤的影响程度、水疗部位、时间。

2. 评估患者自理和合作程度，询问患者过敏史，向患者解释臭氧水疗的方法，告知其目的和操作过程中可能发生的问题。

3. 责任护士做好自身准备，做好环境准备，调节室温，打开排风扇，保证浴室空气流通，拉上隔帘，保护患者隐私。

4. 打开水疗仪，开机，调节水温，设置治疗模式、时间。

5. 协助患者浸泡皮损部位，浴疗过程中按时巡视患者，水疗时间15~20min。

6. 结束，协助患者安全返回病房，拉开隔帘，正确处理用物，询问患者有无不适，向患者交代注意事项。

7. 正确评价效果，并填写皮肤科专科治疗记录表。

【标准作业流程】

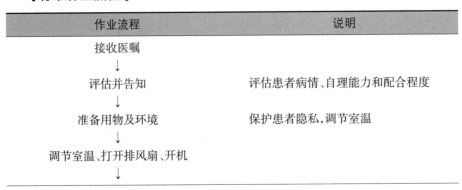

作业流程	说明
接收医嘱	
↓	
评估并告知	评估患者病情、自理能力和配合程度
↓	
准备用物及环境	保护患者隐私，调节室温
↓	
调节室温、打开排风扇、开机	
↓	

续表

作业流程	说明
设置时间,调节温度	设置治疗剂时间,一般为 20min,调节水温,37~38℃
↓	
水疗	
↓	
评估	
↓	
填写记录	填写皮肤科专科治疗记录表
↓	
护理结局	
↓　　↓	
有效　无效	

(六) 全身皮肤屏障护理作业流程(附录图 2-1)

【目的】

1. 保护创面,保持皮肤湿润,防止干裂。

2. 控制感染。

3. 保持皮肤清洁。

4. 防止水分丧失、软化皮肤、增强药物渗透性。

【范围】

大疱性类天疱疮、银屑病、结节性痒疹、湿疹、嗜酸性粒细胞增多性皮炎等。

【目标】

1. 降低系统使用激素量从而减少并发症发生。

2. 提高患者舒适度。

3. 缓解或减轻患者的疼痛感或痒感。

4. 缓解炎症。

5. 提高患者的生活质量。

【操作步骤】

1. 搽药前

(1) 评估:利用 BPDAI 评分表评估患者全身情况,包括皮损面积、有无新发水疱、有无糜烂面等。并与患者主管医生沟通,了解医嘱及外用药物、药物对皮肤的影响程度、搽药部位和方法。

(2) 清洁:清洁是搽药前的必要准备。其目的是去除鳞屑、保湿剂、外用药膏,保持皮肤清洁提高患者舒适度。

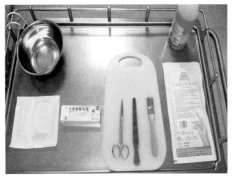

1. 环境用物准备

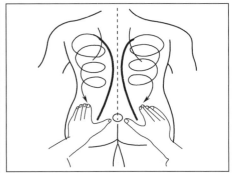

2. 预热

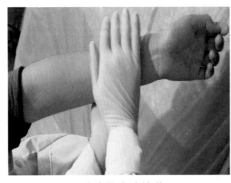
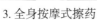

3. 全身按摩式擦药

4. 按摩方式

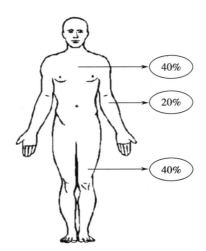

5. 药膏分布

附录图 2-1　全身皮肤屏障护理作业操作步骤

（3）环境准备：关闭病室门窗，打开空调调节到适宜的温度，以防患者在搽药过程中受凉，拉起隔帘以保护患者隐私。

2. 搽药　针对有水疱的患者，搽药前要抽取水疱。注意对水疱的疱壁进行保护。合理分配外用药膏。对于全身搽药的患者，外用药膏分布方法为躯干 40%、上肢 20%、下肢 40%；皮损严重处可适当增加外用药膏的使用剂量。先将外用药膏涂在手心进行预热。以打圈的方式进行全身按摩搽药，按摩三次，共 15min，每日 2 次。在外用药膏外盖一层保湿剂。

3. 再次利用 BPDAI 评分表进行评估，填写皮肤科专科治疗记录表。

【标准作业流程】

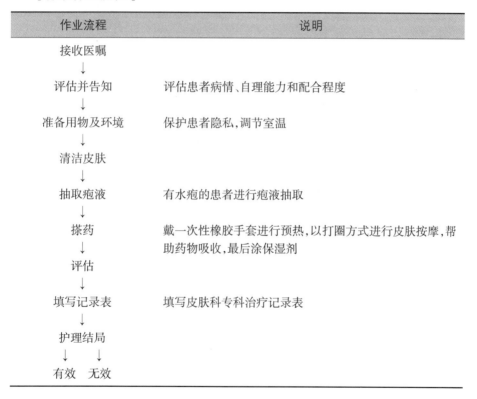

作业流程	说明
接收医嘱	
评估并告知	评估患者病情、自理能力和配合程度
准备用物及环境	保护患者隐私，调节室温
清洁皮肤	
抽取疱液	有水疱的患者进行疱液抽取
搽药	戴一次性橡胶手套进行预热，以打圈方式进行皮肤按摩，帮助药物吸收，最后涂保湿剂
评估	
填写记录表	填写皮肤科专科治疗记录表
护理结局	
有效　无效	

（七）疱病清创术作业流程

【目的】

1. 促进炎症吸收，使局部减压。

2. 保持局部干燥，对疱下皮层起保护作用。

3. 减少皮肤感染概率，缩短病程。

【范围】

天疱疮、带状疱疹等出现水疱或大疱的皮损。

【目标】

减轻疱壁张力,促进局部干燥,预防感染。

【操作步骤】

1. 利用 BPDAI 评分表评估创面发生部位、面积、程度,是否有水疱、糜烂、渗出、渗血、结痂。评估患者的意识、合作程度。

2. 携用物至床旁。核对患者姓名、床号、腕带,向患者做好解释,注意室温,关闭门窗,打开隔帘,保护患者隐私。

3. 嘱患者取舒适体位,局部创面垫治疗巾,后背等大面积创面垫一次性中单。保持环境清洁无菌。戴手套。

4. 清创 用镊子夹取蘸有生理盐水的无菌棉球,清除表面即将脱落的痂皮、渗出物及残留药物。

5. 抽疱 对清澈透亮的水疱,用安尔碘消毒后用一次性注射器刺入水疱最低处,吸出疱液;对疱液浑浊的脓疱,消毒后用一次性注射器挑破疱壁,清除疱内脓性分泌物,再消毒。抽疱液时注射器针头应平行皮肤刺入疱中,进针角度不可大,以免刺伤患者深部皮肤组织。

6. 抽疱液的同时要询问患者的感受,观察患者面色。

7. 协助患者取舒适体位,整理床单元,整理治疗车内物品。洗手,再次利用 BPDAI 评分表进行评估。

【标准作业流程】

作业流程	说明
接收医嘱 ↓	
评估并告知 ↓	评估患者皮损、意识及合作程度
准备用物及环境 ↓	保护患者隐私,调节室温
清创 ↓	用生理盐水棉球清除表面残留物
抽疱 ↓	消毒后用一次性注射器平行皮肤刺入水疱最低处抽吸疱液,再次消毒
评估 ↓	
护理结局 ↓　　↓	
有效　显效	

(八) 苄星青霉素肌内注射作业流程

【目的】

1. 治疗梅毒、淋病。

2. 减轻患者身体痛苦。

【范围】

梅毒淋病患者。

【目标】

1. 清除梅毒患者体内梅毒螺旋体。

2. 提高梅毒患者螺旋体清除率和血清学转阳率。

3. 提高患者生活质量。

【操作步骤】

1. 评估　接收并核对医嘱,询问过敏史,家族史。向患者解释,做好心理护理,保护患者隐私。

2. 皮试　作青霉素皮试,备好肾上腺素注射液。皮试阴性者方可肌内注射。

3. 肌内注射　准备 5ml 注射器和 7 号针头、生理盐水、苄星青霉素 120 万单位 2 支。携所有用物至床旁。铺治疗巾,协助患者取俯卧位。用注射器抽吸生理盐水 3.5ml,注入苄星青霉素瓶内,拔出针头,用手摇动,使粉末完全溶解。选择注射部位,常规消毒皮肤,再抽吸全部药液入针管,拔出针头,再抽吸生理盐水 0.5ml,使针梗处充满生理盐水,再轻摇注射器使生理盐水与药液混匀,立即进行深部肌内注射,回抽无回血后均匀有力无停顿地推注药液,药液推完后快速拔针。注射时采用"三快注射"(进针快、推药快而匀速、拔针快)。同法选择另一侧臀部注射。苄星青霉素治疗每周 1 次。嘱患者休息 30min 后离开,观察患者有无不良反应。若出现过敏反应,同青霉素过敏救治方法。

4. 填写青霉素皮试批号并记录。

【标准作业流程】

作业流程	说明
接收医嘱 ↓	
评估并告知 ↓	评估患者病情,过敏史,家族史,注射部位情况。保护患者隐私,做好心理护理
准备用物及环境 ↓	
皮试 ↓	每次注射前需进行皮试,阴性者方可注射
肌内注射 ↓	做好个人防护,采用"三快注射"方式给予注射,观察用药后的反应
评估 ↓	
填写记录表 ↓	填写青霉素皮试批号并记录
结束	

附录三

护理应急预案

一、公共应急预案

(一) 发生地震应急预案

发生地震 → 1. 医护人员要冷静沉着面对,立即打开消防通道
 2. 关闭电源、气源、水源、热源

↓

避震 → 1. 白天　由科主任、病房护士长统一指挥
 (1) 轻患者由责任护士指导寻找有支撑的地方或狭小空间(如床旁、墙角处或卫生间)蹲下或坐下,保护头颈
 (2) 重症患者由责任护士负责将患者身上引流管妥善安置好,迅速转移到床下;带呼吸机的患者连床推到紧挨承重墙的墙根处,远离外墙
 2. 夜间　值班护士指导轻患者,另一名护士与值班医生负责转移重症患者

↓

撤离 → 1. 震后组织患者有秩序从安全通道撤离,停止使用电梯
 2. 白天　由科主任、病房护士长指挥。轻患者由护士带领成批撤离;重症患者由科主任、病房护士长负责,调动病房所有人力(包括家属)用大单、被套、棉被运送。有监护仪的暂时撤除,吸氧者接氧气袋,带呼吸机者更换简易呼吸器
 3. 夜间　值班护士指导轻患者,另一名护士与值班医生负责转移重症患者

↓

广场、空地 → 注意维持秩序,安慰患者,减少恐惧

↓

善后处理 → 检查伤情、及时处理;以科室为单位集中,清点、核查人员(患者、家属、工作人员);安抚患者,继续治疗

备注	1. 撤离先轻患者后重患者 2. 灾情出现时,护士应做好患者及家属的安抚工作,稳定大家的情绪 3. 责任护士调动病房所有人力(包括家属),用大单、被套、棉被运送重症患者 4. 有秩序地撤离,以免造成混乱 5. 将所有患者撤离至安全地带(听从院长总指挥安排)

(二) 发生火情应急预案

发现火情

↓

评估火情→1. 火源、火势大小、危险性 　　　　　 2. 报告①报院消防中心 　　　　　　　　 ②日间:护士长→科主任→护理部 　　　　　　　　 ③夜间:护士长→科主任→总值班

↓

火势小→用灭火器灭火

↓

火势大→1. 确保环境安全　主班护士切断氧源、电源,撤离就近易燃易爆物品、贵重仪器,打开消防通道 　　　　　 2. 确保患者安全 　　(1) 重症患者由责任护士负责。将患者身上引流管妥善置好,协助家属用大单或被套作为搬运工具,运送患者。有监护仪的暂时撤除或启用蓄电池;吸氧者接氧气袋;带呼吸机患者更换简易呼吸器 　　(2) 轻患者由一位护士协助/指引患者湿毛巾捂口鼻,保持低姿势经安全通道紧急撤离,停止使用电梯 　　(3) 安抚患者及家属,切忌跳楼、乱跑 　　　　　 3. 保证资料安全　一位护士保护患者资料安全转移,必要时将资料装好由窗户投放安全区域

↓

无法撤离→1. 大火或烟雾已封锁前后出口时,应退守病房,用毛巾、被子等堵塞门缝,并泼水降温,靠墙躲避,等待营救 　　　　　　 2. 指挥轻患者用应急逃生绳、被单、窗帘等结成牢固的绳索,牢系在窗栏上顺绳滑至安全区域(确保安全)

↓

火情后处理→1. 以科室为单位,清点、核查人员(患者、家属、工员)、贵重仪器、物品等 　　　　　　　 2. 检查伤情、及时处理,做好护理记录 　　　　　　　 3. 准备急救物品及人力 　　　　　　　 4. 安抚患者

备注	1. 撤离先轻患者后重患者 2. 灾情出现时,护士应做好患者及家属的安抚工作,稳定大家的情绪 3. 避免大声呼喊,防止有毒烟雾进入呼吸道 4. 按部署有秩序地撤离。所有人员均要沿楼梯右侧行走,以免造成混乱、拥挤 5. 带婴儿逃离时,可用湿布轻轻蒙在婴儿脸上 6. 病房如断电,主任、夜班当班护士可以使用应急灯、手电照明引导患者撤离 7. 离开房间,一定要随手关门,使火焰、浓烟控制在一定的范围内 8. 科室日常准备应急逃生绳、简易防烟面具、应急灯或手电筒

附:灭火器的使用方法

1. 粉灭火器　拉下铅封拉环→打开喷嘴→一手持喷管,另一手下压手柄→对准火源喷洒干粉灭火
2. 壁式消火栓　打开或打碎玻璃门→按下消火栓报警按钮→接上水带,接水枪→拉至火源处,一人扶水枪,一人开启水阀门→放水灭火

(三) 停电应急预案

停电→开启应急装置(应急灯、手电),安抚患者

↓

告知→日间告知主班护士;夜间告知值班护士
　　　　电话告知电工房
　　　　节假日通知总值班
　　　　督促尽快检修恢复供电

↓

紧急处理→使用呼吸机者可换简易呼吸器;电动吸引器者可使用注射器吸引;监护仪者开启蓄电池;输液泵储电不足者人工调整输液速度;使用暖箱的婴儿关闭电源,使用双包被及热水袋

↓

供电后→及时启用各种仪器,并检查各种参数

↓

记录、交班→记录紧急处理措施,患者病情等;床旁交接重症患者

备注	做好各种急救仪器的日常充电及检查工作,随时准备应急启动

（四）停水应急预案

> **突然停水**

↓

> **报告**→水暖组

↓

> **解决**→联系外勤队协助取水，并通知病室患者

↓

> **储水**→联系水暖组确认断水时间；避免不必要用水，减少浪费

（五）封闭性电梯故障自救应急预案

> **被困电梯**

↓

> **应急**→1. 需镇静，切忌慌张
>   2. 电梯速度不正常，应两腿微微弯曲，上身向前倾斜，以应对可能受到的冲击

↓

> **呼救**→1. 用手机、电梯内的电话、警铃或对讲机与管理人员联系
>   2. 可拍门、叫喊或脱下鞋用鞋拍门、发信号求救
>   3. 无人回应，需镇静等待，观察动静，保持体力，等待营救，切忌不停地叫喊

↓

> **注意事项**→1. 不要强行扒门，因电梯内的人无法确认电梯所在位置，强行门会带来新的险情
>   2. 不要从电梯顶部安全窗爬出，以防出现险情

备注	1. 电梯困人是一种保护状态，而不是危险状态，因此不必惊慌 2. 发生火灾、地震、电梯进水等紧急情况时，严禁使用电梯，应改用消防通道或楼梯

（六）病房患者发生猝死抢救流程

> **评估**→生命体征

↓

> **抢救**→立即实施心肺复苏，报告医生，配合医生，就地抢救

↓

通知→通知家属、交代病情,立即报告护士长,严重时报告科主任

↓

抢救结果→抢救成功,继续监护,观察病情,并做好记录(内容包括日期、时间、地点病情及抢救过程)
　　　　　　抢救无效死亡,做好尸体料理,通知太平间接走尸体

↓

交班→应交接好记录的内容

备注	注意安抚好其他患者,保证病房内正常的医疗护理秩序

(七) 外出检查患者突发呼吸心跳骤停抢救流程

呼吸、心跳骤停→1. 立即就地抢救
　　　　　　　　　2. 畅通呼吸道
　　　　　　　　　3. 实施心肺复苏术

↓

通知→1. 发生在途中或辅助科室,边抢救、边电话通知病房或急诊室,派人员携带必要的抢救物品抢救患者
　　　　2. 发生在离住院病区较近时,首先通知病房医护人员并共同参与抢救

↓

抢救结束→返回病房,认真做好交接班

↓

记录→详细记录抢救过程

备注	1. 发生在途中或辅助科室,可适时转入抢救室进行抢救,但中途不得间断抢救 2. 患者初步抢救成功后,方能返回病房

(八) 过敏性休克抢救流程

评估→1. 症状及生命体征
　　　　2. 明确发生过敏性休克,立即停用药物,就地抢救
　　　　3. 未明确过敏性休克,通知医生判断明确

↓

抢救→1. 将患者平卧,立即皮下注射 0.1% 盐酸肾上腺素 0.5~1ml,儿童酌减
　　　　2. 吸氧、呼吸抑制行人工呼吸,心脏骤停行胸外心脏按压
　　　　3. 遵医嘱用药

↓

报告→立即报告护士长,严重时报告科主任

↓

记录交接→1. 密切监测生命体征,保暖,准确及时记录患者病情变化
　　　　　2. 门诊患者　医生在病历首页和药物过敏记录栏记录过敏药物名称、批号
　　　　　3. 住院患者　按规定做好相关记录,并在床头做标识

(九) 输液(血)反应抢救流程

评估→患者出现输液(血)反应时的症状及生命体征
　　　　排除原发病等其他原因

↓

紧急处理→立即更换液体、输液(血)管
　　　　　报告值班医生、配合抢救
　　　　　测量生命体征:体温、脉搏、呼吸、血压
　　　　　吸氧

↓

上报→报告病区护士长

↓

观察及护理→1. 置患者于合适体位,保暖
　　　　　　2. 加强巡视、监测生命体征、观察尿量及颜色
　　　　　　3. 安抚患者

↓

封存实物→封条上注明日期、时间,患者床号、姓名、药名、剂量封存人签名:两人或以上

↓

记录交班→填写《输液(血)反应报告表》,另《输血不良反应登记表》交血库
　　　　　　记录抢救过程,做好交班

备注	1. 液体(血)、输液器封存后放于冰箱,与相关部门联系检测
	2. 如疑为溶血反应,立即电话报输血科,同时抽取患者新鲜血液 4~5ml 注入试管(肝素抗凝剂),连同血袋及剩余血液送输血科,重新核对

（十）患者误吸抢救流程

误吸

↓

评估→1. 呼吸状况、缺氧程度及意识状态 　　　2. 吸入物的性质及量

↓

紧急处理→1. 清醒者　鼓励有效咳嗽，扣拍背部或运用立式海氏法 　　　　　2. 窒息者　仰卧位式海氏（腹部）冲击法清理 　　　　　　呼吸道　头侧卧位，经口、鼻负压吸引吸入物，通知值班医生配合抢救， 　　　　　　必要时给予吸氧或简易呼吸器加面罩实施加压给氧 　　　　　3. 心跳呼吸停止　实施 CPR

↓

观察→1. 严密观察　呼吸、血氧饱和度、心率、血压、意识 　　　2. 吸出物的性质和量

↓

整理、记录→1. 详细书写护理记录 　　　　　　2. 认真做好床边交接班

备注	海氏法　压肺部而使空气突然自声门冲出，使异物冲出体外 清醒者　立式海氏法 昏迷者　卧式海氏法

（十一）麻醉药品遗失处理流程

发现药品遗失

↓

确认遗失→1. 发现者确认遗失药物名称、数量 　　　　　2. 确认遗失药物的地点、时间

↓

报告→病区护士：报告护士长、药剂科

↓

补充药品→药剂科　麻醉药品专管负责人签署意见，并签名 　　　　　当事人　凭已签名的报告及处方到药房领回药品，及时补充

↓

处理→护士长　组织全科护士分析原因,提出整改措施及处理意见,避免再次丢失	

↓

护理部意见→当事人将报告交护理部分管主任	

备注	1. 麻醉和 I 类精神药品 5 专管理　专人负责、专柜加锁、专用处方、专用 　　账册、专册登记 2. 护士长是科室麻醉和 I 类精神药品的管理负责人,定期检查 3. 一患者一处方,用后凭专用处方及空安瓿在 24h 内领取

（十二）药物外渗处理流程

药物外渗→回抽药液　换接无菌注射器,回抽漏于皮下的药液	

↓

停止输液→1. 药物、浓度、渗透压、对局部组织的刺激性 　　　　　2. 局部炎症反应　红、肿、热、痛的范围	

↓

初步处理→常规　抬高患肢、冷敷、避免局部受压	

↓

进一步处理→1. 做好与患者、家属的沟通 　　　　　　2. 必要时请相关科室会诊,遵医嘱治疗 　　　　　　3. 局部组织坏死,请相关科室协助处理	

↓

观察→密切观察局部皮肤情况	

↓

记录、交接→护理记录　详细描述药液外渗经过、外渗药物名称、量、处理方法和局部 　　　　　　　皮肤的情况并做好详细交班	

备注	1. 普鲁卡因 1ml+ 生理盐水 4ml 封闭(遵医嘱执行) 2. 局部冷敷,注意观察,防止冻伤(遵医嘱执行) 3. 使用化疗药前先予生理盐水滴注,确保输液通畅、无渗漏后接药

(十三) 吸痰过程中负压中心吸引装置发生故障时处理流程

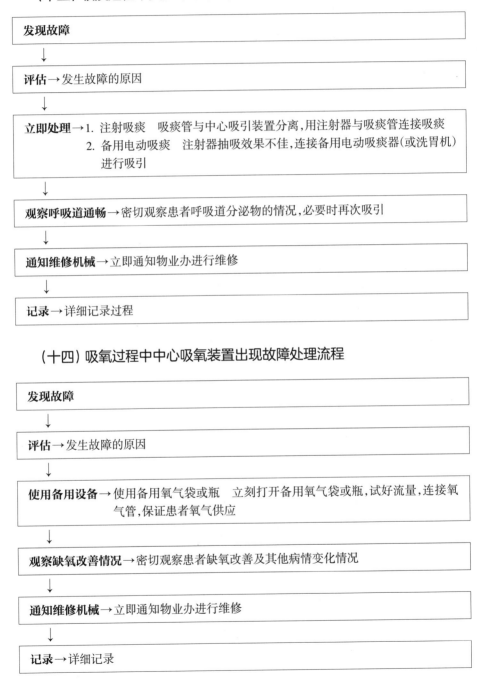

发现故障

↓

评估→发生故障的原因

↓

立即处理→1. 注射吸痰　吸痰管与中心吸引装置分离,用注射器与吸痰管连接吸痰
　　　　　2. 备用电动吸痰　注射器抽吸效果不佳,连接备用电动吸痰器(或洗胃机)进行吸引

↓

观察呼吸道通畅→密切观察患者呼吸道分泌物的情况,必要时再次吸引

↓

通知维修机械→立即通知物业办进行维修

↓

记录→详细记录过程

(十四) 吸氧过程中中心吸氧装置出现故障处理流程

发现故障

↓

评估→发生故障的原因

↓

使用备用设备→使用备用氧气袋或瓶　立刻打开备用氧气袋或瓶,试好流量,连接氧气管,保证患者氧气供应

↓

观察缺氧改善情况→密切观察患者缺氧改善及其他病情变化情况

↓

通知维修机械→立即通知物业办进行维修

↓

记录→详细记录

（十五）患者坠床、跌倒处理流程

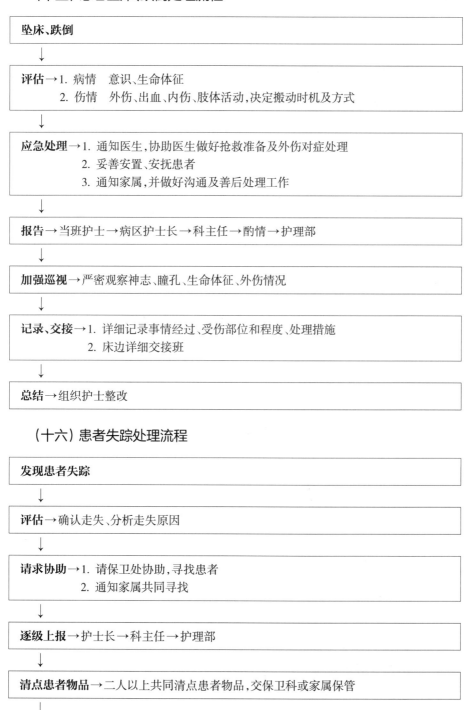

坠床、跌倒

↓

评估→1. 病情　意识、生命体征
　　　2. 伤情　外伤、出血、内伤、肢体活动,决定搬动时机及方式

↓

应急处理→1. 通知医生,协助医生做好抢救准备及外伤对症处理
　　　　　2. 妥善安置、安抚患者
　　　　　3. 通知家属,并做好沟通及善后处理工作

↓

报告→当班护士→病区护士长→科主任→酌情→护理部

↓

加强巡视→严密观察神志、瞳孔、生命体征、外伤情况

↓

记录、交接→1. 详细记录事情经过、受伤部位和程度、处理措施
　　　　　　2. 床边详细交接班

↓

总结→组织护士整改

（十六）患者失踪处理流程

发现患者失踪

↓

评估→确认走失、分析走失原因

↓

请求协助→1. 请保卫处协助,寻找患者
　　　　　2. 通知家属共同寻找

↓

逐级上报→护士长→科主任→护理部

↓

清点患者物品→二人以上共同清点患者物品,交保卫科或家属保管

↓

整理→1. 详细记录经过
　　　2. 与家属保持联系,配合公安部门调查
　　　3. 继续寻找

(十七) 患者有自杀倾向处理流程

发现患者自杀倾向

↓

观察→患者言语、情绪反应

↓

报告→主管医生、护士长、科主任

↓

沟通→关心患者,多与患者沟通,及时发现问题,并进行心理干预

↓

预防→1. 危险物品一律不得带入病房
　　　2. 通知家属,要求家属 24h 陪护
　　　3. 加强巡视,观察患者情绪动态
　　　4. 记录患者情绪、行为动态及已采取的防护措施

↓

交接→床边交接班,避免在患者面前交接病情

(十八) 患者自杀致伤应急处理流程

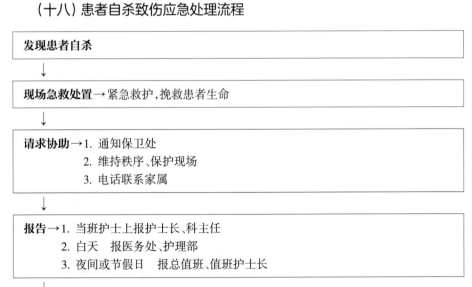

发现患者自杀

↓

现场急救处置→紧急救护,挽救患者生命

↓

请求协助→1. 通知保卫处
　　　2. 维持秩序、保护现场
　　　3. 电话联系家属

↓

报告→1. 当班护士上报护士长、科主任
　　　2. 白天　报医务处、护理部
　　　3. 夜间或节假日　报总值班、值班护士长

↓

事后处置→1. 根据病情,做相应的救治

2. 如患者死亡,妥善保管患者物品。贵重物品经两人清点确认无误后签名,交保卫处

3. 死亡尸体,征得保卫处同意后申请移走

↓

记录、交班→详细记录事件经过并交班

| 备注 | 1. 通知保卫处派保安现场维护秩序 |
| | 2. 患者无家属陪伴,可请同病室患者协助提供自杀过程的证明书 |

（十九）患者烫伤处理流程

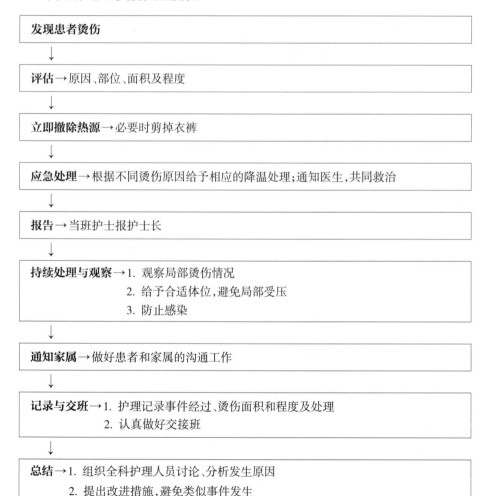

发现患者烫伤

↓

评估→原因、部位、面积及程度

↓

立即撤除热源→必要时剪掉衣裤

↓

应急处理→根据不同烫伤原因给予相应的降温处理;通知医生,共同救治

↓

报告→当班护士报护士长

↓

持续处理与观察→1. 观察局部烫伤情况

2. 给予合适体位,避免局部受压

3. 防止感染

↓

通知家属→做好患者和家属的沟通工作

↓

记录与交班→1. 护理记录事件经过、烫伤面积和程度及处理

2. 认真做好交接班

↓

总结→1. 组织全科护理人员讨论、分析发生原因

2. 提出改进措施,避免类似事件发生

备注	1. 护理不当所致患者烫伤,按护理缺陷流程上报 2. 涉及投诉及纠纷时,按投诉纠纷流程上报

二、专科应急预案

(一) 臭氧水疗时突发跌倒应急预案

跌倒

↓

评估→1. 病情　意外、生命体征 　　　　　2. 伤情　外伤、出血、内伤、肢体活动,决定搬动时机及方式

↓

应急处理→1. 做好抢救准备及外伤对症处理 　　　　　　2. 妥善安置、安抚患者 　　　　　　3. 通知家属,并做好沟通及善后处理工作

↓

观察病情→严密观察神志、瞳孔、生命体征、外伤情况

↓

完善相关检查,对症处理

↓

记录、交接→1. 详细记录事情经过、受伤部位和程度、处理措施 　　　　　　2. 做好交接班

(二) 光子治疗仪、窄谱 UVB 故障应急预案

1. 应急预案

(1) 光子治疗仪、窄谱 UVB 使用中出现故障,首先检查电源线路连接是否正确、接头是否松动。

(2) 采取以上措施后光子治疗仪、窄谱 UVB 仍不能正常工作,启用备用仪器(门诊)。

(3) 挂"仪器故障牌"标识。

(4) 立即通知仪器维修人员,并报告护士长,做好记录。

2. 应急流程

机器故障→电源线路连接是否正确或松动→更换备用仪器→通知检修→悬挂标识。

附录四

皮肤科常用表格

附录表 4-1 BPDAI 评分表

BPDAI 评分（总分 0~372 分）分为皮肤评分（水疱或破裂水疱 0~120 分，红斑或丘疹 0~120 分）、黏膜评分（0~120 分）、损害评分（0~12 分），另有主观瘙痒程度评分（0~30 分），分值越高代表严重程度越重。

大疱性类天疱疮临床评估指标

皮肤评分（0~240 分）			损害评分（0~12 分）	黏膜评分（0~120 分）		主观瘙痒程度评分（0~30 分）	
部位	水疱或破裂水疱（0~120 分）	红斑或丘疹（0~120 分）		部位	分值	时间	分值
头部				眼部		24h（10 分）	
颈部				鼻腔			
胸部				颊黏膜			
左臂				硬腭			
右臂				软腭		1 周（10 分）	
双手				上牙龈			
腹部				下牙龈			
生殖器会阴				舌			

部位	皮肤评分（0~240分）		损害评分（0~12分）	黏膜评分（0~120分）		主观瘙痒程度评分（0~30分）	
	水疱或破裂水疱（0~120分）	红斑或丘疹（0~120分）		部位	分值	时间	分值
背部/臀部				口腔底部			
左腿				唇		1月（10分）	
右腿				喉			
双足				外阴肛周			
合计				合计			
总分							

说明：

1. 皮肤评分　每个区域根据相应的病损活动度打分(0、1、2、3、5、10分)，皮损数目不超过3时需要记个数，12个部位相加得到最后得分。0分：该区域无相应类型皮损；1分：1~3个，直径均小于1cm；2分：1~3个，至少一个直径超过1cm；3分：超过3个，直径均不超过2cm；5分：超过3个，至少一个直径超过2cm；10分：超过3个，至少一个直径超过5cm或整个区域都受累

2. 损害评分　对上述12个部位评估是否有已愈合皮损的炎症后色素沉着或红斑，如果无则为0分，有则为1分

3. 黏膜评分　部位按0、1、2、5、10分打分，相加得到总分。0分：无皮损；1分：1个皮损；2分：2~3个皮损；5分：多于3个皮损，或有两个直径>2cm的皮损；10分：整个区域都受累

4. 主观瘙痒程度评分　排除其他引起瘙痒的因素，仅考虑BP引起的瘙痒。0分为无瘙痒，10分为瘙痒最严重，患者根据自己的主观感受打分

5. 将皮肤评分、损害评分、黏膜评分与主观瘙痒程度评分相加，总分越高，严重程度越重

6. BP患者黏膜受累相对少见，因此黏膜评分可以忽略不计

附录表 4-2 皮肤科皮损专科评估表

| 床号:_____ 姓名:____ 性别:____ 年龄:_____ 入院日期:_____ |
| 诊断:_____ 皮肤病既往史: 无 有___( )次 |

皮肤情况	**首次评估——**
	皮损性质:泛发□ 限局□ 融合□
	皮损部位:_____
	皮肤症状:瘙痒□ 疼痛□ 麻木□
	皮损分型:
	原发:斑疹□ 斑块□ 丘疹□
	风团□ 水疱□ 脓疱□
	结节□ 囊肿□
	继发:糜烂□ 溃疡□ 鳞屑□
	浸渍□ 裂隙□ 瘢痕□
	萎缩□ 结痂□ 抓痕□
	苔藓样变□

附录图 4-1　人体像

再次评估——
皮损性质:泛发□ 限局□ 融合□
皮损部位:_____
皮肤症状:瘙痒□ 疼痛□ 麻木□
皮损分型:
原发:斑疹□ 斑块□ 丘疹□
　　　风团□ 水疱□ 脓疱□
　　　结节□ 囊肿□
继发:糜烂□ 溃疡□ 鳞屑□
　　　浸渍□ 裂隙□ 瘢痕□
　　　萎缩□ 结痂□ 抓痕□
　　　苔藓样变□

附录图 4-2　人体像

首评时间		签字:	备注	
再评时间		签字:		
		签字:		

附录表 4-3 窄谱 UVB 治疗知情同意书

_____女士 / 先生：

首先非常感谢您在我科就医及对我们的信任！本科室医护人员将竭力为您提供服务。严格按操作规程认真负责，细心谨慎地进行各项治疗。为依法维护医患双方的合法权益，建立相互信任和理解的医患关系，我科特告知如下事项，以便您考虑并做出选择：

1. 接受 UVB 治疗的禁忌证　黑色素瘤家族史；严重光损伤；免疫力低下；活动期肺结核；甲亢；心肾功能不全；皮肤肿瘤；白内障、晶状体摘除者；光敏性皮肤病；接受放射性核素治疗者。

2. 接受 UVB 治疗前不能服用四环素、灰黄霉素、喹诺酮类、磺胺类药、异丙嗪、氯丙嗪等光敏性药物。

3. 相对于 PUVA 和 UVB 疗法，窄谱 UVB 的效果更好，累计剂量小，光毒性更小，治疗时间短。但是窄谱 UVB 治疗也需要一定的疗程，治疗需连续进行，而且由于存在个体差异性，因此完成治疗时间有差异。

4. 尽管窄谱 UVB 治疗比较安全，但是不同的个体对于光的敏感性不同，如果治疗后光照部位出现疼痛性红斑、水肿、水疱、血疱，请及时与主治医生联系，尽快采取相应的措施。

5. 治疗前后注意事项

(1) 治疗需要连续进行，疗程较长，每周 2~3 次。

(2) 治疗后可能有轻微的皮肤干燥瘙痒，可外用润肤霜（凡士林）。

(3) 每次治疗需固定衣着和照射体位。

(4) 治疗后可能会出现暂时的色素沉着。

作为就医者（及 / 或就医者亲属、监护人），我已经仔细阅读并理解了上述各项告知内容，主治医师也向我做了充分的说明和解释，对于将要做的窄谱 UVB 治疗方案我已经充分知情。经过慎重考虑，我签字同意贵科进行该治疗，并自愿承担因此产生的全部合理的治疗风险。

患者签名：

年　　月　　日

附录表 4-4　窄谱 UVB 治疗病历

床号:　　　姓名:　　　性别:　　　年龄:　　岁　　电话:

诊断:　　　　　　　　皮损部位:

曾用药:①免疫抑制剂(　　　)　②维 A 酸制剂(　　　)　③激素类(　　　)

　　　　④外用激素(　　　)　　⑤维生素 D_3 衍生物　　⑥其他(　　　)

治 疗 日 志

次数	日期	照射剂量	皮肤反应

附录表 4-5 皮肤科专科治疗记录单

床号: 　姓名: 　住院号: 　诊断: 　湿敷、外用药名称:

日期	红、蓝光治疗			湿敷（局部）			搽药护理					窄谱 UVB	中药浴疗	臭氧水疗		护士签名		效果评价	患者（家属）签名	主管医生签名
	Bid	Qd	部位（个）	Bid	Qd	部位（个）	特大	大	中	Bid	Qd			Bid	Qd	上午	下午			

1. 湿敷治疗包括臭氧、硼酸、依沙吖啶等溶液
2. 治疗部位写几个，其余空格处√即可
3. 请将使用药物的名称写在眉栏处

参 考 文 献

1. 张学军.皮肤性病学.8版.北京:人民卫生出版社,2013.

2. 赵辨.中国临床皮肤病学.4版.北京:人民卫生出版社,2010.

3. 李邻峰.皮炎湿疹类皮肤病诊疗进展.继续医学教育,2006,20(23):29-30.

4. 张学军,涂平.皮肤性病学.北京:人民卫生出版社,2015.

5. 王官清,李晓霞.带状疱疹后遗神经痛诊断及治疗进展[J].中国医学文摘(皮肤科学),2017,34(01):45-54.

6. 刘艺迪,赵文玲,左亚刚,等.大疱性类天疱疮与神经系统疾病相关性研究进展[J].中华老年多器官疾病杂志,2016,15(8):633-636.

7. 刘景业,尹莉,尹志强,等.45例大疱性类天疱疮初次住院患者临床回顾性分析,[J].实用皮肤病学杂志,2015,8(4):253-256.

8. 胡永珍.成人重症皮肌炎护理.当代护士,2012,7:72-73.

9. 刘毅斌.中西医结合治疗天疱疮概况.现代中西医结合杂志,2005,14:698-700.

10. 吴欣娟.实用皮肤性病科护理及技术.北京:科学出版社,2008.

11. 靳培英.皮肤病药物治疗学.北京:人民卫生出版社,2003.

12. 杜杏芳.老年重症大疱性类天疱疮护理.当代护士,2010,5:111-112.

13. 陈金波,王宝玺.重症多形红斑及中毒性表皮坏死症治疗进展.临床皮肤科杂志,2008,37:551-552.

14. 施跃英,丁银儿.29例中毒性表皮坏死松解症患者护理.中华护理杂志,2012,47:506-507.

15. 程秋生.常见皮肤病性病心理治疗.北京:科学技术文航出版社,2006.

16. 刘艳.关节病型银屑病护理.当代护士,2009,(9-10):721.

17. 王萌.中西医结合治疗关节病型银屑病1例.中国皮肤性病学杂志,2012,(3):207-208.

18. 成爱华,韩梅海,孙仁娟,等.内服黑色素再生液联合308准分子光治疗白癜风护理体会.中国民族民间医药,2013,21:20-30.

19. 王宗发.皮肤性病护理学,西安:陕西科学技术出版社,1999.

20. 许爱萍,陈荣华,唐晓芸,等.金黄色葡萄球菌烫伤样皮肤综合征患儿护理[J].中华护理杂志,2011,46(7):71.

21. 沈芳,谢韶琼.生物制剂治疗银屑病的机制及应用进展[J].医学综述,2015,21(11):2013-2016.

22. 张建中.丘疹结节性黏蛋白沉积伴系统性红斑狼疮.国外医学皮肤病学分册,1988,(1):12-13.

23. 刘辅仁.实用皮肤科.3版.北京:人民卫生出版社,2005.

24. 赵辨.临床皮肤病学彩色图谱.2版.南京:江苏科学技术出版社,2012.

25. 朱学骏.中国皮肤病性病图鉴.北京:人民卫生出版社,2006.

26. 吴志华.临床皮肤病学.北京:人民军医出版社,2011.

27. 高天文,孙建方.现代皮肤组织病理学.北京:人民卫生出版社,2001.

28. 叶顺章.性传播疾病实验室诊断.北京:科学出版社,2001.

29. 国家基本药物领导小组.国家基本药物,北京:人民卫生出版社,1999.

30. Tony Bums,Stephen Breathnach,Neil Cox,etal.Rook's Textbook of Dermatology. 8th Ed. Oxford:Blackwell Science,2010.

31. Wwilian D. James,Timothy G. Berger,Dirk M. Elston. Andrews. Diseases of the Skin-Clinical Dermatology. 1th Ed.Elsevier Inc. 2011.

32. 刘小丽,邓云华,张成国.777 例药疹临床分析[J].临床皮肤科杂志,2018,47(3):150-153.

33. 刘娅,罗艺.复方紫草油在药疹皮肤护理中的应用[J].临床医药文献电子杂志,2017,4(78):15344-15346.

34. 姜福琼,邓丹琪,李晓岚,等.臭氧水疗辅助治疗天疱疮的疗效[J].中南大学学报(医学版),2018,43(2):152-156.

35. 何华.44 例红皮病病人护理体会[J].实用临床护理学电子杂志,2017,2(36):82-84.

36. 饶燕,李彦希,刁庆春.红皮病 106 例临床分析[J].四川医学,2015,36(6):881-883.